中等职业教育护理类专业第二轮教材

（供护理类专业用）

急救护理

（第2版）

主　编　刘鸿业
副主编　徐小娜　张芝娟
编　者　（以姓氏笔画为序）
师　思（长治卫生学校）
刘鸿业（山东省青岛第二卫生学校）
许　可（四川省宜宾卫生学校）
张芝娟（晋中市卫生学校）
邵梁野（吉林职工医科大学）
罗文英（石河子卫生学校）
姜晓静（山东省青岛第二卫生学校）
徐小娜（山东省青岛卫生学校）
熊　璐（哈尔滨市道里区群力家园社区卫生服务中心）

中国健康传媒集团
中国医药科技出版社

内容提要

本教材依据国家中等职业学校医药卫生类教学标准，紧扣护理、助产专业的教学计划和教学大纲，紧密结合临床实际及护士执业资格考试大纲要求，遵循“必需、够用”原则，按照绪论、院前急救、急诊科救护、重症监护、心肺脑复苏、环境及理化因素损伤患者的救护、急性中毒患者的救护、临床常见急症救护、灾难救援、常用急救技术顺序编写，共10章内容。在内容编写形式上设有学习目标、案例分析、知识扩展、目标检测等特色模块。书中的实训指导可帮助学生掌握临床常见的急救技能流程，为以后的工作打下坚实的技能基础。

本教材可供中等职业教育护理类专业用。

图书在版编目（CIP）数据

急救护理/刘鸿业主编．—2版．—北京：中国医药科技出版社，2021.12

中等职业教育护理类专业第二轮教材

ISBN 978－7－5214－2617－5

Ⅰ.①急…　Ⅱ.①刘…　Ⅲ.①急救－护理－中等专业学校－教材　Ⅳ.①R472.2

中国版本图书馆CIP数据核字（2021）第176402号

美术编辑　陈君杞

版式设计　友全图文

出版　**中国健康传媒集团**｜中国医药科技出版社

地址　北京市海淀区文慧园北路甲22号

邮编　100082

电话　发行：010－62227427　邮购：010－62236938

网址　www.cmstp.com

规格　787mm×1092mm 1/16

印张　15

字数　343千字

初版　2013年7月第1版

版次　2021年12月第2版

印次　2023年12月第2次印刷

印刷　北京紫瑞利印刷有限公司

经销　全国各地新华书店

书号　ISBN 978－7－5214－2617－5

定价　42.00元

出版说明

2012年，中国医药科技出版社根据教育部《中等职业教育改革创新行动计划（2010—2012年）》精神，组织编写出版了“全国医药中等职业教育护理类专业“十二五”规划教材”，受到广大医药卫生类中等职业院校师生的欢迎。为了进一步提升教材质量，紧跟学科发展，根据教育部颁布的《国家职业教育改革实施方案》（国发〔2019〕4号）、《中等职业学校专业教学标准（试行）》（教职成函〔2014〕48号）精神，中国医药科技出版社有限公司经过广泛征求各有关院校及专家的意见，于2020年3月正式启动组织第二轮教材的编写工作。在教育部、国家药品监督管理局的领导和指导下，在本套教材建设指导委员会专家的指导和顶层设计下，中国医药科技出版社有限公司组织全国相关院校教学经验丰富的专家、教师精心编撰了第二轮教材，该套教材即将付梓出版。

本套教材全部配套“医药大学堂”在线学习平台。主要供全国医药卫生中等职业院校护理类专业教学使用，也可供医药卫生行业从业人员继续教育和培训使用。

本套教材定位清晰，特点鲜明，主要体现如下几个方面。

1.立德树人，课程思政

教材内容将价值塑造、知识传授和能力培养三者融为一体，在教材专业内容中渗透我国护理事业人才必备的职业素养要求，潜移默化，让学生能够在学习知识的同时养成优秀的职业素养。优选“实例分析/岗位情景模拟”“你知道吗”内容，体现课程思政。

2.立足教改，适应发展

为了适应职业教育教学改革需要，教材注重以真实护理项目、典型工作任务为载体组织教学单元。遵循职业教育规律和技术技能型人才成长规律，体现中职护理类专业人才培养的特点，着力提高学生的临床操作能力。以学生的全面素质培养和行业对人才的要求为教学目标，按职业教育“需求驱动”型课程建构的过程，进行任务分析。强调教材的针对性、实用性、条理性和先进性，既注重对学生基本技能的培养，又适当拓展知识面，实现职业教育与终身学习的对接，为学生后续发展奠定必要的基础。

3.强化技能，对接岗位

教材体现中等职业教育的属性，使学生掌握一定的技能以适应岗位的需要，具有一定的理论知识基础和可持续发展的能力。理论知识把握有度，既要给学生学习和掌握技能奠定必要的、足够的理论基础，也不要过分强调理论知识的系统性和完整性；

注重技能结合理论知识，建设理论-实践一体化教材。

4.优化模块，易教易学

设计生动、活泼的教学模块，在保持教材主体框架的基础上，通过模块设计增加教材的信息量和可读性、趣味性。例如通过引入实际案例以及岗位情景模拟，使教材内容更贴近岗位，让学生了解实际岗位的知识与技能要求，做到学以致用；“请你想一想”模块，便于师生教学的互动；“你知道吗”模块适当介绍新技术、新设备以及科技发展新趋势、行业职业资格考试与现代职业发展相关知识，为学生后续发展奠定必要的基础。

5.产教融合，优化团队

现代职业教育倡导职业性、实践性和开放性，职业教育必须校企合作、工学结合、学作融合。专业技能课教材，鼓励吸纳1~2位具有丰富实践经验的岗位人员参与编写，确保工作岗位上先进技术和实际应用融入教材的内容，更加体现职业教育的职业性、实践性和开放性。

6.多媒融合，数字资源

本套教材全部配套“医药大学堂”在线学习平台。理论教材在纸质教材建设过程中，建设与纸质教材配套的数字化教学资源，增加网络增值服务内容（如课程PPT、习题库、微课、动画等），使教材内容更加生动化、形象化。此外，平台尚有数据分析、教学诊断等功能，可为教学研究与管理提供技术和数据支撑。

编写出版本套高质量教材，得到了全国各相关院校领导与编者的大力支持，在此一并表示衷心感谢。出版发行本套教材，希望得到广大师生的欢迎，并在教学中积极使用本套教材和提出宝贵意见，以便修订完善，共同打造精品教材，为促进我国中等职业教育护理类专业教学改革和人才培养做出积极贡献。

中等职业教育护理类专业第二轮教材

建设指导委员会名单

主任委员

史瑞芬　南方医科大学护理学院

常务副主任委员（以姓氏笔画为序）

张志强　黑龙江医药卫生学校　　宫晓波　哈尔滨市卫生学校
蒋忠元　上海市医药学校

副主任委员（以姓氏笔画为序）

田　晖　上海市医药学校　　杨衡铭　哈尔滨市卫生学校
宋向前　天水市卫生学校　　陈　方　山东省青岛卫生学校
娄金兰　黑龙江医药卫生学校

委　员（以姓氏笔画为序）

马　芳　临夏现代职业学院（分校区）　　马　强　临沂卫生学校
王书敏　天水市卫生学校　　牛秀美　山东省青岛卫生学校
卢　净　上海市医药学校　　巩周荣　天水市卫生学校
伞　宁　哈尔滨市卫生学校　　刘　斌　天水市卫生学校
刘　蔚　广西中医学校　　刘忠立　山东省青岛卫生学校
刘鸿业　山东省青岛第二卫生学校　　杨永庆　天水市卫生学校
苏禄晖　上海市医药学校　　李　赟　天水市卫生学校
李世杰　山东省青岛第二卫生学校　　邱尚瑛　黑龙江医药卫生学校
张　霞　哈尔滨市卫生学校　　苗晓琦　甘肃卫生职业学院
谢会平　天水市卫生学校　　裴建奎　天水市卫生学校

数字化教材编委会

主　编　刘鸿业
副主编　张芝娟　徐小娜
编　者　（以姓氏笔画为序）
师　思（长治卫生学校）
刘鸿业（山东省青岛第二卫生学校）
许　可（四川省宜宾卫生学校）
张芝娟（晋中市卫生学校）
邵梁野（吉林职工医科大学）
罗文英（石河子卫生学校）
姜晓静（山东省青岛第二卫生学校）
徐小娜（山东省青岛卫生学校）
熊　璐（哈尔滨市道里区群力家园社区卫生服务中心）

前言

急救护理是护理、助产专业的一门专业技能课程，是临床护理学的重要组成部分，内容主要包括各类急性病、急性创伤、慢性病急性发作等危重症患者的抢救护理。根据《国家职业教育改革实施方案》（国发〔2019〕4 号）和职业教育教学模式的转变，在广泛征求和收集多数院校师生对《急救护理》（第 1 版）意见的基础上，对全书内容进行了更新、充实和优化，并丰富了线上资源，为适应线上和线下混合式教学模式打下良好基础。

本次修订坚持以专业培养目标为导向，以职业技能培养为根本，力求满足学科需要、教学需要和社会需要，体现职业教育的特色。基本理论和基本知识以“必需，够用”为度，更注重基本技能的培养。既按护理程序组织教材内容，又不拘于形式；融传授知识、培养能力、提高素质为一体，理论与实践密切结合。既有专业要求，又有职业道德要求。增加了学习目标、案例分析、知识拓展和目标检测等特色模块内容，以帮助学生更好地学习和理解，拓宽知识面，培养临床护理工作的思维能力。同时积极构建“以学生为中心”的教材体系，在教材中增加了数字资源内容，打造新型融合教材，以提高学生学习的兴趣，拓展学生学习的空间，满足学生学习和发展的需要。

此次修订体现了医药卫生职业教育的发展要求，遵循以服务发展为宗旨、以促进就业为导向、以岗位需求为标准的职业教育办学指导思想，准确定位“急救护理”课程目标，体现“三基五性”的基本原则。

本教材的编者来自全国 8 所中等职业教育卫生学校，编写团队共同努力，精诚合作，为本书的编写付出了大量的心血和智慧。在本教材编写过程中，得到了全体编者所在单位的鼎力支持，谨在此一并深表谢意！

尽管在教材编写过程中编者参阅了大量文献，请教了相关医疗机构的专家，并对编写内容进行了反复斟酌和修改，但由于水平所限，书中可能存在不足之处，敬请同仁斧正。

编　者

2021 年 7 月

目录

1. 掌握急救医疗服务体系的构成及研究范围。
2. 熟悉急救护理的概念、急救医疗服务体系的管理。

1. 掌握院前急救的原则、院前急救评估方法和急救措施。
2. 熟悉院前急救的特点、工作任务。

1. 具有急诊24小时随时应诊的意识和能力。
2. 掌握急诊科的工作任务、护理工作特点和流程。

1. 掌握各系统功能监测的方法与护理措施。
2. 熟悉各系统功能监测的目的与临床意义。

1. 掌握心搏骤停的身体状况、心肺脑复苏基础生命支持的操作方法和步骤。
2. 熟悉心搏骤停的原因和诊断依据、心肺脑复苏加强生命支持和延续生命支持的主要措施。

1. 掌握中暑、淹溺、电击伤和强酸、强碱损害的救治方法、身体状况和护理措施。
2. 熟悉中暑、淹溺、电击伤和强酸、强碱损害的病因。

1. 掌握急性中毒的救治原则和常见急性中毒的身体状况、急救护理、病情观察。
2. 熟悉毒物在体内的过程和常见急性中毒的病因、健康史、辅助检查及一般护理和对症护理。

1. 掌握常见急症的病情评估、救治原则及护理措施。
2. 熟悉常见急症的病因及诊断。

1. 掌握灾难现场检伤分类的原则和方法以及灾难现场的救护要点。
2. 熟悉各种不同灾难类型的特点和灾难伤员的转送原则。

1. 掌握常用急救技术的操作方法。
2. 熟悉常用急救技术的适应证、注意事项和禁忌证。

第一章 绪　　论

PPT

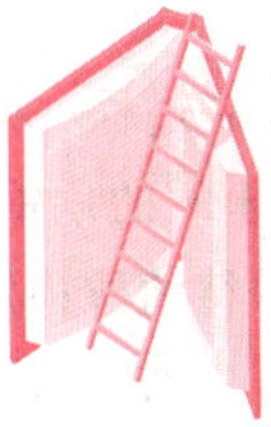

【学习目标】

知识目标

1. **掌握**　急救医疗服务体系的构成及研究范围。
2. **熟悉**　急救护理的概念、急救医疗服务体系的管理。
3. **了解**　急救护理学的起源与发展。

素质目标

具有良好的职业道德，重视护理伦理，保护患者隐私，珍视生命，关爱患者，减轻患者痛苦，维护健康。

急救护理是以挽救患者生命、提高抢救成功率、促进患者康复、减少伤残率、提高生命质量为目的，以现代医学科学、护理学专业理论为基础，研究急危重症患者病情特点、发展规律以及在抢救监测过程中护理的理论、技能、行为和科学管理的一门综合性应用学科。简言之，急救护理学是研究急危重症患者抢救治疗过程中的护理实施与护理行为的学科。

第一节　急救护理学发展史

一、急救护理学的起源

现代急救护理学始于19世纪中叶。1853～1856年的克里米亚战争期间，南丁格尔女士率领38名护士前往战地参加救护工作，使伤员的死亡率从42%降至2%，这充分证明了有效的急救护理工作在抢救急诊患者与危重伤病员中的重要作用。

二、急救护理学的发展历程

（一）国际急救护理的发展

1952年，北欧暴发流行性脊髓灰质炎，大量患者因延髓麻痹导致呼吸衰竭，当时组建了呼吸治疗单位，把抢救器械和危重患者集中在一处，通过气管切开、畅通气道和人工通气进行救治，配合相应的特殊护理措施，使病死率明显下降。这是世界上最早用于监护和治疗呼吸衰竭患者的“监护病房”。

20世纪60年代，由于电子仪器的蓬勃发展，急救护理进入了一个有高科技支撑的快速发展时期，心电示波器、电除颤仪、人工呼吸机、血液透析机的应用，使护理学的理论与技术不断创新和发展，促进了重症监护病房（ICU）的建立。

20 世纪 70 年代，红十字国际委员会召开了现代社会要求委员会（COMS）有关高级保健指导研究的急救医疗会议，提出了急救事业的国际化、国际互助和标准化方针，讨论了急救车必要的装备内容、急救电话号码的国际统一、急救情报方面的交流等急救基本建设问题。1979 年，国际公认急救医学为独立学科。1983 年《急救护理实践标准》一书出版发行，标志着急救护理开始进入专业发展阶段。

（二）我国急救护理的发展

我国的急救护理事业也经历了从简单到逐步完善并形成学科的发展过程。20 世纪 50 年代，我国院内急救护理的模式是将危重患者集中安置在靠近护士站的危重病房，以便护士密切观察病情和护理；将手术后的患者先送到复苏室观察，待清醒稳定后再转入病房。之后各专科或综合监护病房相继成立。20 世纪 80 年代初，颁布了《卫生部关于加强城市急救工作的意见》，提出建立健全急救组织、加强急救工作、逐步实现急救现代化的一系列意见。急救医学逐步发展成为我国医疗体系的一个重要学科，急救护理体系也随之产生。1986 年中华医学会“急救医学专科学会”成立。1988 年教育部将“急救护理”确定为护理学科的必修课程，急救护理开始了新的发展阶段。2005 年，《中国护理事业发展规划》要求分步骤在重点临床专科护理领域开展专业护士培训工作，培养一批临床专业化护理骨干，以提高护士队伍专业技术水平，这也是我国急救专科护理建设与发展阶段的重要标志。

第二节　急救医疗服务体系

案例分析

患者，男，43 岁，1 小时前在回家的途中突然摔倒在路边，被行人发现后呼唤无应答，立即拨打“120”，10 分钟后救护车赶到现场将其紧急送到医院救治。

问题

1. 对该患者如何启动急救医疗服务体系？
2. 现场应该对患者采取哪些正确的救护措施？

一、急救医疗服务体系的组成

完整的急救医疗服务体系（EMSS）由院前急救、院内/医院急诊科、ICU 三部分组成，应体现急诊的即刻性、连续性、层次性和系统性，还应包括合理高效的急救网络指挥系统、良好的急救硬件设备配置、专业化的急救人员和完善的卫生法律法规的政策支撑。

（一）急救指挥中心

目前，我国地市级及以上城市均建有急救中心，急救中心下设若干急救站。设立了统一的“120”急救呼叫电话和通信指挥网络，在市卫生行政部门的领导下，统一指挥全市日常急救工作和上级指派的临时救护任务。其主要职责是从“120”报警呼叫之初就开始有组织地指挥、协调现场急救，合理分诊、分流患者，最大限度地发挥 EMSS 的优势与作用。急救站在急救中心的领导下，担负一定的现场急救，负责对急危重症患者和意外事故伤病员进行现场和转运途中的抢救治疗；负责在基层卫生组织和群众中宣传、普及急救知识，有条件的急救中心承担一定的科研教学任务；接受上级领导指派的临时急救任务。

（二）医院急诊

医院急诊科（室）是院内急救的首诊场所，是院前急救的延续，也是 EMSS 的重要环节，急诊科实行 24 小时开放，承担急救站转送的急危重症患者的诊治、抢救和留院观察工作；有些城市的医院急诊科同时承担急救站的任务。急诊科的特点是急危重症患者集中、病种多、病情复杂，抢救和管理任务繁重，而且医患纠纷最多。急诊科在医疗护理过程中除应突出“急”之外，还应加强医患之间的沟通。急诊科是医院的窗口科室，其医疗服务水平是医院整体医护水平的缩影，工作中应时刻维护医院的形象。

（三）重症监护

重症监护是指应用现代医学理论、先进的诊断方法及监测技术，由专业化的精干医护人员对急危重症患者进行连续监测、诊断、强化治疗与护理。重症监护病房（ICU）是实施监护的场所，系统、高质量的医学监护和救治是提高急危重症患者抢救成功率、降低死亡率和伤残率的重要保障。

（四）基层急救医疗服务

乡镇卫生院、社区卫生服务中心作为基层医疗服务机构，在急救医疗服务体系中的作用越来越突出，使急救医疗服务体系更加接近现场，为患者提供更加及时的急救服务。其主要任务包括在急救专业机构的指导下，学习和掌握现场救护基本知识及技术操作；负责所在区域的防火、防毒、创伤救护等知识的宣传教育工作；一旦出现意外灾害事故，在急救专业人员到达前及时、正确地组织民众开展现场自救和互救工作，接受上级领导指派的临时急救任务。

二、急救医疗服务体系的管理

（一）完善卫生法规

我国的急救医疗服务起步于 20 世纪 50 年代，近些年来，我国急救事业迅速发展，从急救组织建立、体制管理、救治质量等方面给予了政策性和指导性支持，推动了我国 EMSS 的进程，结合我国国情，逐步建立起了较为系统、完善的 EMSS。

2013 年国家卫生和计划生育委员会颁布的《院前医疗急救管理办法》落实，我国 EMSS 进一步加强和完善，该体系在抢救伤患者的生命中发挥越来越大的作用。目前，我国二级以上医院均设有急诊科，地市级城市均有急救中心或急救站，统一设立了“120”急救呼救电话与网络指挥系统，综合性大医院都建立了重症监护病房，配备了急诊急救专业队伍，有的地市将公安、交警、消防与医疗的报警系统整合，建立了联合救援模式。

（二）合理布局急救医疗服务体系，健全急救网络

灵敏、高效的急救通信网络是提高急救应急能力的硬件保证，快速发展的现代信息技术与通讯技术，为急救通讯网络的建立与发展奠定了基础。急救中心通信系统应当具备系统集成、急救车定位跟踪、呼叫号码和位置显示、计算机辅助指挥、移动数据传输、无线集群语音通信等功能。我国人口众多，各地区经济发展差异大，卫生资源配置不平衡，EMSS 布局也不相同，在经济发达地区布局较合理，而在经济不发达地区，EMSS 的各环节存在许多衔接不良的问题。各地卫生行政部门应根据当地实际情况组建相应的急救网络，建立急救中心、医院急诊科、社区卫生服务中心等相结合的 EMSS，建立健全完善的三级急救网络即省、地、县级急救网，大中城市建成以急救中心—分站/分中心—流动/固定点为纵向网络、以“120”—“110”—“119”—“112”民防等为横向网络、以地面救援—空中救护—海上搜救和现代科技所组成的全方位综合高效救援体系，在急救反应时间短的基础上，提高医学服务质量与效益。

（三）加强急救专业人员培训

急救知识不断更新，建立健全急救人员长效培训机制，不断提高专业急救人员技术水平，是保证急救质量的关键。通过普及急救知识、培训相关人员，提高院前急救人员的业务水平和能力；EMSS 管理人员也应具有医学资格并接受相关专业管理培训；建立复训制度；有计划地组织急救知识讲座、急救新技术培训，积极开展急救技术交流，更新急救理念，使急救护理科研、教学、实践紧密结合，促进急救护理人才培养，适应快速发展的急救事业需求。

（四）科学配置资源

配备符合院前急救的转运工具。转运工具是转运患者的载体，也是在现场及转运途中实施监护救护的场所，能快速将患者送往医院，为开展进一步的救护争取时间。急救转运工具要符合行业标准，标志灯具、报警装置、标志图案要符合相关规定；要配备必要的抢救和监护设备，可实施紧急救护和监护措施，必要时可以利用直升机、快艇进行急救；做到专车专用。

（五）普及社会急救

普及社会急救知识，可以缩短急救反应时间，对提高急救成效具有重要意义。政府及各级各类医疗卫生机构应广泛开展急救知识宣传，树立民众急救意识，普及急救

技术，如徒手心肺复苏术、创伤急救技术等。当意外伤害发生时，在专业人员尚未到达现场前，现场民众能正确、有效地进行自救和互救，如及时拨打“120”急救电话呼救、对心搏骤停患者尽早给予心脏按压等。社会各部门接到相关呼救信息时，要给予人力、物力、财力和技术等方面全力支持。

三、急救医疗服务特点

急救医疗服务面对的为急危重症患者，该类患者起病急、病情重、变化快和病因复杂，特别是在灾难救援时，众多的伤病员、复杂的病情、恶劣的救护环境、紧缺的救护设备和人力资源均对救护工作构成了极大的挑战。急救人员在抢救患者的过程中需要应用各项临床专科技术和急救技术，其业务涉及范围广，工作性质具有独立性和专业性。从事急救医疗服务工作的护理人员，必须要有临床各专科护理知识和技能综合运用能力，能在最短的时间内用最有效的护理手段对患者作出初步判断，并协助医生或独立开展紧急救护。这对从事急救医疗服务的救护人员提出了更高的素质要求。

四、急救警示标志

急救警示标识以圆形为基底，蓝黄两色为基色调，圆环以外配以橄榄枝翅膀形状组合，给人一种平和安全的感觉；圆环中心采用国际急救标志——“生命之星”（star of life）及蛇与权杖。生命之星交叉的六条臂象征急救医疗服务系统六大功能：发现、报告、反应、现场急救、运送途中监护、转至院内救治。

至今，“生命之星”已经是世界各国紧急医疗救护服务系统的独特标志，其使用范围限于：

（1）救护队的标识；

（2）救护车内使用的医疗救护器材；

（3）通过规定的训练课程并取得执照的救护技术员（EMT）的个人器材，如随身急救包、徽章、臂章、领章等；

（4）紧急救护书籍、手册、报告书或其他相关资料。

⇄ 知识拓展

国际急救标志的传说

“生命之星”中间的蛇与权杖来源有两种不同的传说。一是来源于古希腊神话，神医阿斯克勒庇俄斯（Asclepius）行医人间时，总是带着盘绕着一条蛇的权杖，后世就把蛇盘绕的权杖作为医学的标志。二是来源于圣经第二十一章第八、九节内容：摩西以青铜铸造了一条火蛇并将其挂到一根杆子上，若有人被毒蛇咬到，只要到柱子下注视着这条铜蛇，就能马上获得痊愈。

第三节 急救护理人员的素质要求

一、培养良好的职业道德

对急危重症患者要争分夺秒，最大限度地争取抢救和治疗时机。每名救护人员都要有强烈的责任心，以患者为中心，以抢救生命为己任，牢固树立“时间就是生命”的观念，全力以赴抢救患者的生命；需要有不怕脏、不怕累、不怕危险的精神，在抢救灾害性事故患者时，还需要有献身精神。

二、形成良好的身心素质

急救护理工作紧张激烈、强度大、精神压力大。救护人员不仅要有健康的体魄、较强的耐受力和体力、吃苦耐劳的品质，还应具备强大的心理承受力和良好的心理调适能力，要始终保持充沛的精力，随时应对突发事件。

三、掌握扎实的理论知识

急救所面对的患者常常有多种疾病共同存在，涉及内、外、妇、儿等各专科疾病中的急性病、危重病，需要专业知识，还会涉及伦理学、社会学、心理学等多方面的知识。这就要求护士不仅要有扎实的基础理论知识，还要善于将基础理论与学过的各科知识相互联系，融会贯通。并将理论与实践结合，认真总结成功的经验和失败的教训，善于分析在抢救中遇到的各种问题，经过科学的思考，提高分析问题、解决问题的能力。

四、熟悉常用的急救技术

对急诊患者的抢救，特别是大规模急危重症患者的抢救是一个系统工程，要求各方面人员协调作战，所以对救护人员的急救技术水平要求很高，必须准确、到位、有效，才能保证救护工作顺利开展，提高抢救成功率，减少伤残，否则很容易影响整体抢救效果。

目标检测

1. 急救护理学起源于（ ）。

   A. 17 世纪　　B. 18 世纪　　C. 19 世纪初

   D. 19 世纪中叶　　E. 20 世纪

2. 能使伤患者在最短时间获得救治的保证是（ ）。

   A. 有装备良好的救护车　　B. 有无线电通讯

C. ICU　　D. 高素质医护人员

E. 急救服务体系有效的运行

3. 急救护理的目的是（　）。

A. 抢救患者生命　　B. 提高抢救成功率　　C. 促进患者康复

D. 减少伤残率和提高生命质量　　E. 以上都是

4. 急救护理学的研究内容是（　）。

A. 院外急救　　B. 急诊科抢救　　C. 急救医疗服务体系

D. 危重症监护　　E. 以上都是

5. 患者在发病或受伤时，最好由（　）来进行最初的救护。

A. 第一目击者　　B. 医疗单位赶赴现场　　C. 交通警察

D. 家属　　E. 红十字会卫生员赶赴现场

（刘鸿业）

书网融合……

本章小结　　自测题

第二章 院前急救

PPT

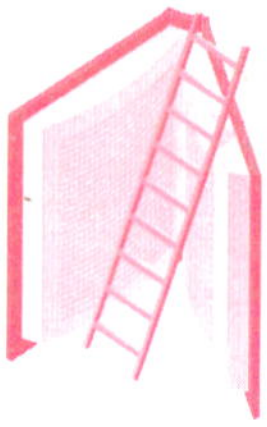

【学习目标】

知识目标

1. **掌握** 院前急救的原则、院前急救的现场评估、检伤分类急救措施、转运与途中监护的注意事项。

2. **熟悉** 院前急救的特点、工作任务。

3. **了解** 我国院前急救的工作模式。

素质目标

具有争分夺秒的急救意识；认真严谨的工作态度；综合评估及沟通协调能力，应急应变的综合素质与敬业奉献精神。

第一节 概 述

院前急救是指在院外环境中对急危重症患者所进行的医疗救护，包括现场救护、安全转运和途中监护等环节。广义的院前急救可以是医护人员医疗单位的救护，也包括现场目击者的紧急救护；狭义的院前急救是指急救中心或急诊科（室）等专业医疗急救机构对患者实施的现场救护和途中监护的医疗活动。

一、院前急救的任务及重要性

（一）院前急救的任务

（1）呼救患者的院前急救，这是院前急救的主要任务。

（2）大型灾害、意外事故或战争中的紧急医疗救护。

（3）大型集会、重要活动或执行特殊任务时的急救医疗保障工作。

（4）承担急救通信网络的枢纽任务。

（5）通过各种平台向民众宣传普及急救知识。

（二）院前急救的重要性

院前急救是急救医疗服务体系的重要组成部分，现代急救管理模式最大的特点是改变了过去只局限在狭隘的医院急诊科范围内被动地等候患者的局面，而是走出医院的“围墙”，同时致力于院前急救，我们必须充分认识到院前急救的重要性，这不仅仅是医疗机构的任务，也是家庭、社区、第一目击者等全社会都应该共同参与的急救事业，可以说人人与“急救”有关。患者在发生危急情况下的第一时间如果能够得到及时有效的救治，可以最大限度地减少患者的“无治疗期”。虽然院前急救是短暂的、应急的，但却是关乎患者生死存亡的“白金10分钟”，如果没有院前急救争取到的关键几分钟，院内设备再好、医术再高明也很难起死回生。院前急救水平能反映一个国家的组织管理、医疗水平及公共福利的综合能力。

二、院前急救的特点

（一）紧急性

院前急救的紧急性表现为急危重症患者发病急、病情变化快，患者及家属心理恐惧、焦虑，无法应对。如心搏骤停、张力性气胸、窒息、大出血等均需争分夺秒立即抢救，紧急处理。如遇到成批伤病员更加需要统筹安排、快而有序的救护。因此，相关部门要做好应急预案，医疗机构做到一有呼救立即出动，一到现场立即抢救。与此同时，普及急救知识和技能，以确保在突发情况下，群众能够及时展开自救、互救。

（二）随机性

院前急救的对象往往是各种灾难、创伤、突发公共事件等意外情况下的急危重症患者，其发病时间、地点、伤员数量等无法预测，使得院前急救工作表现出极大的随机性，院前救护人员需要时刻处于戒备状态，救护车、急救器材要处于完好状态，一有呼救立即展开救援。

（三）复杂性

院前急救的复杂性体现在院前急救患者病种多样，病情复杂；患者及家属面对突发事件时情绪失控甚至诱发创伤性应激障碍，因此要求救护人员掌握全科知识和技能，能够在较短的时间内对复杂病情进行评估、判断和检伤分类，需要熟练的应急应变能力，针对不同病情进行合理的紧急救护。

（四）艰难性

救援环境恶劣，如地形地势、气候条件复杂，空间狭窄、光线昏暗，群众围观等，一些地质灾害也可能造成交通、通讯等的中断。在时间紧迫、救援人员和设备有限的情况下更是增加了院前急救的难度。

（五）灵活性

院前急救受到条件的限制，缺医少药，因此需要发挥救援人员的聪明才智，灵活多变、就地取材、克服困难。

（六）协调性

院前急救工作超越了纯粹的医学护理领域，涉及社会的各个方面，在工作中需要建立有效的调度和协调系统，不但要多学科协调，还要和社会各方协调。

三、院前急救的原则

（一）先排险后施救

在救援现场应先进行环境评估，如有必要，应先迅速排险后再实施救护。如火灾现场，应先灭火，将伤员转移至安全场所。地震塌方现场应先使患者脱离险区后再进行救护，以保证救护人员与患者的安全。

（二）先重伤后轻伤

当遇到成批伤病员应优先抢救危重症患者，后抢救伤情较轻者。同一伤病员存在多种伤情时先处理危及生命的伤情，如心搏骤停、大出血、开放性气胸、窒息等。

（三）先救治后运送

对危重症患者，先进行现场初步的紧急处理后，再经途中监护安全转运至医疗机构。如心搏骤停患者应先进行心肺复苏；创伤骨折患者先进行骨折肢体固定，再移动或搬运患者，防止搬运时造成血管、神经等组织的损伤；大出血患者应先止血。

（四）急救与呼救并重

当有多人在现场时，救护与呼救同时进行；当只有一人在现场时，应在施救的同时，争取在短时间内进行电话呼救。

（五）搬运与医护的一致性

在转运过程中要密切监护患者，加强各部门的协调合作，做到搬运者与医护人员互相协调、密切配合，减少患者途中的痛苦和死亡，确保患者安全抵达医院。

四、我国院前急救的工作模式

院前急救模式是建立与发展 EMSS 的基础。目前世界上主要存在两类院前急救模式，即美－英模式和法－德模式。美－英模式的主要特征是将患者送往医院治疗，而法－德模式的主要特征是将医院带到患者身边。我国院前急救模式总体上界于两者之间，受经济水平、急救量、急救资源等多方面因素影响，各地区在原有医疗体系的基础上，形成了各具特色的院前急救模式，可归纳为独立型、指挥型、院前型、依托型、附属消防型等模式（表2－1）。但就院前急救组织质量管理内容而言，其共性的环节包括：通讯、运输、医疗（急救技术）、急救器材装备、急救网络、调度管理等。其中通讯、运输和医疗（急救技术）被认为是院前急救的三大要素。

表 4－1　中心静脉压与血压关系

类型	组织形式	城市和地区	代表城市
独立型	具备院前急救部、门（急）诊及病房，可对患者实施院前和院内治疗	中心大城市	沈阳、北京（2004 年以前）
指挥型	不配备车辆和人员，只负责指挥调度	以广东省为主的南方城市	广州、深圳、珠海、汕头、成都
院前型	不设病房、专门从事院前急救，设有急救分站	中心大城市和部分经济较好的中等城市	上海、杭州、北京（2004 年以后）
依托型	依托于一家综合性医院，具备病房、门（急）诊及院前急救部	大部分中小城市和绝大多数市县级城市	重庆、海南
附属消防型	附属于消防机构，共同使用一个报警电话号码，总部下设有多个救护站，形成急救网络，其纪律严明，反应迅速	香港地区	香港

知识拓展

第一目击者

第一目击者又称第一反应人，是指在现场为突发事件、危重症患者提供紧急救护的人。第一目击者不仅包括医疗救护群体，还包括现场患者身边的人（如家属、同事、EMSS 救援人员、警察、消防员、路人、公共场所服务人员、保安人员等），全社会应该普及急救知识和技能，在突发事件面前能够运用所学知识展开救助，提高患者生存率。

第二节　院前急救护理 微课

案例分析

2019 年 3 月 15 日 18 时 10 分许，山西省临汾市乡宁县枣岭乡发生山体滑坡，造成一些建筑被冲垮，33 人被埋压。经过救援人员 138 小时艰苦奋战，终于将 33 名被困人员全部救出，其中 13 人生还。

问题

1. 假如你在现场，应如何展开救援？
2. 如何对伤员进行检伤分类？
3. 根据灾难现场应实施哪些救护措施？

一、现场评估与紧急呼救

（一）现场评估

1. 环境及病因评估 主要是检查评估事发现场的安全、事发（事故）性质、事发大致原因、受伤人数等。必要时将伤病者移离险地并封锁现场，并决定是否寻求帮助。应迅速了解意外发生的过程，细心听取目击者或伤病者提供的资料。在怀疑煤气泄漏的现场，切勿按电门铃、使用电话或任何电器及会发出火花的装置；进入现场之前，必须关掉无线电话。在交通事故中，急救志愿者须确保道路交通已得到控制并关掉汽车发动机后，方可开始进行急救。发生触电时，必须先用安全方法将伤者与电源隔离或关闭电源后，方可接近触电伤员。

2. 病情评估 对急危重症患者病情评估要突出重点，主要评估意识、瞳孔、呼吸、循环等方面。采用问诊及护理体检的方法，快速果断地判断哪些是直接威胁患者生命的伤情或症状。进行护理体检时，尽量不要移动患者身体，尤其是对不能确定的创伤患者。体检顺序是：生命体征、意识状态、一般状态、言语表达、四肢活动等。以物理检查为基本方法，有重点地进行系统检查。

（1）判断意识　成人可通过呼唤、拍击肩部、指压人中等方法，观察患者有无反应，判断是否意识丧失。对婴儿则可拍打足底或掐捏上臂看是否哭泣。

（2）观察瞳孔　观察瞳孔的大小、形状、对光反射。双侧瞳孔缩小应考虑有机磷杀虫药、吗啡、氯丙嗪中毒；双侧瞳孔散大应考虑颅脑损伤、颠茄类药物中毒或濒死状态；单侧瞳孔散大则提示同侧颅内病变或小脑幕切迹疝。

（3）判断呼吸　首先应确保呼吸道畅通，然后通过观察患者胸廓有无起伏、口鼻有无气流等来判断患者是否存在呼吸。无呼吸者，应立即人工呼吸。对有呼吸的患者，还应观察呼吸频率、节律、深度等，如有呼吸困难、气道梗阻等情况应及时解除。

（4）触摸脉搏　成人可通过触摸桡动脉或颈动脉来判断有无脉搏，婴儿则应触摸肱动脉。当脉搏细速、面色苍白、皮肤湿冷时，提示患者循环障碍。若脉搏、呼吸消失，则应立即进行心肺复苏。

（二）紧急呼救

1. 快速启动 EMSS 在快速现场评估和病情判断后，立即对危重患者实施现场救护，同时应拨打“120”急救电话或大声呼救，快速启动 EMSS。有效的呼救对危重患者获得及时的医疗救护至关重要。如果现场目击者只有一人，患者呼吸、脉搏消失，应先拨打“120”电话呼救，再行心肺复苏（原发性心脏骤停）；如果现场有多位目击者，则应呼救与抢救同时进行。

2. 电话呼救时说明的内容

（1）首先要说明患者的身份（姓名、性别、年龄）及电话号码。

（2）患者所在的确切地点，并尽可能说明周围明显地标。

（3）患者目前的病情状况，特别是最危急的病情或受伤状况，如呼吸、脉搏消失、大出血、昏迷等，同时可征询专业急救人员现场急救办法。

（4）如为灾害事故，有多位伤病员，则要说明伤害性质、发生原因、受伤人数及严重程度。

（5）呼救最后要留下呼救人有效电话号码及姓名，以便调度人员和急救医务人员与呼救人随时保持联系。无论何种模式，“120”急救电话是我国统一的急救呼叫电话，遇到意外或急危重症时，拨打“120”急救电话是启动急救医疗服务体系最直接、最有效的方法。拨打呼救电话时，语言必须要精练、准确、清楚。

二、检伤分类

检伤分类又称伤员鉴别分类或治疗优先分类，是将受伤人员按其伤情的轻重缓急或立即治疗的可能性进行分类的过程。检伤分类早在第一、二次世界大战期间就应用于伤员的现场处置，后来逐步发展并应用于大型灾难或医院急诊患者的病情评估。在宝贵的时间内，将有限的医疗资源用于优先抢救最有抢救价值的患者，降低死亡率和伤残率，这就是检伤分类的意义所在。在检伤分类中必须采取边检伤、边分类、边抢救同时并举的原则。

（一）检伤

快速完成危重病情评估后，根据实际情况，进一步对患者进行全身系统或有针对性的伤病情的检查。检查时尽量不要移动患者，随时处理危急病情。

（1）头部　检查头皮、颅骨、面部有无外伤或骨折；观察眼球表面有无出血及充血，检查视物是否清楚；观察耳、鼻有无血液或脑脊液流出；查看口腔内有无呕吐物、血液、食物或脱落牙齿，如发现牙齿有松脱或有义齿要及时取下。

（2）颈部　观察颈部外形及有无活动异常；检查有无压痛、颈项强直、气管偏移；注意有无颈椎损伤可能，如果怀疑有颈椎损伤，则应立即颈托固定或就地取材固定颈部。

（3）胸部　观察胸廓运动是否对称；检查胸部有无创伤、出血；检查锁骨、肋骨有无压痛及变形，以确定是否骨折。

（4）脊柱　主要针对创伤患者，在未确定是否存在脊柱损伤时，切不可盲目搬动患者。检查时可用手平伸向患者后背，自上而下触摸脊柱情况。

（5）腹部　观察腹部有无膨隆、凹陷及腹式呼吸情况；检查腹部有无压痛或肌紧张，判断有无脏器损伤。

（6）骨盆　双手置于患者髋部两侧，轻轻施加压力，检查有无疼痛或骨折存在。另外还要检查有无生殖器损伤。

（7）四肢　观察四肢有无形态及运动异常，有无肿胀及压痛；检查时不要遗漏，注意双侧对比。

其中以头部、颈部、胸部、腹部和脊柱最为重要。

（二）伤病员分类

根据国际公认标准，灾害现场伤病员通常分为四类：轻度、中度、重度及死亡，通常用绿、黄、红、黑色标志卡作为伤情的分类标记，由检伤人员填写，置于伤员左胸前。可通过检伤分类卡跟踪伤员去向，为医院进一步治疗提供信息。完成检伤分类后，快速分流伤员，保证各环节信息通畅，使伤员救治进入快速有序的状态。

依据伤势严重程度以及存活概率分为4类。①第一优先：红色标识为重度伤员，此类伤员随时有生命危险，即危及呼吸、循环、意识者，如窒息、大出血、心室颤动等。经现场生命支持并迅速运送至适当的医院积极救治则多可存活。②第二优先：黄色标识为中度伤员及可延缓处理的重伤员，其伤情比第一优先伤员轻，一定时间内多不致死亡。如骨折、关节脱位等。③第三优先：绿色标识为轻度伤员，伤病情较轻，患者意识清楚，能配合检查，生命体征平稳。如一般挫伤、擦伤。④第四优先：黑色标识，为已经死亡或处于濒死状态的危重伤员，对此类伤员即使优先急救和转运仍多难免死亡。

目前，检伤分类电子信息化技术应用日渐广泛，电子技术能有效缩短分类操作时间、便于保存、储存量大、不易损坏。伤员信息可录入笔记本电脑、手机等载体，并通过网络系统实现数据快速传输与共享。各种电子标记技术如条形码技术、PAD检伤分类系统已成为发展趋势，信息传输与共享使得“患者人未到，病情已知晓”，实现院前－院内急救无缝衔接。

三、现场救护

病员迅速评估判断后，急救人员应立即按病情轻重缓急对患者实施救护，救护措施的实施可穿插在评估和体检的过程中。

（一）体位安置

根据患者病情安置不同体位，原则是在不影响抢救的情况下，为患者安置安全舒适体位。

1. 无意识、无呼吸、无心跳者 应立即置复苏体位即仰卧位，并置于坚硬的平面上，即刻进行现场心肺复苏。

2. 意识不清但有呼吸和心跳者 应将患者置于恢复体位即侧卧位，以防止分泌物、呕吐物吸入气管导致窒息。

3. 特殊病情体位要求 急性左心衰竭患者取坐位；胸腹部外伤患者取半卧位；咯血患者取患侧卧位；腹痛患者屈双膝于腹前；毒蛇咬伤下肢时要放低患肢；脚扭伤则应抬高患肢。

（二）安全去除或松解患者衣物

为了便于紧急救护患者，常需适当松解或脱去患者衣物，操作时要掌握一定的技巧，以免因操作不当加重伤情。

1. 脱上衣法 解开衣扣，将衣服向肩部方向推，背部衣服向上平拉。对一侧上肢受伤者，脱衣袖时应先健侧后患侧，提起一侧手臂，使其屈曲，将肘关节、前臂及手从腋窝位拉出。再将衣服从颈后平推至对侧，拉起衣袖，使另一侧上臂脱出。如情况紧急或穿套头衣服，可直接用剪刀剪开衣袖。

2. 脱长裤法 患者平卧，解开腰带及裤扣，从腹部将长裤推至髋下，保持双下肢平直，不可随意抬高或屈曲，将长裤平拉脱去。

3. 脱鞋袜法 应托起并固定踝部，向下、向前顺脚型方向脱去鞋袜。

（三）迅速建立有效的静脉通路

对需要紧急静脉用药者，要迅速建立有效的静脉通路。如需要并有可能，可以选择应用静脉留置针、经外周静脉中心静脉置管术（PICC）、锁骨下静脉穿刺置管术。因周围循环不良，静脉穿刺困难或输液速度不能满足急救需要者，可进行静脉切开。

（四）维持呼吸功能

清除患者口、鼻腔分泌物，保持呼吸道通畅，有条件时给予吸氧，呼吸停止者，立即实施口对口人工呼吸或面罩－气囊通气，或协助医生行紧急气管插管，重度气胸患者要进行穿刺排气。

（五）维持循环功能

密切监测患者的脉搏、血压、呼吸等基本生命体征，对急性心力衰竭、急性心肌梗死、高血压急症及休克患者实施心电监护，发现心室颤动、心脏骤停时，立即进行心肺复苏。

（六）紧急对症处理

对急性哮喘发作患者给予紧急止喘；对颅内压升高患者给予积极降颅压；对抽搐惊厥患者给予镇静、抗惊厥处理；对失血性休克患者可紧急应用抗休克裤；对创伤患者给予紧急止血、包扎、固定。

四、转运与途中监护

（一）转运

转运包括搬运与运输。搬运患者时应根据患者病情特点，因地制宜地选择合适的搬运工具，最常用的搬运方法是担架搬运及徒手搬运。搬运不当可能会导致伤病员二次伤害，产生恶劣后果。如脑出血者搬运不当可使出血加重而形成脑疝；脊椎损伤者随便搬动或抱扶行走可致脊髓损伤，引起截瘫甚至死亡。

快速、安全的转运，使伤病员得到进一步的救治，对提高抢救成功率至关重要。

根据患者病情确定转运方案，对于一些危重患者应先处理伤情再转运，如外伤大出血患者应先止血再转运以免发生失血性休克，甚至死亡；骨折患者先固定后搬运，以免骨折断端移动损伤血管、神经；心跳呼吸骤停患者及时进行现场心肺复苏，复苏成功后在密切监护下再转运。

（二）途中监护

转运过程中，要做到医疗监护的连续性，转运患者的车辆、船艇、飞机等如同移动 ICU，不仅要起到运输作用，还应当是途中急救监护的重要场所，以保证患者安全抵达目的地。

（三）注意事项

（1）根据不同的运输工具和伤、病情安置合适体位，一般采取平卧位，有恶心、呕吐患者采取侧卧位。

（2）在运送前要评估道路状况，救护车在行驶过程中要尽量保持平稳，在拐弯、上下坡时要防止颠簸，以免患者病情加重或发生坠落。

（3）要密切观察患者的意识、呼吸、脉搏、瞳孔、血压、面色以及主要伤情的变化。途中一旦出现窒息、呼吸停止、抽搐等紧急情况，应立即进行急救处理。

（4）转运途中要加强生命支持，做好输液、吸氧、吸痰、保暖等相关护理，保证气管插管等各种管道的畅通与妥善固定。

（5）做好转运途中抢救、监护、观察等有关医护文件记录，为伤病员的交接做好准备。

（6）加强转运途中心理护理，急症患者普遍有恐惧、焦虑的心理，因而护士要热情体贴，和蔼可亲，言语温柔，给人以充分的信任感，也可给予适度的病情介绍，以减轻或消除其恐惧感。

（7）做好患者的交接，安全运送患者到达急救中心或医院急诊科时，应向接诊护士详细交班，如患者现场情况、途中变化、已采取的急救措施及目前情况等，以便对伤病员做进一步的救治及护理。院外急救任务完成后，应及时补充急救药品，维护急救仪器，并对救护车进行消毒处理，使其处于完好的备用状态，急救人员待命。

知识拓展

院前急救生存链

院前急救生存链由启动应急反应系统、高质量 CPR、除颤、高级心肺复苏、心脏骤停恢复自主循环后治疗、恢复六个环节组成。生存链中各个环节实施的力度直接影响心脏骤停患者的生存率，其中的一系列关键抢救措施必须快速、连续地实施，才能尽可能提高生存概率。

1. 启动应急反应系统 快速反应并采取措施可以增加心搏骤停患者的生存机会，第一目击者应在第一时间与当地急救系统联系和电话呼救。

2. 高质量CPR　强调胸外心脏按压质量的重要性，施救者进行5～6cm深度，100～120次/分胸外按压。第一目击者包括非专业人员，应尽早为患者实施心肺复苏。

3. 除颤　恢复正常的心脏节律对于患者的生存攸关重要，尽快找到附近自动体外除颤器（AED）对患者进行电除颤。

4. 高级心肺复苏　在基础生命支持的基础上，通过应用辅助设备、特殊技术和药物等所提供的更有效的呼吸、循环支持，以恢复自主循环或维持循环和呼吸功能的进一步支持治疗。

5. 心脏骤停恢复自主循环后治疗　包括维持有效的循环、呼吸与神经系统的功能，特别是脑灌注，及时提供目标温度管理和经皮冠状动脉介入治疗等。

6. 恢复　对心脏骤停幸存者及其看护人员进行焦虑、抑郁、创伤后应激、疲劳等方面的结构化评估；在患者出院前进行康复评估和针对躯体、神经、心肺、认知功能等损伤进行治疗；制定全面的多学科出院计划，包括一些药物和康复治疗建议以及恢复活动或工作的期望。

目标检测

1. 我国城市急救电话为（　）。
   A. 119　B. 112　C. 120
   D. 110　E. 911
2. 电话呼救时应说明的内容是（　）。
   A. 患者身份　B. 患者所在的确切地点　C. 最危急的病情或受伤状况
   D. 伤害性质　E. 以上都是
3. 现场救护的原则不包括（　）。
   A. 立即使患者脱离险区　B. 先救命后治病
   C. 先重伤后轻伤　D. 危重患者监护与治疗
   E. 搬运与医护的一致性
4. 院前急救护理工作任务不包括（　）。
   A. 平时呼救患者的院前急救　B. 院外紧急会诊
   C. 通信网络的枢纽任务　D. 宣传普及急救知识
   E. 特殊任务时的急救医疗保障工作
5. 院前急救的特点不包括（　）。
   A. 艰难性　B. 复杂性　C. 灵活性
   D. 迟发性　E. 紧迫性
6. 按急救顺序，对伤员最先采取的措施是（　）。
   A. 包扎伤口　B. 固定搬运　C. 抢救生命

D. 止痛　　E. 止血

7. 院外急救应遵循的原则是（　）。

A. 先救命后治病　　B. 先重伤后轻伤　　C. 急救与呼救并重

D. 先复苏后固定　　E. 以上都是

8. 中度损伤患者的伤情标识颜色为（　）。

A. 红色　　B. 黄色　　C. 绿色

D. 黑色　　E. 蓝色

9. 不属于重度损伤的患者是（　）。

A. 窒息　　B. 心搏骤停　　C. 心室颤动

D. 心房颤动　　E. 大出血

10. 无意识、无自主呼吸、无心跳患者，急救时应取（　）。

A. 坐位　　B. 侧卧位　　C. 半卧位

D. 仰卧位　　E. 俯卧位

11. 三级急救网络中Ⅰ级急救点设在（　）。

A. 乡、镇卫生所　　B. 区卫生院　　C. 城市的综合性医院

D. 偏远山区　　E. 农村

12. 轻度损伤患者表现不正确的是（　）。

A. 意识清醒　　B. 可以行走　　C. 反应迟钝

D. 主诉清楚　　E. 能积极配合

13. 关于院前急救过程，正确的说法是（　）。

A. 对大量伤员首先应该进行分诊

B. 抢救成批伤员时，对所有伤员均应尽快送至最近的医院抢救

C. 对于毒气泄漏患者应就地抢救，不可搬动

D. 对所有伤员均应彻底检查

E. 骨折患者应先转运

14. 院前急救措施不包括（　）。

A. 心肺复苏　　B. 止血包扎　　C. 止痛

D. 搬运　　E. 骨折复位

（师　思）

书网融合……

微课　　本章小结　　自测题

第三章 急诊科救护

PPT

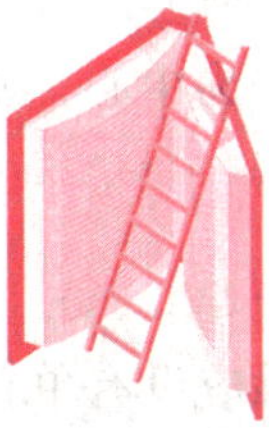

【学习目标】

知识目标

1. **掌握** 急诊科的工作任务、护理工作特点和流程。
2. **熟悉** 急诊科的设置和设备管理。
3. **了解** 急诊科的相关制度。

技能目标

具有急诊 24 小时随时应诊的意识和能力，学会急诊常见疾病患者的分诊。

素质目标

具有评判性思维能力；良好的沟通和团队协作能力；生命至上，救死扶伤，慎独敬业的精神。

第一节 概 述

急诊科是医院的窗口，是急危重症患者到医院的首诊科室，也是 EMSS 的第二个重要环节。急诊科也是医院急危重症患者最集中、病种最多的科室，急诊医疗工作是医院管理、医疗水平、服务质量的集中反映。

一、急诊科的任务

（一）急诊

急诊科 24 小时随时应诊，急诊护士负责接收、预检分诊、参与治疗和护理就诊的患者。

（二）急救

急诊科就诊患者多为急危重症患者，如心搏骤停、心肌梗死、严重休克、严重创伤、急性中毒等，急诊护士应与医生密切配合，组织协调急诊科人力、物力，进行及时有效的抢救。一些地区的急诊科作为“120”急救中心归属的急救站，承担着随时接受“120”急救中心调度，开展院前急救的工作。

（三）转运

急诊患者经初步处理后，根据各专科特点运送到 ICU、手术室、各专科病区等。需要转外院治疗的患者，要负责与对方医院联系沟通，妥善安排“120”救护车。无论院内或院外转运，均应由医护人员陪护，做到无缝对接，确保转运过程中患者的安全。

（四）培训与科研

积极开展有关急症病因、病程、机制、诊断、治疗及护理方面的研究工作，提高急救质量。建立健全各级各类急诊人员的岗位职责、规章制度和技术操作规程。对医护人员进行专业培训，不断更新知识，加速急诊人才的成长。

二、急诊科的设置 微课

急诊科合理的布局有利于患者顺利就诊以及最大限度地节省诊前时间。医院急诊科接诊的多是突发性的急危重症患者，一切医疗护理过程均以“急”为中心，所以急诊科布局要从应急出发，以方便患者就诊为原则。

（一）布局原则

（1）急诊科应独立或相对独立，位于医院的一侧或前部。急诊科应设有单独的出入口，门前应有宽敞的停车场和电话通讯设备，入口处应备有平车、轮椅等方便患者使用。

（2）急诊科日间、夜间都应有醒目的急诊标志，建立绿色通道。

（3）急诊门应足够大，急诊大厅要宽敞，方便停放运送急诊患者的推车和轮椅等。应设有对讲机及电话保障。

（4）各诊室和辅助科室应有明显的标志，并在设置上形成独立的医疗单元，空气流通、温度适宜、光线明亮、通道宽敞，以便于治疗和观察患者。

总之，在急诊建设中应重视区域布局的科学性，坚持集中式分布与相对独立的分区相结合，进行合理的多层次分区和多种过程的分离，以最大限度地保证急诊安全，提高急诊医疗工作效果。

（二）急诊科基础设施

1. 分诊室 或称预检室，是急诊患者就诊的第一站，应设立在急诊科入口明显位置，标志要鲜明，室内光线应充足，面积要足够。分诊室应设有诊查台、候诊椅、对讲呼叫装置、信号灯等装置，以便及时与应诊医生联系及组织抢救。还需备有简单的医疗检查器械如血压计、听诊器、体温计、电筒、压舌板等，以及患者就诊登记本和常用的化验单等。分诊护士应由有一定经验的护士承担，具体负责分诊和挂号工作。

2. 抢救室 抢救室应临近急诊分诊处，由专职急救人员负责抢救。抢救室要有足够的面积和空间，根据需要设置相应数量的抢救床，每单元（床）净使用面积不少于 $12m^2$。门要宽大，以方便搬运患者。抢救室内应当备有急救药品、器械及心肺复苏、监护等抢救设备，应当具备必要时实施紧急外科处置的功能。抢救床头设中心供氧装置及中心吸引装置。有条件的医院应设专科小型抢救室如洗胃抢救室、脑血管病抢救室、心肺复苏室等。

3. 诊察室 综合性医院设有内、外、妇、儿、眼、口腔、耳鼻喉等诊察室，室内除必要的诊察床、桌、椅外，还需按各专科特点备齐急诊需用的各科器械和抢救用品，做到定期清洁消毒和定期检查。

4. 清创室或急诊手术室 位置应与抢救室、外科诊察室相邻，外伤患者视病情进行清创处理或经抢救后生命体征不稳定且随时有可能危及生命者，应在急诊手术室进行急救手术。

5. 治疗室 位置一般靠近护士办公室，便于为急诊患者进行各种护理操作。根据各医院条件不同，可分为准备室、注射室、输液室、处置室等，各室内应有相关配套设施。

6. 观察室 对那些短时间内不能明确诊断，需较长时间治疗，病情较重需继续观察以明确诊断者或抢救处置后需要等待床位进一步住院治疗的患者，收入急诊观察室，一般为3～5天，不得超过7天。观察床位可按医院总床数的5%设置。观察室内设备基本与普通病房相似，护理工作程序也大致同医院内普通病房，如建立病历、医嘱本、病室报告和护理记录，对患者采取分级护理和晨晚间护理制度等。

7. 重症监护室（EICU） EICU收治急诊科抢救处置后，病情危重需住院进一步监护治疗的患者，位置一般与急诊抢救室相邻。床位数主要根据医院急诊人数、危重患者所占比例以及医院有无其他相关ICU等因素来确定。一般以4～6张病床为宜，平均每张床最好占地面积达15～20m^2以上。有中心监护站，内设中心监护仪，包括心电、血压、呼吸、体温、血氧饱和度等多种功能的监测，并备有呼吸机、除颤器、起搏器等相关的急救设备与器材。急诊ICU对在急诊科诊断未明、生命体征不稳定，暂时不能转送的危重患者或急诊术后患者进行加强监护。

8. 隔离室 有条件的医院应设有隔离室并配置专用厕所。遇有疑似传染病患者，护士应及时通知专科医生到隔离室内诊治，患者的排泄物要及时处理。凡确诊为传染病的患者，应及时转送入传染病科或传染病院诊治。

9. 急诊输液室 如果设有急诊输液室，应当将儿科和成人输液分开或分区。该区域配备专用的输液椅（床）。

（三）急诊科的辅助设施

急诊科就像小医院，只有配备齐全才能运转良好。在设置布局上，对比较大的辅助科室最好采取门、急诊公用原则，使资源充分利用。辅助设施一般包括急诊挂号室、急诊收费处、急诊药房、急诊检验室、急诊超声室、急诊X光室和急诊CT室等。

（四）急救绿色通道

急救绿色通道即急救绿色生命安全通道，是指对急危重症患者一律实行优先抢救、优先检查和优先住院的原则，医疗相关手续按情况补办。在我国目前医疗人力资源相对不足的情况下，建立急救绿色通道更能及时有效地抢救患者。

1. 进入急救绿色通道的患者范围 原则上所有生命体征不稳定和预见可能危及生

必争，迅速处理，争取抢救时机。

（二）忙

急诊患者来诊时间、人数及危重程度难以预料，随机性大，可控性小，尤其是发生意外灾害、事故、急性中毒、传染病流行时，更显得工作繁忙。因此，平时要做到既有分工，又有合作。遇成批伤病员时，要有高效能的组织指挥系统和协调体制，使工作忙而不乱。

（三）杂

急诊患者病种复杂，还常遇有传染病患者及无主的患者，也有涉及法律与暴力事件的患者，与其他部门相比，工作要复杂得多。因而，急诊护士要有管理协调能力，才能使复杂的工作变得有序。

二、急诊护理工作流程

完善急诊护理工作流程是加强急诊护理内涵建设、完善急诊医疗体系的一个重要内容，包括接诊、分诊、护理三个部分，这些环节紧密衔接，构成了急诊护理工作流程的基本程序。设置科学、高效的急诊护理工作流程，可以使急诊护理管理工作达到规范化、标准化、程序化，使患者尽快获得专科确定性治疗，最大限度地降低急诊患者的伤残率、死亡率和医疗纠纷。

（一）接诊

预检护士对到达急诊科的患者要热情接待，将患者快速接诊就位。对危重患者应根据不同病情合理安置体位。由救护车等运输工具送来的急诊患者，应主动到急诊室门口接应，并与护送人员一起将患者护送到抢救室急救。

（二）分诊

分诊是指急诊患者到达急诊科后，由分诊护士快速、准确地评估其病情严重程度，判断分诊级别，根据不同等级安排就诊先后顺序及就诊区域，科学合理地分配急诊医疗资源的过程。从临床狭义的角度上看，急诊分诊是急诊护士根据患者的主诉、主要症状与体征，对疾病的轻重缓急及隶属专科进行初步判断，安排救治顺序与分配专科就诊的一项技术。从广义上说，急诊分诊是在综合各种因素的基础上，最大限度地合理利用医疗资源，使最大数量的患者获得及时、有效救治的决策过程。高质量的分诊能使患者得到及时救治，反之，则有可能因延误急救时机而危及生命。所以，做好这项工作对急危重症患者能否救治成功起着至关重要的作用。

分诊程序应及时而简洁，患者一步入急诊就诊，急诊分诊护士就应立即启动分诊程序，一般要求在 2～5 分钟内完成。在传染病或特殊疾病流行期间，还应先做必要的筛查，如患者须先测体温，再做急诊分诊，根据部门具体规定，安排疑似或传染病患者到隔离区域快诊或转诊，减少传染的机会。

1. 分诊问诊 问诊的重点应简短且有针对性，“主诉”是患者到急诊就诊的主要原因。要围绕主诉系统地询问患者相关问题，以免漏掉有意义的资料。意识模糊的患者可由患者的家属、朋友、警察、救护人员或协助转送人员提供有关资料，以便作出正确的判断。可应用以下公式进行问诊。

（1）OLDCART　为英文单词首字母组成的单词，用于评估各种不适症状。其中O（发病时间）即“何时感到不适”；L（部位）即“哪儿感到不适”；D（持续时间）即“不适多长时间了”；C（不适特点）即“怎样不适”；A（加重因素）即“是什么引起不适”；R（缓解因素）即“有什么可舒缓不适”；T（来诊前治疗）即“有没有服过药/接受过治疗”。

（2）PQRST　是五个英文单词首字母组成的缩写，主要用于疼痛评估。其中P（诱因）即疼痛发生的诱因及加重与缓解的因素；Q（性质）即疼痛的性质，如绞痛、钝痛、针刺样痛、刀割样痛、烧灼样痛等；R（放射）即有无放射，放射部位；S（程度）即疼痛的程度如何，可应用疼痛评估工具（如0～10数字评分法）进行评估；T（时间）即疼痛开始、持续、终止的时间，急诊分诊护士亦可运用眼、耳、鼻、手等感官配合快速收集患者的客观资料。

（3）CRAMS评分　主要采用循环、呼吸、运动、语言4项生理变化加解剖部位的一种简易快速、初步判断伤情的方法。为便于记忆，以CRAMS代表，每项正常记2分，轻度异常记1分，严重异常为0分，总分值8为重伤。CRAMS评分总分越小，伤情越重。①C（循环）：毛细血管充盈正常和收缩压>100mmHg为2分，毛细血管充盈延迟和收缩压85～99mmHg为1分，毛细血管充盈消失和收缩压<85mmHg为0分。②R（呼吸）：正常为2分，急促、浅或呼吸频率>35次/分为1分，无自主呼吸为0分。③A（胸腹部）：无压痛为2分，有压痛为1分，肌紧张、连枷胸或有穿通伤为0分。④M（运动）：运动自如为2分，对疼痛有反应为1分，无反应或不能动为0分。⑤S（语言）：正常为2分，谵妄为1分，讲不清完整的词语为0分。

2. 分诊方法　目前我国多数大型医院按患者的疾病危险程度采取“三区四级”方法对患者进行分诊，安排患者分区就诊。分诊护士根据患者症状、体征、病史结合简单的评估，迅速将患者分诊到三区就诊，从而提高急诊患者分诊准确率，保障急诊患者医疗安全。急诊患者病情分级不仅仅是给患者排序，而且要分流患者，使患者在合适的时间去合适的区域获得恰当的诊疗。

（1）分区　急诊诊治区域分为三大区域：红区、黄区和绿区。红区即抢救监护区，适用于一级和二级患者处置；黄区即密切观察诊疗区，适用于三级患者，原则上按照时间顺序处置患者，当出现病情变化或分诊护士认为有必要时可考虑提前应诊，病情恶化的患者应当立即送入红区；绿区即四级患者诊疗区。

（2）分级　根据患者病情评估结果将患者的病情分为“四级”。一级是濒危患者，急诊科应合理分配人力和医疗资源进行抢救，这类患者应立即送入红区马上开始抢救；二级是危重患者，这类患者应分到红区尽快安排接诊，并给予患者相应处置及治疗；三级是急症患者，应在一定的时间段内安排患者就诊；四级是非急症患者，临床判断需要很少急诊医疗资源的患者，也可以到普通门诊就诊。急诊患者病情分级及分区见表3－1。

表3－1 急诊患者病情分级及分区

级别	病情	病种	分区	区域
一级	濒危患者	患者如果得不到紧急救治，很快会导致生命危险，如心跳呼吸骤停、持续严重心律失常、严重呼吸困难、重度创伤大出血、重度中毒等	红区	复苏室或抢救室
二级	危重患者	来诊时呼吸循环状况尚稳定，但其症状的严重性需要很早就引起重视，有潜在危及生命的可能，患者有可能发展为一级，如心、脑血管意外，严重骨折、腹痛持续36小时以上、开放性创伤，严重影响患者自身舒适感的主诉，如严重疼痛，也属于该级别	红区	抢救室
三级	急症患者	一般急诊急性症状不能缓解的患者，如高热、寒战、呕吐、闭合性骨折等需要急诊处理，缓解患者症状。在留观和候诊过程中出现生命体征异常者，病情分级应考虑上调一级	黄区	急诊各诊室
四级	非急症患者	没有急性发病症状，无或很少不适主诉，可等候，如轻度发热、皮疹等	绿区	急诊各诊室

（三）处理

处理是将进入急诊室的患者，经评估分诊后，根据不同的病种和病情，给予及时、合理的处置。

1. 一般患者处理 于专科急诊就诊处理，视病情分别将患者送入专科病房、急诊观察室或带药离院。

2. 危急重患者处理 病情危急的患者立即送抢救室紧急抢救，或送入急诊手术室施行急诊手术，之后转送至急诊重症监护病室（EICU）进行加强监护。在紧急情况下，如果医生未到，护士应先采取必要的应急措施（如给氧、吸痰、建立静脉通路、气管插管、人工呼吸、胸外按压、除颤等）以及紧急给药（如镇静解痉、降血压、降颅压药等），以争取抢救时机。

3. 传染患者处理 疑患传染病患者应将其进行隔离，确诊后及时转入相应病区或转传染病院进一步处理，同时做好传染病报告工作与消毒隔离措施。

4. 成批伤病员处理 遇成批伤病员就诊时，应立即报告上级及有关部门，同时按有关医疗单位规定，启动应急预案，进行快速检伤、分类、分流处理。多发伤员涉及两个专科以上的，如需专科救治，应先分诊到病情最重的专科会诊。

5. 特殊患者处理 因交通事故、吸毒、自杀等涉及法律问题者，给予相应处理的同时应立即通知有关部门；无主的患者应先处理，同时设法找到其亲属。

6. 患者转运处理 对病重者需辅助检查、急诊住院、转ICU、去急诊手术室或转院，准备途中必要的急救物资，提前通知专业科室做好准备。准备途中必要的急救物资，提前通知专业科室做好准备。途中均须由医护人员陪送监护，并做好交接工作。

7. 清洁、消毒处理 按规定要求做好用物、场地、空间清洁消毒以及排泄物的处理。

8. 各项处理记录 在急诊患者的处理中应及时做好各项记录，执行口头医嘱时，应复述一次，经二人核对后方可用药，抢救时未开书面医嘱或未做记录，应及时补上，书写要规范清楚，并做好交接工作，对病情严重患者进行床头交班。

在急诊工作的全过程中，护士是抢救工作的纽带和骨干，对患者的生死存亡起着举足轻重的作用。因此，要求在急诊科工作的护士首先要明了急诊工作特点与工作流程，才能做到心中有数、工作有序，提高工作效率与质量。

三、急诊护理程序

运用护理程序的科学方法来确认患者现存或潜在的健康问题，通过评估、诊断、计划、实施、评价这五个步骤环环相扣，以达到最终解决问题的目的，使急救护理工作系统化、程序化，从而提高急救护理质量。

（一）评估

1. 快速评估 是指对来院急诊就诊患者进行有重点地快速收集资料，并将资料进行分析、判断、分类、分科，时间一般应在2~5分钟内完成，对急危重症患者，应做到一进急诊室立即快速评估，同时进行抢救，并将护理程序中的五个步骤同时并举，紧紧相扣。

2. 动态评估 是指对急诊待诊患者进行动态观察，一般应每10~15分钟再评估一次，视病情变化进行必要的调整分类与就诊顺序等；另外，对留急诊监护室、观察室患者需进行入室再评估。

（二）诊断

根据评估所收集资料对病情作出分析判断，识别患者所存在问题的主次，提出相应的护理诊断。由于急诊患者往往发病急、病情重、患者的健康问题比较复杂，急诊护士考虑问题时应全面、周到，不但要注意现存的问题，还要注意潜在的健康问题以及相关的因素。

（三）计划与实施

（1）护士应根据护理诊断或问题，立即制订急救护理方案，对现存的健康问题施行相应的急救护理措施，如气管插管、人工呼吸、胸外按压、除颤、吸引、给氧、建立静脉通路、冷敷、包扎、止血等。对潜在的健康问题应备好所需的急救仪器、药品及相关物品，以待使用。

（2）预检护士应按病情、病种进行计划安排就诊。对待诊患者应注意动态观察，并根据病情变化随时调整就诊次序。对待诊者提供有计划的针对性服务，如测血压、脉搏、呼吸，测快速血糖、做心电图检查等。

（3）对留急诊监护室、观察室的患者，应根据再评估后情况进行计划、实施。

（4）对去辅助检查、急诊手术室、ICU、专科病房患者应进行途中监护。

（5）必要时为患者送检标本、取血、取药等服务。

（四）评价

评价急救护理效果。如果已达到预期目标，应终止护理程序；如未达到目标，应寻找原因，找出问题再评估、诊断、修改计划、再实施、评价，直至达到目标。

知识拓展

急诊科的组织指挥系统

医院的急诊组织指挥系统主要是由主管副院长、医务处主任、急诊科主任和护士长、各临床科室主管急诊工作的科主任组成，是为了高效率、高质量地完成急诊抢救及常规业务而建立的。重大抢救、突发、应急事件、意外事故等，必须及时通知院领导和医务处，组织协调相关科室，急诊医护人员及时有效地进行抢救。

目标检测

1. 下列属于急诊范畴的是（　）。
   A. 心肌梗死　B. 昏迷　C. 哮喘大发作
   D. 创伤　E. 以上都是
2. 急诊科的布局和设置要求有（　）。
   A. 宽敞的停车场和电话通讯设备　B. 夜间醒目的急诊标志
   C. 诊室和辅助科室有明显标志　D. 装备良好的救护车
   E. 以上都是
3. 急诊观察室的工作不包括（　）。
   A. 预检分诊　B. 入室登记　C. 建立病案
   D. 处理医嘱　E. 观察病情
4. 急诊留观时间为（　）。
   A. 3～5 天，不得超过 5 天　B. 3～5 天，不得超过 7 天
   C. 2～5 天，不得超过 5 天　D. 3～4 天，不得超过 7 天
   E. 2～3 天，不得超过 5 天
5. 下列不属于急诊科的基础设施的是（　）。
   A. 预检分诊处　B. 急诊诊查室　C. 急诊抢救室
   D. 急诊观察室　E. CT 室
6. 执行口头医嘱的正确方法是（　）。
   A. 立即执行

B. 护士复述一遍后执行
C. 向医生复述一遍，双方确认无误后再执行
D. 在医生监督下执行
E. 待医生写到医嘱单上再执行

7. 急诊科工作时间为（　）。
A. 8 小时工作制　B. 12 小时工作制　C. 16 小时工作制
D. 20 小时工作制　E. 24 小时工作制

8. 急诊绿色通道院内急诊会诊（　）到位。
A. 5 分钟　B. 10 分钟　C. 12 分钟
D. 15 分钟　E. 20 分钟

9. 急危重症救治绿色通道的原则是（　）。
A. 先抢救生命，后办理相关手续
B. 全程陪同，优先畅通
C. 救命，不治病
D. 处理成批伤员或灾害事故中，首先要检伤分类
E. 以上都是

10. 关于“绿色通道”，正确的概念是（　）。
A. 实施挂号—就诊抢救—缴费—检查处置制度
B. 实施检查处置—就诊抢救—付费制度
C. 实施先挂号再抢救，先抢救再缴费
D. 实施交押金—先抢救—检查处置制度
E. 实施优先抢救、优先检查和优先住院制度

11. 抢救记录不包括（　）。
A. 给药时间　B. 心肺复苏执行时间　C. 患者家属到达时间
D. 吸氧执行时间　E. 气管插管执行时间

12. 急救护理措施不包括（　）。
A. 配合抢救治疗　B. 病情观察　C. 心理护理
D. 饮食护理　E. 伤情处理

13. 转运途中要注意（　）。
A. 严密观察病情　B. 处理危及生命的伤情
C. 处理病情变化　D. 做好心理护理
E. 以上都是

14. 急诊护理工作流程不包括（　）。
A. 急诊接诊　B. 急诊分诊　C. 病情等级确定
D. 急诊护理处理　E. 心理护理

15. 对脊柱损伤患者的搬动正确的是（　）。

A. 扶持法　　B. 3～4 人一起协调抬起　　C. 两人搬运

D. 背驮法　　E. 随便搬动

（师　思）

书网融合……

微课　　本章小结　　自测题

第四章 重症监护

PPT

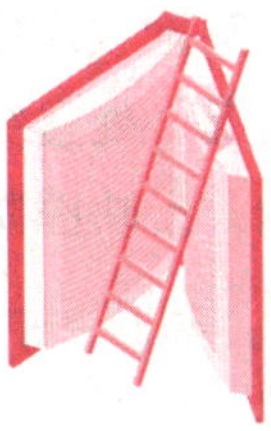

【学习目标】

知识目标

1. **掌握** 各系统功能监测的方法与护理措施。
2. **熟悉** 各系统功能监测的目的与临床意义。
3. **了解** 各系统功能监测的基本原理。

技能目标

掌握运用各系统常用监测指标评估患者各系统功能的能力。

素质目标

具有良好的职业道德、严谨的工作作风，高度的责任感和神圣的使命感；重视护理伦理，严密监护，挽救生命，减少伤残，守护健康。

第一节 重症监护病房的设置与管理

微课

案例分析

患者，男，37 岁，不慎从高处坠落，被路人发现并拨打“120”求救。“120”急救人员到达现场时发现患者意识模糊，面色苍白，脉搏细速，四肢厥冷，气促，血压 80/60mmHg，右胸部损伤，右小腿开放性骨折。积极补液同时紧急送到当地医院，急诊 CT 检查：右侧第 7 ~ 10 肋骨骨折，右侧胸腔积气积液，肝、脾破裂，腹水。当地医院无救治能力，救护车监护下紧急转上级医院急诊科。急诊予补液、输血等抗休克治疗、积极完善检查，胸腔闭式引流，胸壁外固定，病情基本平稳后行肝、脾破裂修补术、骨折牵引固定术，术后送入重症监护室继续治疗。

问题

1. 该患者需要重症监护的内容有哪些？
2. 对该患者进行正确的护理评估并提出护理诊断。

重症监护病房（ICU）又称重症加强护理病房，是医院集中监护和救治危重症患者的场所。ICU 配备了经过危重症医学专业培训的医护人员、医院最先进的医疗仪器设备和先进的诊疗、护理技术，集中对生命体征不稳定或具有潜在生命危险的各种危重症患者进行系统的严密、动态监测，为危重症患者提供规范、高质量的强化治疗与护理，平稳生命体征，维持重要脏器功能，提高危重症患者抢救成功率，降低死亡率，并改善生存质量。

一、ICU 的分类

受各地区、各医院医疗条件等限制，ICU 的建设存在较大差异。根据医院的整体规模、诊疗水平等具体情况，ICU 的模式分为急诊 ICU、综合 ICU 和专科 ICU。

（一）急诊 ICU

急诊 ICU（EICU）属于医院急诊科，收治院外急诊患者，经急诊室抢救病情好转但是生命体征或重要器官功能尚不稳定的患者。具备救治各种紧急情况、处置突发事件、支持脏器功能的能力，为抢救型重症监护室。急诊 ICU 救治能力，反映医院急救管理一体化水平。

（二）综合 ICU

综合 ICU 是一个独立的临床一级科室，受院部直接管理，收治医院各科室的危重患者，其救治能力反映医院的整体医疗实力，是现代化医院的一项重要标志。

（三）专科 ICU

专科 ICU 由医院临床一级或二级科室组建，是专门为收治某个专科危重患者而设立的，如心内科 ICU（CCU）、呼吸科 ICU、肾病科 ICU、烧伤科 ICU、麻醉科 ICU、器官移植 ICU 等。

ICU 收治对象主要包括：①心搏骤停后经 CPCR 恢复自主循环和自主呼吸，病情尚不稳定者，或者需要心肺复苏者；②严重创伤、烧伤、大手术等必须对生命体征进行连续、严密监测和支持者；③重症休克、败血症、中毒患者；④单个或多脏器功能衰竭者，经过严密监护和救治可能恢复者；⑤器官移植术后患者。根据医院具体情况，收治到不同的 ICU 单元。慢性消耗性疾病终末状态的患者，不属于 ICU 收治的范围。

二、ICU 的设置

（一）整体布局

1. 位置 ICU 的位置应设置在安静、清洁、人流量较小的区域，通道宽敞、通道上有醒目指示牌，要靠近放射科、检验科、血库、手术室、电梯等，方便患者转运，方便抢救、减少污染，最大限度地满足需求。

2. 室内环境 室内空间应足够，便于抢救治疗并减少患者之间互相干扰；病室具有良好的通风、采光条件，配备空气层流装置，保证空气单向流动，病室环境清洁、安静；病室温度保持在（24±1.5）℃，湿度维持在 50%~60%。

3. 床位 ICU 床位数量应符合医院功能任务和实际收治危重症患者需要，三级综合医院综合ICU床位数应占全院总床位的2%～8%，床位利用率以不超过75%为宜，每天应至少保留1张空床位以备应急。每张床使用面积不少于$20m^2$，床间距大于1m。每个病房最少设1个单人间，用于收治需隔离的患者。使用多功能病床并配有防压疮床垫。每张床的天花板上设天轨，其上安装可自由移动的吊液装置和围帐。每床配备完善的功能设备带或功能架。每床应配备足够多电源插孔，配备2个以上氧气、负压吸引接口。

4. 中心监护站 位于所有病床的中心地区。

ICU的其他辅助区域：治疗室、仪器室、医师办公室、主任办公室、工作人员休息室、污废物处理室、值班室、更衣室、盥洗室、营养准备室、家属接待室、污物处理区等，为减少彼此之间的干扰和有利于控制院内感染，各区域要保持相对独立。

（二）监测、治疗设备

ICU单元配备常规的和更先进的监测仪器和治疗设备，护理人员要熟练掌握仪器的操作规程、识别故障并能够及时处理。

1. 监测设备 ICU应配备多功能心电监护仪、血氧饱和度监测仪、血气分析仪、血流动力学与氧代谢监测仪、脑电图机、心电图、B超机等。

2. 治疗设备 除颤仪、呼吸机、简易呼吸器、注射泵、输液泵、心脏起搏器、主动脉内球囊反搏器、血液净化装置、中心供氧系统、中心负压吸引器、支气管镜、气管插管及气管切开所需急救器材、急救车、急救药品等，有条件的医院还配有体外膜肺氧合器（ECMO）。

为便于安全转运患者，每个ICU单元至少配备便携式监护仪1台和便携式呼吸机1台。

（三）人员配备

ICU配备足够数量的受过重症医学专业训练的，掌握危重症基本理论、基本知识和基本操作技术，经过考核合格，能够独立工作的医护人员。定编人数依据床位数量而定，其中医师定编人数与床位数比例为0.8∶1以上，护士定编人数与床位比例为(2.5～3)∶1以上；一般综合性医院还实行其他专科医师轮转制度，轮转周期不少于半年，保证ICU医疗质量和救治能力。根据需要，ICU还配有适当数量的护工、物理治疗师、维修人员、保洁人员等。

三、ICU的管理

ICU必须建立健全各项规章制度，制定各类人员的工作职责，规范诊疗常规。ICU除执行医院的各项规章制度外，还制定有符合其工作特点的制度，保证医疗质量，如交接班制度，诊疗制度，护理操作常规，疑难重症会诊制度，患者转入、转出制度，抢救设备操作和管理制度，抢救药品管理制度，院内感染防控制度，知情同意制度，家属探视制度等。

（一）医务人员管理

ICU 实行院部领导下的科主任负责制，科主任全面负责各项规章制度的建立健全和落实，定期查房，组织会诊、主持抢救、主持危重和死亡病例讨论。ICU 患者病情危重、复杂多变、随时需要抢救，工作强度大、医师实行 12 小时或 8 小时值班制度和三级查房制度，随时发现病情变化，随时处理并做好记录。

护理人员是 ICU 中最重要的角色，承担着病情监测、护理、配合医生抢救与实施治疗等具体工作。护士长全面负责监护室的管理工作，负责安排护理人员工作、检查护理质量、制订护理计划、组织护理查房、督促医嘱执行、护理记录、查对工作，值班安排等。

24 小时保证同时有数名护工在岗，以便患者的生活护理、随时转送患者、送取标本等。

（二）ICU 设备管理

ICU 所有监护和抢救治疗设备都要建立档案，保存说明书和维修卡，保持完好，并处于随时可用状态，定期检查和维修，用后及时清洁、消毒、保养，一旦发生故障，及时报告、记录，由专人负责维修。任何人不准外借或挪用 ICU 仪器设备，每班都要对仪器设备进行交接、记录。要防潮、防热、防腐蚀、防尘、防震。

（三）急救药品管理

急救车或药柜的药品，根据患者病种保持一定数量，工作人员不得擅自取用；要专人管理，排列编号，定位存放，定期检查，保证随时应急使用；药品标签清楚，无破损、过期现象；发现药品过期、变色、沉淀等，及时更换；护士交接班时必须对药品进行仔细清点、记录；执行完抢救任务后，当班护士要及时把所用药品补充齐全。

（四）ICU 患者管理

ICU 的患者由 ICU 医师负责管理。患者的相关专科情况由 ICU 医师与专科医师共同协商处理。

危重患者入 ICU 时，护士要本着患者能得到及时、准确的抢救、治疗、实时监护的原则，立即安排处理；及时进行安全风险评估，对躁动不安、神志不清、年老体衰的患者加床栏、适当约束，以防跌伤。

护士安置患者时，要注意感染患者和非感染患者分开，需要隔离的患者安置在单间，避免交叉感染。对经空气感染的患者安置在负压病房进行隔离治疗。

ICU 患者无家属陪侍，患者的生活照顾由受过专业训练的护工负责，家属只在规定时间探视，探视时间一般每天 30 分钟，要减少探视并注意防护。

（五）ICU 感染管理

ICU 是危重症患者的集中管理单元，是院内感染高发区。患者病情危重，机体抵抗力低下，各种侵入性操作容易引起感染。做好感染的防治和管理工作，减少院内感染，是 ICU 提高抢救成功率的关键。

（1）合理规划病房功能分区，人员和物品的流向要合理。

（2）设置隔离病房、负压病房，专门收治需要隔离的患者。

（3）医护人员、探视人员进入病室时，要更换清洁外衣和鞋子，或穿隔离衣，戴帽子和口罩，尽量减少探视。

（4）严格执行无菌操作，各种医疗护理操作都要遵守无菌操作规程，保证穿刺、导管、创面等部位无菌。保持引流管通畅，引流系统密闭，避免频繁更换导管带来的污染机会。重视口腔护理，痰液、引流液、分泌物定期培养，早期发现感染并及时治疗。

（5）医护人员注意手卫生，接触患者前后都要严格按手卫生制度洗手。

（6）医疗仪器、患者的生活用品按要求定期清洁和消毒。尽量使用一次性医疗护理用品。特殊感染患者用品应分开处理，分泌物、敷料等及时焚烧。

（7）病房每日空气消毒，开窗通风，定期清洁消毒，每月空气培养，并进行记录。室内要湿式清扫，防止飞尘。探视者不可带鲜花等物品进入病区。

（8）发现感染，应根据细菌培养及药敏试验合理使用抗生素。

（9）建立 ICU 院内感染监控制度，有专人负责院内感染的预防和通报工作。

第二节　循环系统功能监护

案例分析

患者，男，43 岁，3 小时前因情绪激动，与人争吵突然出现头晕、头痛到当地医院就诊。既往有高血压病史 15 年，血压控制良好，长期服用华法林、呋塞米、美托洛尔等治疗，近期未到医院检查。有吸烟史 20 年。查体：体温 37.2℃，血压 180/110mmHg，脉搏 60 次/分，呼吸 22 次/分，神志清楚，查体配合。口唇发绀、颈静脉怒张、双肺可闻及湿啰音，双下肢有明显凹陷性水肿，心律不齐，第一心音强弱不等。心电图显示心房颤动，头部 CT 无明显异常，眼底检查显示视网膜动脉明显硬化狭窄、出血。诊断：心力衰竭。

问题

1. 该患者进入 ICU 后应监测的项目有哪些？
2. 对该患者进行监护时应注意哪些内容？

循环系统具有运输血液，向组织运送氧气和营养物质，同时将组织新陈代谢所产生的二氧化碳和代谢产物运走等功能。对循环系统功能的监护可以反映出患者心脏、血管、组织供氧、心脏电生理等方面的功能情况，是重症监护室监测的重要内容之一，为患者病情观察提供依据。

一、心率监测

（一）概述

心率（HR）是指心脏每分钟跳动的次数，正常成年人安静状态为60～100次/分，小儿心率较快，新生儿期心率为120～140次/分，老年人心率较慢，有时可以低于60次/分。此外心率还受性别、运动、情绪、睡眠、神经兴奋、甲状腺功能等因素影响。

（二）监测方法

临床一般可采用触摸桡动脉搏动、生命体征检测仪、心电图监测、心前区听诊等方法进行测量，其中心电图监测较为准确，触摸桡动脉搏动不适用于脉搏短绌的患者。

（三）监测意义

1. 判断心排血量（CO） 心排血量（CO）=每搏输出量（SV）×心率（HR）。在一定范围内，心率加快，心排血量增加。当心率大于160次/分或小于50次/分时，常提示心排血量减少，应及时通知医生干预纠正。

2. 计算休克指数（SI） 休克指数（SI）=心率（HR）/收缩压（SBP），正常值等于0.5，是临床监测休克的重要数据。当患者出现休克时，休克指数会增加，休克指数等于1时，提示失血量占血容量的20%～30%；休克指数大于1时，提示失血量占血容量的30%～50%。在重症监护时，若患者休克指数明显增高，提示有内出血的可能，应及时通知医生，并适当调节输液速度。

3. 估计心肌耗氧量（MVO_2） 心肌耗氧量（MVO_2）=心率(HR)×收缩压(SBP)，临床常用于反映心肌耗氧情况。正常值小于12000，当心肌耗氧量大于12000时，提示心肌耗氧量增加，可能出现心肌缺血。

二、心电图监测

（一）概述

心电图（ECG）可以记录心脏心动周期所产生的电活动变化，是重症监护室的重要监测项目，适用于心力衰竭，心律失常，休克，水、电解质紊乱，大手术后等危重患者。

（二）监测方法

1. 心电监护系统 重症监护室最常见监测仪器，由中心监护仪和数台床旁监护仪组成，可对患者心电变化进行连续动态监测。具有显示、记录和打印数据，设置上下线报警功能，图像冻结功能，可以仔细观察和分析多种心律失常，诊断心肌缺血。

2. 动态心电图 可记录并编集分析患者24～48小时活动或安静状态下的心电变化，常用于诊断心律失常及心肌缺血。

（三）监测意义

1. 监护心律失常 心电监测可以及时发现和识别心律失常，在临床上具有独特的诊断价值。

2. 监护心肌损害　观测动态心电图的演变过程，对诊断心肌缺血和心肌损害、评价再灌注及治疗效果具有重要意义。

3. 监测电解质改变　可以根据心电监测时波形的改变，判断患者是否存在低钾、高钾、低钙等问题，持续的心电监测对早期电解质紊乱的判断具有重要意义。

4. 判断起搏器功能　心电监护可以及时评估抗心律失常药物的疗效及不良反应，可对临时起搏器的感知功能、起搏信号进行监测，同时具备监测电复律患者除颤后的心律情况。

三、心排血量监测

（一）概述

心排血量（CO）是指一侧心室每分钟射出的血液总量，正常值为4～8L/min，受心肌收缩力、前负荷、后负荷、心率影响，是反映心泵功能的重要指标。CO升高常见于甲状腺功能亢进、贫血、肺心病等；CO降低常见于休克、脱水、心功能不全。

（二）监测方法

1. 无创心排血量监测　主要包括胸腔生物阻法、心肌阻抗心动图、心排血量测定、多普勒超声检查，其中胸腔生物阻法操作简单、使用安全，可以用于长时间连续动态监测。

2. 有创心排血量监测　主要包括Fick氧耗量法、温度稀释法、指示剂稀释法。其中温度稀释法测定为临床上判断心脏功能的主要方法，通过Swan－Ganz漂浮导管向右心房注入10ml的冰盐水进行测定，一般至少连续测量3次，取平均值。具有操作简单、可重复测量等优点。

（三）监测意义

（1）计算血流动力学参数，如每搏输出量等。

（2）对补液、输血及心血管用药有指导意义，急性心肌梗死患者如监测到心排血量呈进行性下降，常提示可能出现心源性休克。

（3）监测患者的心功能情况，心力衰竭的主要血流动力学改变是心排血量降低，其降低程度与心力衰竭程度一致。

四、动脉血压监测

（一）概述

血压（BP）是由血管内血液对血管壁的侧压力产生，临床上一般指动脉血压。在安静状态下，成人收缩压（SBP）正常范围为90～139mmHg，舒张压（DBP）正常范围为60～89mmHg，脉压＝收缩压－舒张压，正常值为30～40mmHg，平均动脉压（MAP）＝舒张压＋1/3收缩压，正常值为70～105mmHg。血压数值受年龄、性别、环境、情绪等因素影响。

（二）监测方法

1. 无创血压监测 临床上最常见的方法为自动化无创动脉血压监测，采用震荡技术利用气泵自动控制袖套充气和放气，可定时进行测压，能够自动显示收缩压、舒张压、脉率和平均动脉压，操作简单适用范围广，可以按需定时测量，但存在不能连续测量、压迫测量部位易引发缺血、麻木等并发症，受肢体活动影响测量结果等缺点。

2. 有创血压监测 该方法具有创伤性，通过动脉穿刺管直接测压，可以反映每一心动周期内的收缩压、舒张压和平均动脉压，并根据波形判断心脏功能，直接测压的方法可以连续监测动脉压，弥补无创血压监测的不足，同时经动脉穿刺导管处取动脉血简单方便、准确率高，可定时进行血气分析，是重症监护室最常用的监测方法，护理时应重点观察穿刺处有无血肿、血栓等并发症。

（三）监测意义

1. 收缩压 收缩压作用于克服各脏器临界关闭压，保证脏器的供血。如收缩压小于肾脏临界关闭压时，患者可出现因肾小球滤过率降低引发的少尿。

2. 舒张压 冠状动脉灌注压（CPP）= 舒张压 - 左心室舒张末期压（LVEDP）。正常范围的舒张压有利于维持冠状动脉灌注压，当舒张压过低时可影响心肌供血。

3. 平均动脉压 平均动脉压 = 心排血量（CO）×体循环血管阻力（SVR），可反映脏器灌注是否良好。平均动脉压高说明心排血量充足；平均动脉压低于正常值，说明心排血量不足。

五、中心静脉压监测 微课

（一）概述

中心静脉压（CVP）是胸腔内上、下腔静脉进入右心房处的压力，是用来评估右心功能和血容量多少的重要指标，正常值为 5～12cmH_2O。

（二）监测方法

在临床上，中心静脉压测量主要采取中心静脉导管经锁骨下静脉或颈内静脉插入上腔静脉（上腔静脉比下腔静脉测量值更准确），穿刺成功后利用三通管一端连接输液管，另一端连接测压装置进行测压，通过标尺读数计压或换能器计压的方法可以获得连续的中心静脉压力数值（图 4-1）。

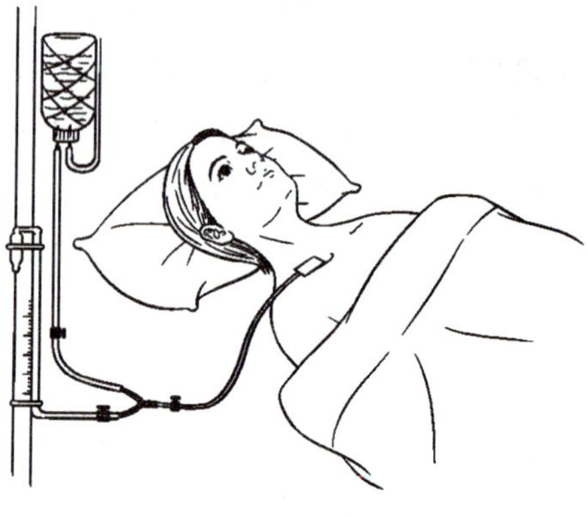

图 4-1 中心静脉压监测

（三）监测意义

中心静脉压测量适用于急性循环衰竭、

各类大手术后、拟行大手术的危重患者、休克及需要大量补液、输血的患者，在急性右心室心肌梗死治疗时有显著指导意义，对了解循环血量和右心功能十分重要。当中心静脉压小于 5cmH_2O 时，表示右心充盈不足或血容量不足；中心静脉压大于 15～20cmH_2O 时，表示右心功能不良。在临床上对中心静脉压监测同时还要结合血压进行综合分析，从而判断患者病理生理状态存在异常的原因（表 4－1）。

表 4－1 中心静脉压与血压关系

CVP	BP	原因	处理原则
低	低	血容量严重不足	充分补液
低	正常	血容量不足	适当补液
高	低	心功能不全或血容量相对过多	给强心药，纠正酸中毒，舒张血管
高	正常	容量血管过度收缩	舒张血管
正常	低	心功能不全或血容量不足	补液试验

六、肺动脉楔压监测

肺动脉楔压（PCWP）是指血液经肺循环对肺动脉血管壁产生的侧压力，反映左心房、肺静脉和右心室压力，是诊断急性肺损伤和急性呼吸窘迫综合征（ARDS）的重要指标。临床上可以通过 Swan－Ganz 漂浮导管直接测量。正常值为 6～12mmHg，小于 6mmHg 提示血容量不足，见于低血量状态、体液大量丢失、应用扩血管药物后；大于 12mmHg，反映血容量增加、左心功能不全、使用血管升压药治疗；大于 25mmHg，提示患者可能存在急性肺水肿。

知识拓展

肺动脉导管（Swan－Ganz 漂浮导管）

肺动脉导管又称 Swan－Ganz 漂浮导管，于 1970 年德国医生首次开始使用，是进行毛细血管楔压和肺动脉压测量的工具。临床上常用的是四腔导管，长度为 60～110cm，每隔 10cm 有一黑色刻度，可通过颈内静脉、锁骨下静脉、股静脉进行穿刺，测量右心室后负荷和左心室前负荷，临床上常用于肺水肿的鉴别诊断、高危患者的术中和术后监测。血管解剖畸形、导管无法通过或导管本身可诱发原发病加重为绝对禁忌证。

第三节 呼吸系统功能监护

案例分析

患者，男，62 岁，烟龄 40 年，10 年前冬季出现持续咳嗽，近 2 年出现进行性呼吸困难，3天前因上呼吸道感染自觉胸闷、呼吸费力、咳嗽、痰液呈黄色黏稠状，由家人送入医院就诊。既往有高血压病史20年。查体：体温38.9℃，血压90/40mmHg，脉搏114次/分，呼吸22次/分。神志清楚，面色青紫，气促，口唇发绀，肋间隙增宽，不能平卧，双下肢见轻度水肿；听诊肺呼吸音减弱，呼气延长，双肺有湿啰音，心音低钝，全肺可闻哮鸣音；叩诊过清音，肺界下移。胸部X线：双肺纹理增粗，透亮度增高。

问题

1. 该患者可能的医疗诊断是什么？
2. 该患者进入ICU后应监测的项目有哪些？

呼吸系统主要由呼吸道、肺和胸膜组成，对呼吸系统的监测主要包括患者呼吸运动、呼吸容量、血氧饱和度、呼吸动力学及血气分析等，呼吸功能监测可以早期检查出患者肺部或气道病变，了解危重患者病情变化，对治疗及护理具有重要的指导意义。

一、呼吸运动监测

1. 呼吸频率（RR） 是指每分钟呼吸次数，可以通过目测或仪器进行测量，是呼吸系统监测中最基本、最简单的监测项目。正常成人呼吸频率为10～18次/分；小儿年龄越小，呼吸频率越高，1岁时呼吸频率为25次/分，新生儿可达到40次/分。呼吸频率减慢提示患者可能出现中枢抑制，呼吸频率增快可能由肺部疾病引起。

2. 呼吸方式 男性和儿童多数以腹式呼吸为主，女性以胸式呼吸为主。正常呼吸节律自然均匀，当出现节律变化时，结合异常呼吸类型，可提示病变部位，如慢性阻塞性肺疾病（COPD）可导致呼吸变浅、气短并伴有喘鸣。正常胸式呼吸两侧胸廓起伏幅度一致，如一侧胸式呼吸减弱常提示气胸、血胸或胸腔积液等。一个呼吸周期中吸气时间与呼气时间的比值为1∶（1.5～2），称吸呼气时间比（简称吸呼比），可反映通气与换气功能，吸呼比增加或减少均提示可能发生呼吸功能障碍。

3. 常见异常呼吸类型

（1）潮式呼吸　又称陈－施呼吸。表现为呼吸从浅慢逐渐加深、加快后又变得浅慢，暂停数分钟以后，又会出现之前状态的呼吸，如同潮水涨落，见于中枢系统疾病如颅内压增高、脑炎、巴比妥类药物中毒等患者。

（2）间停呼吸　又称比奥呼吸。表现为呼吸与呼吸暂停交替出现，见于呼吸中枢衰竭和尿毒症等患者。

（3）酸中毒大呼吸　又称库斯莫尔呼吸。表现为深而规则的大呼吸，见于糖尿病引发的代谢性酸中毒患者。

（4）蝉鸣样呼吸　表现为吸气时发出音调高如蝉鸣音的特殊声音，可出现三凹征（胸骨上窝、锁骨上窝、肋间隙），见于喉头有异物、水肿或痉挛等患者。

（5）叹息样呼吸　表现为一段正常呼吸节律中出现一次深大呼吸，见于过度疲劳、周围循环衰竭的患者。

(6) 鼾音呼吸　表现为呼气时发出粗糙鼾声，听诊可闻及粗湿啰音，见于深昏迷患者或呼吸道有大量分泌物潴留的患者。

(7) 哮喘性呼吸　表现为呼气时间明显延长，并出现哮鸣音，见于哮喘、肺气肿及下呼吸道阻塞患者。心源性哮喘时常伴有阵发性端坐呼吸。

二、呼吸容量监测

1. 潮气量（VT）　指平静呼吸时每次吸入或呼出的气体量，反映人体静息状态下通气的功能。临床上可通过肺量仪或肺功能监测仪直接测量，是呼吸监测最常见的项目之一。正常值为8～12ml/kg，成人平均值为500ml，男性略大于女性。潮气量增大见于中枢神经性疾病，潮气量减少见于间质性肺炎、肺淤血、肺纤维化、肺梗死等。

2. 肺活量（VC）　指用力吸气后，尽力呼出的最大气体量。可通过呼吸检测仪或呼气流量表在床边直接测量。正常值为30～70ml/kg，肺活量减少常见于胸廓活动受限或气道阻塞。当肺活量小于15ml/kg时为气管切开、气管插管或应用呼吸机的指征。

3. 生理无效腔容积（VD）　指肺泡无效腔与解剖无效腔的容积之和。肺泡无效腔是肺泡中未参与气体交换的空间；解剖无效腔是呼吸时口、鼻、气管到细支气管之间所占的空间。健康人解剖无效腔与生理无效腔基本相等，生理无效腔容积在疾病时可增大。VD/VT可反映肺通气的效率，正常值为0.2～0.35，临床上主要用于评估无效腔对患者通气功能的影响，当比值增加时，无效通气量增加。

4. 每分通气量（VE）　指静息状态下每分钟吸入或呼出的气体量，等于潮气量（VT）和呼吸频率（RR）的乘积，是反映肺通气功能最常用的指标。正常值为6～8L/min。成人VE>10提示通气过度，VE<3提示通气不足。

5. 每分钟肺泡通气量（VA）　指静息状态下，单位时间内吸入气体进入肺泡进行气体交换的有效气体总量，是反映肺交换功能最常用指标。VA =（VT - VD）× RR，正常值为4.2L/min。数值减小提示缺氧或二氧化碳潴留。

6. 氧合指数（OI）　指动脉血氧分压（PaO_2）与吸入氧浓度（FiO_2）之比，即$OI = PaO_2/FiO_2$，是呼吸治疗的重要指标。正常值为400～500，急性肺损伤的诊断标准为氧合指数小于300；急性呼吸窘迫综合征的诊断标准为氧合指数小于200；当氧合指数小于150时，提示患者气体交换功能极差，应尽快进行气管插管或机械通气。

7. 肺的通气血流比值（V/Q）　指每分钟肺泡通气量（VA）与每分钟肺血流量（Q）的比值。正常成人安静状态为0.84，其中每分钟静息肺泡通气量约为4L，肺血流量约为5L。当肺的通气血流比值<0.8表明通气量显著减少，见于阻塞性肺气肿、慢性气管炎、肺水肿等；肺的通气血流比值>0.8表明肺血流量明显减少，见于右心衰竭或肺栓塞。肺的通气血流比值出现异常，无论是升高还是降低，均会妨碍有效的气体交换，可导致血液缺氧和二氧化碳潴留，是引起机体缺氧、动脉血氧分压下降的主要原因。

8. 呼气末二氧化碳监测　主要针对呼气末二氧化碳分压（$PetCO_2$）和呼气末二氧化碳浓度$FetCO_2$进行监测与分析。重症监护室中多采用红外线CO_2分析仪进行连续无创监测。呼气末二氧化碳分压的正常值为35～45mmHg，正常情况下，与$PaCO_2$数值相近。可用于计算二氧化碳气体量和肺通气功能状态，从而调节通气量，避免通气不足或通气过度；反映循环功能，当低血压或心力衰竭时，肺血流量减少，二氧化碳气体量降低；也可用于判断人工气道位置与通畅情况，通过呼气末二氧化碳监测可以帮助判断气管插管时导管是否在气管内，当气管插管移位误入食管时，呼气末二氧化碳值会突然降低接近于零。

三、脉搏血氧饱和度监测

1. 概述 脉搏血氧饱和度（SpO_2）指在一定的氧分压下，血液中被氧结合的氧合血红蛋白（HbO_2）的容量占全部血红蛋白容量的百分比，是监测呼吸、循环系统重要的生理参数。

2. 监测方法 SpO_2监测属于无创检测，利用血红蛋白具有光吸收的特性，根据所吸收光线波长不同，测得吸收光线的吸光量，从而间接了解患者血氧及组织供氧情况。监测时一般将传感器置于耳垂、手指、脚趾处。成人选用指夹法，小儿多采用耳夹法。

3. 监测意义 SpO_2的正常值为96%～100%，常用于监测缺氧、呼吸暂停、发绀的严重程度，当SpO_2＜90%时常提示患者可能出现低氧血症，应及时予以吸氧纠正，有助于指导吸氧浓度的调节和机械通气模式的选择。

知识拓展

一氧化碳中毒与脉搏血氧饱和度监测

一氧化碳为无色、无刺激、无味气体，常因含碳物质不完全燃烧所产生，人体在短时间内吸入过量的一氧化碳，可导致急性中毒，俗称煤气中毒。一氧化碳进入人体后大部分与血红蛋白结合形成碳氧血红蛋白，由于碳氧血红蛋白不能携带氧气且不易分离，从而导致机体组织缺氧。而且碳氧血红蛋白与氧合血红蛋白吸收光谱非常近，不能及时监测出低氧血症，导致脉搏血氧饱和度监测结果失效，从而掩盖病情，所以临床上对于一氧化碳中毒患者不能用脉搏血氧饱和度监测。

四、呼吸力学监测

1. 呼吸压力监测

（1）气道压力　指气道开口处的压力，主要包括峰压、平均气道压和平台压（Pplat），对于呼吸机参数的设定具有重要意义。其中平台压是指吸气后屏气时产生的压力，正常值为5～13cmH_2O，是机械通气时最常用的监测指标。

（2）最大吸气压力　可以反映呼吸肌吸气力量的指标。

（3）最大呼气压力　可以反映呼吸肌呼气力量的指标。

（4）呼气末正压（PEEP）　正常呼吸时，呼吸系统的弹性回缩压及肺泡压为零，但由于疾病影响，患者可能出现呼气末肺容量高于功能残气量的情况，临床上常使用呼吸机在呼气末期保持一定正压，减少功能残气量增加，以达到提高血氧的目的。

2. 气道阻力监测　气道阻力指呼吸运动过程中气流通过气道进出肺泡时所产生的阻力，反映气道的阻塞情况。可利用床旁呼吸监测仪直接测定。当气道黏膜水肿、肺内感染、气道痉挛和分泌物增多时气道阻力升高。

3. 顺应性监测　顺应性指单位压力改变所引起的肺容量变化，可反映弹性回缩力的大小。静态顺应性和动态顺应性可通过床旁呼吸功能监测仪直接测定。参数值对机械通气模式的调整和呼气末正压的应用具有重要指导意义。

五、动脉血气分析监测

动脉血气分析监测通常选取体表可触及的动脉，如股动脉、桡动脉、足背动脉等进行动脉血采集，检测结果可反映肺泡与肺循环之间气体交换情况。是危重患者呼吸功能监测及选择治疗方案的重要指标。

1. 动脉血氧分压（PaO_2）　指溶解在动脉血中的氧产生的压力，是临床上衡量有无缺氧及缺氧程度的重要指标。正常范围为 80～100mmHg，随着年龄的增长而下降。临床上根据 PaO_2 将缺氧分为轻、中、重三度：PaO_2 80～60mmHg 提示轻度缺氧；PaO_2 60～40mmHg 提示中度缺氧；PaO_2 40～20mmHg 提示重度缺氧。PaO_2 升高主要见于氧疗或过度通气患者。此外，PaO_2 还可以作为诊断呼吸衰竭和诊断酸碱失衡的指标，具有重要的临床意义。

2. 动脉血二氧化碳分压（$PaCO_2$）　指溶解在动脉血中的二氧化碳所产生的压力，是反映通气状态和酸碱平衡的重要指标。正常值为 35～45mmHg。$PaCO_2$ 增高表示肺泡通气不足，提示呼吸性酸中毒或代谢性碱中毒的呼吸代偿；$PaCO_2$ 降低表示肺泡通气过度，提示呼吸性碱中毒或代谢性酸中毒的呼吸代偿。$PaCO_2$ 增高是诊断Ⅱ型呼吸衰竭的重要指标。

3. 动脉血氧饱和度（SaO_2）　指动脉血中血红蛋白携带氧的百分比，反映血红蛋白和氧的结合能力。正常值为 96%～100%，受动脉血二氧化碳分压、温度、动脉血氧分压等因素影响。当血红蛋白变性或与一氧化碳结合后形成碳氧血红蛋白时就不再具有携带氧的能力了。

4. 动脉血液酸碱度（pH）　表示体液的酸碱值，正常成人动脉血的 pH 值为 7.35～7.45，平均为 7.40，可反映酸碱紊乱变化及机体代偿情况。pH 值 <7.35 提示可能存在代谢性酸中毒，pH 值 >7.45 提示可能存在代谢性碱中毒，单纯依据 pH 值不能判断呼吸性或代谢性酸碱失衡，临床上常需要结合标准碳酸氢盐（SB）和实际碳酸氢盐（AB）、缓冲碱（BB）、剩余碱（BE）、阴离子间隙（AG）等数值进行判断。

第四节　神经系统功能监护

案例分析

患者，男，43 岁，因驾车时突发交通事故，遭遇车祸头部受伤，当即出现昏迷，呼之不应，头部大量出血，呕吐出呈咖啡色的胃内容物，由路人送至医院。查体：体温 37.9℃，血压 110/80mmHg，脉搏 110 次/分，呼吸 20 次/分，浅昏迷，格拉斯哥昏迷评分 7 分，左额见不规则伤口伴流血，局部凹陷，颅底骨折，头部 CT 显示：左额骨不连接，左硬膜下有新月形高密度影，经手术后，送至重症监护室进行观察。

问题

1. 该患者应做哪些方面的监测？
2. 根据患者病情，应提出哪些首要的护理诊断及护理措施？

中枢神经系统作为人体的高级生命功能，对其监测十分重要。在重症监护室中对于颅脑损伤的危重患者，需要根据神经系统检查、临床表现、仪器监测结果进行综合分析，才能够反映出患者整体状态水平和病情轻重。

一、神经系统体征动态监测

（一）意识

意识状态是神经功能监护中最常见的检查，意识障碍根据程度不同可分为嗜睡、昏睡、浅昏迷和深昏迷 4 个等级。临床中常使用格拉斯哥昏迷量表（GCS）（表 4－2）对患者意识状况进行判断。

表 4－2　格拉斯哥昏迷量表

睁眼反应	计分	言语反应	计分	运动反应	计分
主动睁眼	4	回答正确	5	遵嘱活动	6
呼唤睁眼	3	回答错误	4	刺痛定位	5
刺痛睁眼	2	吐词不清	3	躲避刺痛	4
不能睁眼	1	只能发声	2	刺痛肢屈	3
		不能发声	1	刺痛肢伸	2
				不能活动	1

注：GCS 最高 15 分，表示意识清醒；8 分以下为昏迷；最低 3 分，表示脑死亡。

（二）瞳孔

1. 形状与大小　正常人瞳孔为圆形，双侧等大，直径为 2.5～5mm，瞳孔散大常见于青光眼或阿托品等药物的影响；瞳孔缩小常见于有机磷农药中毒或吗啡、毛果芸香碱、氯丙嗪等药物反应。对于重症监护室的危重患者双侧瞳孔散大并伴有对光反射消失可能为濒死状态的表现。出现瞳孔大小不等，应予以重视，如颅内压增高的患者患侧瞳孔先缩小后散大、对光反应迟钝或消失，提示可能发生脑疝。

2. 对光反射　正常瞳孔受动眼神经支配对光反射敏感，患者昏迷程度与瞳孔对光反射敏感程度成反比，可通过直接或间接对光反射进行判断，对光反射迟钝见于浅昏迷，完全消失见于深昏迷。

（三）神经反射

神经反射主要包括生理反射和病理反射，生理反射的减弱或亢进和病理反射的出现提示神经系统功能改变。

1. 生理反射　指正常人都具有的反射。根据刺激部位的不同分为浅反射（皮肤、黏膜）和深反射（骨膜、肌腱）。

（1）浅反射　包括角膜反射、腹壁反射和提睾反射等。其中双侧角膜反射完全消失或双侧腹壁反射消失提示患者出现昏迷。

（2）深反射　包括肱二头肌反射、肱三头肌反射、膝反射及跟腱反射等。一般深反射减弱或消失见于神经炎或关节肌肉疾病等；深反射亢进常见脑干出血、脑梗死、脑瘤等。

2. 病理反射　指锥体束病变或损伤时，大脑失去了对脊髓和大脑的抑制作用而出现的反射。主要包括巴宾斯基（Babinski）征、奥本海姆（Oppenheim）征、戈登（Gordon）征、查多克（Chaddock）征等。

3. 脑膜刺激征　指当脑膜因炎症、出血等刺激或颅内压增高后，出现的颈项强直、克尼格（Kerning）征和布鲁津斯基（Brudzinski）征阳性的体征，合称脑膜刺激征。常见于脑膜炎、颅内高压、蛛网膜下腔出血等。

（四）肌张力

肌张力指静息状态下肌肉紧张度和被动运动时所遇到的阻力。评估时患者需要尽量放松，检查者通过触摸肌肉的硬度和感知屈伸肢体对抗阻力的力度来判断。当肌张力增高时肌肉坚实，屈伸肢体阻力增加，常见于锥体外系或锥体束损害；若肌张力降低时肌肉松软，屈伸肢体时阻力降低，常见于小脑病变、周围神经炎或脊髓前角灰质炎等。

二、颅内压监测

颅内压（ICP）指颅内容物对颅腔侧壁产生的压力，可通过硬膜外穿刺或脑室内测压进行监测。成人平卧颅内压正常值为10～15mmHg。当颅内压范围在15～20mmHg为轻度增高，21～40mmHg为中度增高，大于40mmHg为重度增高。适用于颅脑手术后患者、进行性颅内压升高患者、使用机械通气呼气末正压（PEEP）患者的持续监测，是诊断颅内压增高最迅速和准确的方法，对观察颅脑急危重症患者病情变化、指导治疗及预后判断具有重要意义。

三、脑电图监测

脑电图（EEG）通过电脑记录仪，将脑电活动变化形成相应图形，可反映脑部本身疾病，根据所记录的频率、振幅、波形变化判断病变的范围和性质。对脑血管疾病、脑炎、癫痫、脑瘤等有一定的诊断价值。脑电图对脑缺血、缺氧监测十分敏感，当脑血流量减少，出现缺血、缺氧时，脑电图波幅降低，频率减慢。临床上常用于心肺脑复苏后判断脑功能恢复和预后的重要依据，同时也是诊断脑死亡的主要参考依据。

四、脑血流监测

脑部对缺血、缺氧十分敏感，通过脑血流监测，可以反映脑功能状态。常用的脑血流监测方法主要有激光多普勒流量计、经颅多普勒超声、脑电阻（REG）等。此外CT、MRI、脑电地形图等在临床上也常用于对脑功能的监测。

第五节　泌尿系统功能监护

案例分析

患者，女，56岁，2年前出现晨起眼睑水肿，1个月前水肿加重并伴有面色苍白、牙龈出血等现象，2天前因劳累过度出现眩晕，左侧腰背酸痛，全身乏力。家人送往就医。查体：体温38.2℃，血压150/98mmHg，脉搏96次/分，呼吸22次/分，神志清楚，查体配合。血常规：红细胞2.8×10^{12}/L，白细胞6.5×10^{9}/L，血小板120×10^{9}/L，血红蛋白52g/L。血生化：钾6.7mmol/L，尿素氮18.6mmol/L，肌酐530μmol/L。入院后诊断为慢性肾衰（尿毒症期）送入重症监护室治疗。

问题

1. 上述检测指标所代表的意义?
2. 该患者目前最主要救治措施有哪些?

泌尿系统由肾脏、输尿管、膀胱及尿道组成。其中肾脏是人体重要器官，主要功能为生成尿液，通过排泄代谢产物维持体内水、电解质及酸碱平衡。对泌尿系统的监测主要是通过尿液监测和血液生化数值来反映患者肾脏功能，从而对病情状况及病程进展有所了解，是危重患者系统功能监测的重要内容。

一、尿量监测

（一）尿量

尿量是反映肾功能改变最简单和直接的指标，临床上通常需要记录患者24小时尿量以判断患者肾功能，对于重症监护室的危重患者往往需要记录每小时尿量。正常成人24小时尿量为1000～1500ml，超过2500ml为多尿，常见于急性肾衰竭多尿期、内分泌障碍、慢性肾盂肾炎。通常将体内废物排泄需要至少500ml尿液，当24小时尿量少于400ml时为少尿，提示有一定程度的肾功能损害；24小时尿量少于100ml为无尿，是肾衰竭的诊断依据之一。正常人夜间排尿一般为0～2次，尿量为0～400ml，若夜尿次数或尿量明显增多，尿量超过全天总尿量的一半，提示有可能肾功能不全，应予以重视。此外，尿量还是判断补钾量及血容量的重要指标。当1小时尿量少于40ml时，应禁止补钾。1小时尿量少于30ml时，提示肾血流灌注不足，间接反映血容量不足。

（二）尿比重

尿比重指尿液与纯水的重量之比，可以反映肾脏的浓缩功能和排泄废物的功能。正常值为1.015～1.025。当尿比重高于1.025时为高比重尿，提示尿液浓缩，常见于急性肾小球肾炎、高热、脱水、糖尿病酮症等。尿比重小于1.015时为低比重尿，提示肾浓缩功能降低，常见于肾病综合征、尿崩症、尿毒症、休克等。当尿比重固定在1.010左右时称等张尿，提示肾浓缩功能严重损伤，多见于肾动脉硬化、高血压、慢性肾炎等晚期。

（三）尿渗透压

尿渗透压又称尿渗透量，指肾脏排泄尿内全部溶质的微粒总数量，主要用于评估患者的血容量及肾脏浓缩功能。临床上一般同时监测尿渗透压和血浆渗透压，通过计算两者比值，反映肾小管浓缩功能。尿渗透压的正常值为600～1000mOsm/L，血浆渗透压的正常值为280～310mOsm/L，正常人的尿渗透压与血浆渗透压比值为2.5±0.8，可用于评价肾脏的浓缩稀释功能。当尿渗透压接近300mOsm/L时称等渗尿，提示尿浓缩稀释功能降低，常见于慢性肾功能衰竭。若低于血浆渗透压则表示尿液已被稀释称低渗尿，尿崩症患者的尿渗透压一般可低于200mOsm/L。急性肾衰时尿渗透压接近血浆渗透压，导致比值降低，可小于1.1。

（四）尿液异常

正常新鲜尿为淡黄色或深黄色透明液体，呈弱酸性，有微弱芳香气味，受药物、饮食影响。

1. 颜色

（1）血尿　当尿液中含有一定数量的红细胞时称血尿，可分为镜下血尿和肉眼血尿。高倍显微镜视野下红细胞超过3个以上称镜下血尿，常见于尿路结石、慢性感染、急性或慢性肾炎。每升尿液中含有血液超过1ml称肉眼血尿，尿液呈血样或洗肉水样，常见于泌尿系统肿瘤、急性膀胱炎、急性前列腺炎、泌尿损伤等。

（2）脓尿　高倍显微镜视野下白细胞超过5个以上，尿液呈白色或黄色混浊状，见于尿路感染，如膀胱炎、肾盂肾炎。

（3）乳糜尿　尿液中含有乳糜或淋巴液，可使尿液呈乳白色，常见于肾周围淋巴管堵塞或丝虫病。

（4）血红蛋白尿　当血管内溶血，尿中含有游离血红蛋白无红细胞，尿液呈酱油色或浓茶色，见于输血反应、溶血性贫血、挤压综合征等。

（5）胆红素尿　当尿内含有大量胆红素可呈深黄色，且振荡后出现黄色泡沫，见于肝细胞黄疸或阻塞性黄疸。

2. 管型尿　管型是由蛋白质和细胞所构成，正常人尿液中偶见透明管型或无管型。

（1）颗粒管型　见于肾盂肾炎、慢性肾炎或急性肾炎后期。

（2）蜡样管型　由肾小管中上皮细胞溶解后形成，提示肾小管发生变性坏死，一般预后较差，见于慢性肾炎晚期或慢性肾衰竭。

（3）脂肪管型　常见于肾病综合征。

3. 气味　尿液久置后可有氨臭味，但若新鲜尿液有氨臭味多见于慢性尿潴留。尿液散发烂苹果味常见于糖尿病酮症酸中毒。蒜臭味可见于有机磷农药中毒。

4. 酸碱度　正常人新鲜尿 pH 值为 6.0 ~ 6.5，尿液 pH 值降低称酸性尿，常见于酸中毒、糖尿病等。尿液 pH 值增高称碱性尿，常见于碱中毒、膀胱炎等。

二、血液生化监测

（一）血尿素氮

血尿素氮（BUN）指人体蛋白质代谢的产物经肾小球滤过排出体外，反映肾小球的滤过功能。正常值为 2.9 ~ 6.4mmol/L，测定值受饮食影响。BUN 增高说明肾单位已经严重受损，常见的疾病有器质性肾功能损害、肾前或肾后因素引起的少尿或无尿、体内蛋白质过度分解性疾病，如大面积烧伤、上消化道出血等。BUN 降低常见于肾功能失调或肝功能衰竭。临床上多用于诊断肾功能不全。

（二）血肌酐

血肌酐（Scr）主要是指内源性肌酐，即人体肌肉代谢产生的肌酐经肾小球滤过排出体外，反映肾小球滤过功能，是监测肾功能的重要方法，正常值为 83 ~ 177μmol/L。Scr 增高见于肾小球滤过功能下降，提示肾功能不全。

（三）内生肌酐清除率

内生肌酐清除率（Ccr）指肾小球在单位时间内把血浆中内生肌酐全部清除的值，是反映肾小球滤过功能的敏感指标，可作为早期肾功能诊断指标。正常值为 80 ~ 120ml/min，当 Ccr 降到正常值 80% 以下时，提示肾小球滤过功能减退；Ccr 降至 51 ~ 70ml/min 提示肾小球轻度损伤；降至 31 ~ 50ml/min 提示中度损伤；降至 30ml/min 提示重度损伤。

第六节　消化系统功能监护

案例分析

患者，女，63岁，既往有乙型肝炎病史15年，迁延未愈，因无明显症状，没有引起重视，近几年未做体检。2天前与家人外出就餐，餐后出现恶心、呕吐，呕出大量鲜血约900ml，排出黑色黏稠样大便1次，由家人紧急送往医院。查体：体温38℃，脉搏105次/分，呼吸14次/分，血压82/56mmHg。患者神志淡漠，面色灰暗，皮肤黏膜黄染，胸前可见蜘蛛痣3个，脐周可见有明显静脉曲张，脾肋下约2cm，移动性浊音阳性。B超显示：脾脏肿大，肝硬化伴门静脉高压症。肝功能：ALT 84U/L，AST 65U/L，TBIL 104.8μmol/L。经手术后送至重症监护室。

问题

1. 该患者进入ICU后应监测的项目有哪些？
2. 监测的指标临床意义有哪些？

消化系统由消化道和消化腺两大部分组成，疾病种类较多，已成为我国城市居民住院就医的第二大原因，其中肝癌与胃癌分别占恶性肿瘤死亡率的第二位和第三位。重症监护室对消化系统监测主要包括胃肠功能监测和肝脏功能监测。当发生肝脏与胃肠功能障碍时可累及其他系统，造成全身功能状态的改变。因此，消化系统功能状态的监测十分重要，不容忽视。

一、肝功能监测

（一）概述

肝脏是人体重要的生命器官。除涉及对蛋白质、糖、脂肪等营养物质代谢外，还承担着排泄胆红素、解毒等功能。肝内含酶丰富，参与体内各种物质氧化、还原、结合、分解等反应。临床上常根据实验室检查数据并结合黄疸、神志情况加以分析，有助于重症监护室危重患者病情的判断和评估，是重症监护室监测基本内容之一。

（二）实验室检查

1. 血清酶学监测　肝脏是人体含酶最丰富的器官，当肝细胞损坏时细胞内的酶进入血液，导致血液中与肝相关的酶浓度监测值升高，所以临床常通过监测血清酶变化情况，对肝功能进行评估和诊断。常见的监测指标包括丙氨酸氨基转移酶（ALT）、碱性磷酸酶（ALP）、天门冬氨酸氨基转移酶（AST）等。

（1）丙氨酸氨基转移酶（ALT）　ALT在肝细胞内含量最多，利用速率法（37℃）进行测量，正常值为5～40U/L，是反映肝细胞受损最灵敏的指标。ALT升高提示肝细胞损伤或坏死，常用来判断各类肝炎及肝损伤的病情进展及预后，其中以急性肝炎

ALT 增高最明显。

（2）天门冬氨酸氨基转移酶（AST） 速率法（37℃）测得正常值为 8～40U/L，同样是检测肝细胞受损的指标，但敏感度不如 ALT，当 AST 增高明显大于 ALT 时可提示慢性肝炎进入活动期。此外，AST 在心肌中含量最高，临床上常用于诊断急性心肌梗死。

（3）碱性磷酸酶（ALP） 速率法（37℃）测得正常值为成人 40～110U/L，儿童小于 250U/L，临床常用于诊断肝内外胆汁淤积及胆道阻塞性疾病。

2. 血氨监测 血氨指由食物中蛋白质经肠道细菌分解所产生的氨进入血液所形成，具有一定的毒性，需要经肝脏代谢为尿素，由肾脏排泄出体外。正常值为 18～72μmol/L。当肝脏功能受损时，体内血氨值升高，容易诱发肝性脑病。

3. 凝血功能 指将血液由流动状态变成凝胶状态的过程，反映肝脏合成能力。凝血功能检查主要包括国际标准化比值（INR）、血浆凝血酶原时间（PT）、纤维蛋白原（FIB）、血浆凝血酶时间（TT）等。

4. 血清总蛋白 肝脏是蛋白质合成的主要场所，当肝脏功能受损时，血清蛋白的监测值会受到影响。血清总蛋白（TP）包括血清白蛋白（ALB）和血清球蛋白（GLB）两部分。正常情况下白球比即白蛋白与球蛋白比值为（1.5～2.5）：1，当患者出现慢性肝炎或肝硬化时白蛋白产生减少且球蛋白产生增加，造成白球比倒置，见于肝功能严重损害，如慢性肝炎、肝硬化等。

5. 血清胆红素 由体内红细胞衰老破裂释放出的血红蛋白所产生，可以反映肝脏代谢功能及有无溶血性疾病。常见的血清胆红素检测值包括血清总胆红素、非结合胆红素、结合胆红素、尿胆红素等。其中血清总胆红素正常值为 3.4～17.1μmol/L，可用于判断有无黄疸及黄疸严重程度，血清总胆红素在 17.1～34.2μmol/L 为隐性黄疸，34.2～171μmol/L 为轻度黄疸，171～342μmol/L 为中度黄疸，大于 342μmol/L 为重度黄疸。

（三）临床症状监测

1. 精神与意识状态监测 肝功能失代偿时常因各种因素诱发肝性脑病又称肝昏迷，表现为以意识障碍为主的中枢神经功能紊乱。因此在重症监护室中对严重肝功能损害的患者应重点监测精神症状与意识状态。

2. 黄疸监测 当体内血清胆红素浓度超过正常值时称为黄疸，表现为巩膜、黏膜、皮肤以及其他组织出现黄染，是肝功能障碍的主要表现，应重点观察。

二、胃肠黏膜内 pH 值监测

胃肠黏膜内 pH 值（胃 pHi）指监测胃黏膜组织内的酸碱度即 pH 值。临床上患者常因胃肠缺血造成胃肠黏膜损伤，从而引起胃肠功能障碍导致胃 pHi 值发生改变。所以胃 pHi 值可用于反映组织灌注和组织细胞氧代谢情况。临床上多用生理盐水张力法进行间接测量，正常值为 7.35～7.45。胃肠道是休克时缺血、缺氧最早和最明显的脏器，也是心肺脑复苏后逆转最晚的脏器。通过胃 pHi 监测能够早期纠正缺血、缺氧状态，及时预警多器官功能障碍综合征（MODS）指导治疗，常用于休克患者灌注状态及危重患者预后的评估，是判断危重症患者复苏的重要指标之一。

目标检测

1. ICU 收治病种不包括（ ）。
   A. 心搏骤停恢复自主循环和呼吸者　B. 大面积烧伤者
   C. 急性多器官功能衰竭者　D. 恶性肿瘤晚期患者
   E. 严重创伤患者
2. ICU 病房的温度应保持在（ ）。
   A. 27～30℃　B. （24±1.5）℃　C. 16～18℃
   D. 18～22℃　E. 25～28℃
3. ICU 病房的湿度应保持在（ ）。
   A. 80%～90%　B. 70%～80%　C. 60%～70%
   D. 50%～60%　E. 40%～50%
4. 目前认为，ICU 床位使用率多少为宜（ ）。
   A. 95%　B. 90%　C. 85%
   D. 80%　E. 75%
5. 重症监护室的床位数一般为（ ）。
   A. 内科总床位数的 2%～3%
   B. 手术科室总床位数的 2%～4%
   C. 急诊患者总数的 4%～6%
   D. 医院总床位数的 5%～10%
   E. 外科总床位数的 3%～5%
6. 一般 ICU 的收治对象不包括（ ）。
   A. 大手术患者　B. 休克患者　C. 急性肾衰患者
   D. 器官移植患者　E. 终末期肿瘤患者
7. 患者，女，50 岁，因溺水导致心脏骤停送来医院，经急诊抢救成功，转入 ICU 对其监护，下列监护项目中最重要的是（ ）。
   A. 胃、肾、血液　B. 肺、脑、肝　C. 脑、肝、胃
   D. 肝、胃、肾　E. 心、肺、脑
8. 下列指标可以反映上下腔静脉及右心房压力的是（ ）。
   A. BP　B. CVP　C. SVRI
   D. CO　E. PAWP
9. 下列指标可以反映心脏功能且最重要的指标是（ ）。

A. BP　　B. CVP　　C. SVRI

D. CO　　E. PAWP

10. 患者，男，30 岁，因失血性休克进行输液疗法，中心静脉压监测为 4cmH_2O，血压 75/56mmHg，应（　）。

A. 加快输液速度　　B. 维持原速输液　　C. 减慢滴速

D. 停止输液　　E. 加用强心剂

11. 意识障碍不包括（　）。

A. 嗜睡　　B. 昏睡　　C. 烦躁

D. 深昏迷　　E. 浅昏迷

12. 正常人内生肌酐清除率为（　）。

A. 20～30ml/min　　B. 40～50ml/min　　C. 60～70ml/min

D. 80～90ml/min　　E. 80～120ml/min

13. 格拉斯哥昏迷评分法的监测依据是（　）。

A. 睁眼、语言、运动反应　　B. 生命体征、感觉、瞳孔

C. 瞳孔、反射、感觉　　D. 头痛、呕吐、视神经

E. 感觉、运动、语言

14. 下列指标与泌尿系统监测关系不大的是（　）。

A. 内生肌酐清除率　　B. 血肌酐　　C. 尿量

D. 血胆红素　　E. 尿蛋白定量分析

（邵梁野　张芝娟）

书网融合……

微课 1　　微课 2　　本章小结　　自测题

第五章 心肺脑复苏

PPT

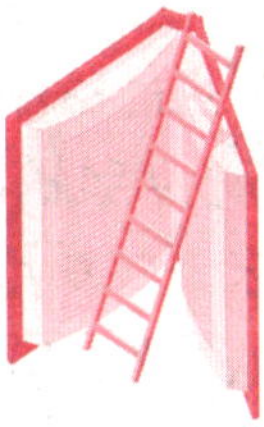

【学习目标】

知识目标

1. **掌握** 心搏骤停的身体状况、心肺脑复苏基础生命支持的操作方法和步骤。

2. **熟悉** 心搏骤停的原因和诊断依据、心肺脑复苏加强生命支持和延续生命支持的主要措施。

3. **了解** 心肺脑复苏的概念及意义。

技能目标

掌握基础生命支持的操作技术和流程，学会配合医生进行加强生命支持和延续生命支持的各项护理技术。

素质目标

具有良好的职业道德、严谨的工作作风，高度的责任感和神圣的使命感；重视护理伦理，严密监护，挽救生命，减少伤残，守护健康。

第一节 概 述

案例分析

患者，男，35岁，演员，既往体健。近日稍有感冒症状，在凌晨录制节目过程中突然晕倒，工作人员发现其呼之不应，面色苍白，现场救护人员到场时其心跳、呼吸已停止，随即现场心肺复苏并送往医院进一步救治，经医院抢救无效去世，医院宣布其为心源性猝死。

问题

1. 假如你在现场，如何对该患者进行评估？需要进行哪些救护措施？
2. 如何保证复苏成功？

一、心肺脑复苏的概念

心肺脑复苏（CPCR）是针对心跳呼吸骤停患者采取的一系列紧急医疗救护措施，

通过紧急救护使患者恢复自主循环和自主呼吸，并重点强调维持脑组织灌流，促使脑功能恢复。

心肺复苏（CPR）是针对心跳呼吸骤停采取的急救措施，主要包括胸外心脏按压（C）和开放气道（A）和人工呼吸（B），是心肺脑复苏的前期阶段，二者没有绝对界限，脑复苏贯穿整个复苏过程，是复苏的终极目标，成功的心肺复苏是脑复苏的前提，脑复苏是衡量复苏成败的关键。

在我国，心肺复苏的普及率不到1%，心搏骤停抢救成功率更是不到万分之一。绝大部分心搏骤停患者在医院外发病，因得不到及时有效的心肺复苏而失去了进一步救治的机会。

二、心肺脑复苏的意义

心搏骤停后全身血流停止。脑是对缺血、缺氧性损害最敏感最严重的器官，心搏骤停3～5秒，患者即感头晕；10～20秒发生晕厥；30秒后昏迷；60秒后瞳孔散大、呼吸停止；4～6分钟，脑组织即开始了不可逆的病理损伤过程。临床研究表明，心搏骤停后4分钟内进行复苏，有50%的患者可能被救活；4～6分钟开始复苏，10%的患者可救活；超过6分钟才开始复苏者，存活率仅4%；10分钟内未进行心肺复苏者，即使存活，神经功能也极少能恢复到发病前水平。所以，心搏骤停后，有效的心肺复苏是脑复苏的前提，抢救成功的关键是争分夺秒尽早复苏。临床上把心搏骤停最初的4分钟称为“黄金4分钟”。

心搏骤停的发生具有随机性、社会性、不可预测性和救治时间紧迫性等特点，现场目击者能够立即开展急救是最有效的，所以，除了专业的医护人员要掌握心肺脑复苏的基本知识和技能，还要向公众普及相关知识与技能，以提高复苏的成功率。

第二节　心搏骤停

心搏骤停是指在心功能原本正常或无重大病变的情况下，心脏泵血功能突然停止，引起突然意识丧失、呼吸停止、脉搏消失等一系列临床征象，可迅速导致患者死亡，需紧急进行心肺脑复苏。及时有效的复苏可挽救部分患者生命，还可提高复苏后生存质量。

（一）心搏骤停的原因

引起心搏骤停的原因一般分为心源性心搏骤停和非心源性心搏骤停两大类。

1. 心源性心搏骤停　各种心脏器质性疾病都可引起心搏骤停，常见于冠状动脉粥样硬化性心脏病、心肌炎、心肌病、先天性心脏病、心脏瓣膜病等。

2. 非心源性心搏骤停　除心脏以外的其他因素，如呼吸停止，麻醉，手术意外，严重创伤，各种休克，严重的水、电解质和酸碱平衡紊乱，药物或毒物中毒，电击伤，溺水，自缢等。

（二）心搏骤停的身体状况

患者典型征象称心搏骤停“三联征”：突然意识丧失、大动脉搏动消失、自主呼吸停止或呈叹息样呼吸，随即停止。同时双侧瞳孔散大，对光反射消失；面色苍白或青紫；心音消失；可有抽搐和大小便失禁，随即全身松软；麻醉或手术意外者表现为手术区域突然停止渗血。

心电图表现可呈心室颤动、心搏停止和心脏电机械分离三种类型，其中心室颤动最常见，复苏成功率最高；心脏电机械分离，复苏不易成功。

1. 心室颤动　简称室颤，心室肌出现极不规则的、快速而又不协调的颤动。心电图表现为 QRS 波群完全消失，出现大小不等、形态各异的颤动波，频率达 200 ~ 400 次/分。多发生于严重心肌缺血或急性心肌梗塞早期，是冠心病患者猝死的常见原因。

2. 心搏停止　或称心室静止，心房和心室均无电活动。心电图呈一直线，心房和心室均无激动波，或偶见 P 波。常见于麻醉、外科手术意外、严重酸碱平衡紊乱等，复苏成功率较低。

3. 心脏电机械分离　也称无脉性电活动，心肌有持续的节律性电活动，但无有效的机械收缩，无排血。心电图表现间断出现的、缓慢的、宽而矮小的心室波，常被误认为心脏仍在跳动。见于心脏破裂、大范围急性心肌梗塞、严重心力衰竭、急性心包填塞等，即使电除颤，也难以获得逆转。

尽管心搏骤停的心电图表现有不同类型，但在血流动力学方面结果是一致的，即心脏丧失有效收缩和泵血功能，全身血液循环停止。

（三）心搏骤停的诊断依据

（1）突然意识丧失，呼之不应。

（2）触不到颈动脉或股动脉搏动。

（3）无自主呼吸或呈叹息样呼吸，随即停止。

（4）双侧瞳孔散大，面色苍白或青紫。

（5）可有抽搐和大小便失禁；麻醉或手术意外者手术区域突然停止渗血。

现场非专业急救人员一旦发现患者意识丧失、呼之不应，无呼吸，就应视为心搏骤停，应立即求助 EMSS，同时开始现场心肺复苏。

第三节　心肺脑复苏技术

案例分析

患者，男，27 岁，电工，平素体健。一次电路检查操作过程中不慎触电并从 2 米高处摔下，同事呼叫、摇晃其均无反应，面色青紫，无呼吸、心跳，立即拨打“120”同时进行心脏按压，直至救护车赶到，医生予其行电除颤后恢复心跳和呼吸，后送入医院继续观察治疗，很快出院。

问题

1. 假如你在现场，需要进行哪些救护措施？
2. 如何对该患者进行评估？

完整的心肺脑复苏包括基础生命支持（BLS）、加强生命支持（ALS）和延续生命支持（PLS）三个连续的阶段，任何环节延误都可能影响复苏效果甚至导致复苏失败。

知识拓展

2020 年心肺复苏指南成人心搏骤停"生存链"

1. 院前心搏骤停 ①启动应急反应系统；②早期高质量 CPR；③早期电除颤；④高级心肺复苏；⑤心搏骤停恢复自主循环后治疗和护理；⑥康复。

2. 院内心搏骤停 ①及早识别和预防；②启动应急反应系统；③早期高质量 CPR；④早期电除颤；⑤心搏骤停恢复自主循环后治疗和护理；⑥康复。

一、基础生命支持

心搏骤停大多发生在院外，现场一般无专业人员、抢救药物和设备，第一目击者无论是否受过专业训练，都应立即开始抢救，称现场心肺复苏。基础生命支持的主要目标是恢复患者循环，保证心、脑及全身重要组织器官供氧，延长机体耐受临床死亡时间，为后续治疗创造条件。内容包括早期识别和呼救、早期 CPR、早期电除颤。主要操作按照胸外心脏按压（circulation，C）、开放气道（airway，A）、人工呼吸（breathing，B）、电除颤（defibrillation，D），即 C—A—B—D 四个步骤进行。成人基础生命支持具体操作过程具体如下。

（一）评估

评估时间为 5～10 秒，包括评估环境、意识、呼吸和循环。

1. 评估环境 发现患者突然意识丧失时，现场人员首先应确定现场环境是否安全，如有威胁患者及急救人员生命安全的因素，应先将患者移动至安全地带，再进行施救。如无危险因素，则不移动患者，就地抢救。

2. 评估意识和呼吸 判定患者有无意识，轻拍患者双肩部，靠近患者两侧耳边大声呼叫，观察患者有无反应。如无语言或动作反应，立即采取平卧体位，松开衣领及皮带，暴露胸腹部，感觉口鼻有无气流，观察胸腹部有无起伏，判断呼吸情况。非专业人员不需要触摸颈动脉搏动，患者无意识、无呼吸，就应按照存在心搏骤停处理。

3. 检查脉搏 可与观察有无呼吸同时进行，专业人员在不超过 10 秒内完成大动脉搏动检查，成人检查颈动脉搏动，一手食指和中指并拢，沿患者喉结向救助者近侧旁移 2～3cm 至胸锁乳突肌内侧，轻触颈动脉搏动（图 5－1）。非专业人员不检查动脉搏动。专业人员 10 秒内未明确触摸到脉搏，应开始胸外心脏按压。

（二）呼救，启动 EMSS

判定患者无意识、呼吸停止或异常、无脉搏，应立即向周围呼救，并拨打“120”急救电话，启动 EMSS，然后开始实施心肺复苏。拨打“120”急救电话时要向调度员简要说清楚突发事件地点、大概病情、人数、现场能采取的措施等，无急救经验的现场救助人员，可在“120”电话指导下进行心肺复苏操作。呼救同时调整患者体位：平卧于平整的地面或硬板床上，双手置于身体两侧，头、颈、躯干位于同一轴线上，松开衣领及皮带，胸部充分暴露。

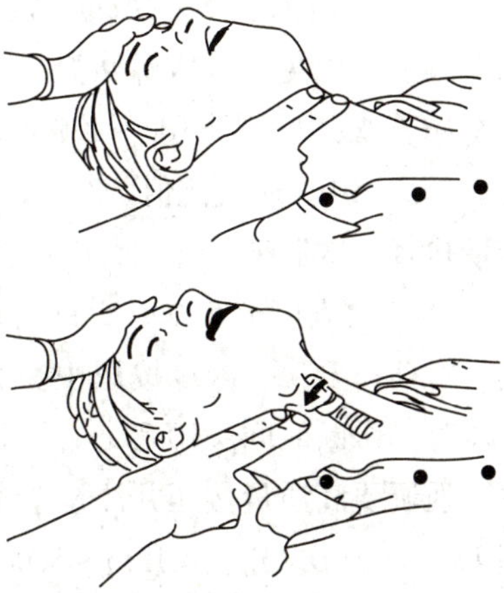
图 5-1　触摸颈动脉

（三）胸外心脏按压

胸外心脏按压是心搏骤停现场或紧急状态下建立人工循环的首选方法。一经确定心搏骤停，应立即进行 30 次快速、高质量的胸外心脏按压。有效的按压可产生 60～80mmHg 的动脉压，最低限度满足大脑和心脏血供，防止脑部发生不可逆损伤。具体操作如下。

（1）按压部位　胸骨中下 1/3 交界处（图 5-2）。确定按压部位的方法一般有两种：①两乳头连线的中点与胸骨交界处；②剑突上两横指。

（2）按压方法　救助者位于患者一侧，一手掌根部置于按压部位，另一手掌根部叠放其上，十指相扣，以掌根部为着力点，手指上翘离开胸壁。按压时，身体稍前倾，使肩、肘、腕在同一轴线上，与患者身体垂直，双臂绷直，两肘关节固定不动，以髋关节为轴，用上半身的重量和肩臂部的力量垂直“快速、用力”下压，按压与放松时间相等，放松时手掌不离开胸壁，不可用冲击式或滚动式下压（图 5-3）。

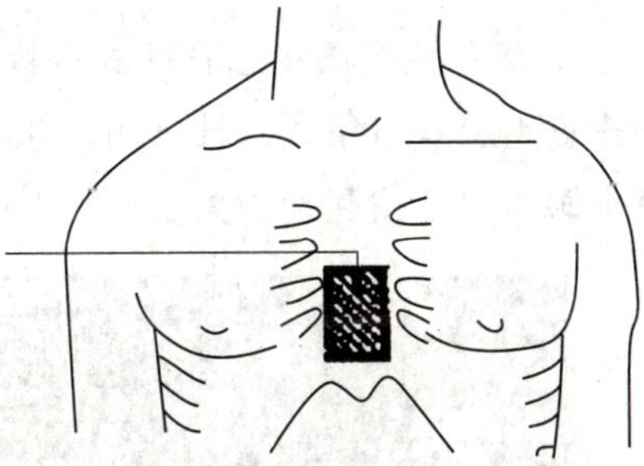
图 5-2　胸外心脏按压正确部位

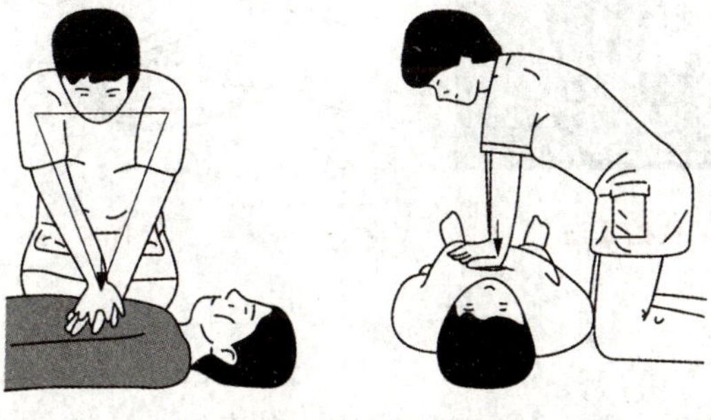
图 5-3　按压方法

（3）按压深度　5～6cm。按压后要让胸廓恢复原状，按压间隙救助者避免倚靠在患者胸上，以免影响胸廓回弹。

（4）按压频率　100～120次/分，要尽量减少中断按压。

（5）按压/通气比值　30∶2，以每5组为一个周期，时间大致2分钟，每做一个周期检查一次脉搏。

（6）两人以上实施时，每隔2分钟交替，保证按压质量不会因按压者疲劳而下降，交替时动作要快，减少按压中断时间。因检查脉搏、分析心律或其他治疗措施需中断按压时，中断时间 <10秒。

强调要高质量按压并注意避免因操作不当而引发并发症。高质量按压是指按压频率100～120次/分，深度5～6cm，放松时胸廓要充分回弹，恢复原状，尽量减少中断。常见并发症有肋骨骨折、胸骨骨折、血气胸、心包积血、肝脾破裂等，主要是因为按压姿势不正确、部位不准确或用力过猛等造成，老年人和骨质疏松患者更容易出现。

（四）开放气道

打开气道，保持呼吸道通畅，是进行有效人工呼吸的前提。将患者头偏向一侧，清除口中分泌物、异物。现场常用仰头抬颏法开放气道，当怀疑患者颈椎损伤时，用双手托颌法。有舌后坠者可使用口咽或鼻咽通气管。

1. 仰头抬颏法　患者仰卧，救助者位于患者头部一侧，一手小鱼际置于患者前额用力向下压，另一手食指和中指置于下颏骨部向上抬颏，使下颌尖、耳垂连线与地面垂直（图5－4）。

2. 双手托颌法　患者仰卧，救助者位于患者头侧，两肘部置于患者头两侧，两手拇指置于患者口角旁，其余四指托住下颌部，保证头、颈部固定，双手同时用力将患者下颌角向上抬起，使头后仰，下齿高于上齿。操作过程中避免搬动颈部（图5－5）。

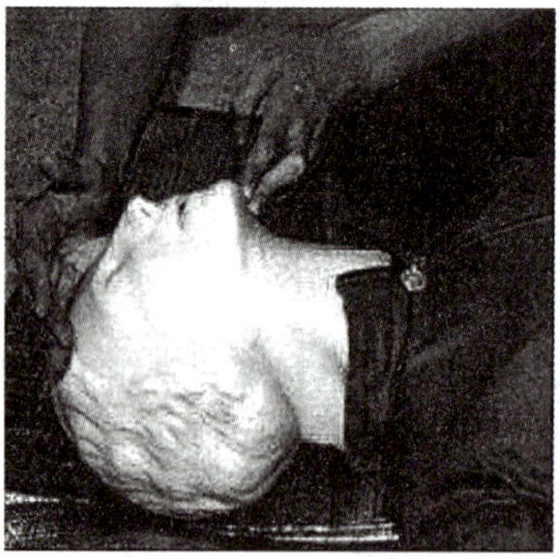

图5－4　仰头抬颏法

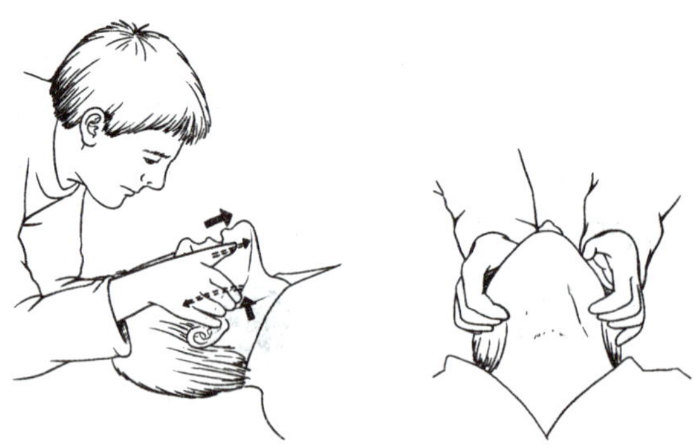

图5－5　双手托颌法

（五）人工呼吸

1. 口对口人工呼吸　现场急救常用，救助者用仰头抬颏法手法保持气道通畅，用压前额手的拇指和食指捏紧患者鼻翼，防止吹进的气体从鼻孔漏出，正常呼吸后用口包严患者的口唇，将气体吹入患者口中（图 5－6）。

2. 口对鼻人工呼吸 当患者口周有外伤或牙关紧闭时适用。保证气道通畅的前提下，救助者用力上抬患者颏部使口唇闭合，深吸气后用口紧贴包绕患者的鼻孔，用力将气体吹入。

口对口或口对鼻人工呼吸连续缓慢吹气 2 次，吹气时间 > 1 秒钟，吹气频率 10 ~ 12 次/分，潮气量 500 ~ 600ml。吹气时眼睛要观察患者胸廓，吹气至患者胸廓抬起。吹气毕，松开捏鼻或抬颏的手，患者的胸廓及肺依靠自身弹性充分回缩，完成呼气过程。

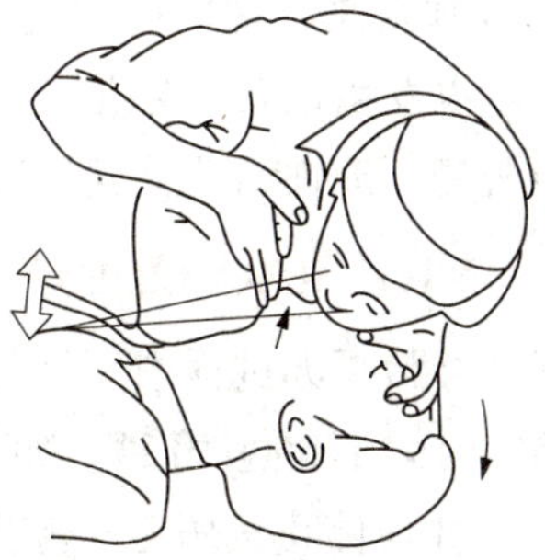

图 5－6 口对口人工呼吸

3. 球囊－面罩通气 患者头后仰，保持呼吸道通畅，救助者位于患者头端，一手用 EC 手法将面罩紧扣住患者口鼻，并维持患者头后仰位，另一手均匀挤压呼吸囊，使气体进入患者肺部。成人挤压频率 10 ~ 12 次/分（相当于 5 ~ 6 秒一次），潮气量 500 ~ 600ml。也可直接口对面罩吹气，简单、有效。

（六）电除颤

心搏骤停最常见的类型是心室颤动，单纯胸外心脏按压一般不能终止心室颤动。电除颤是救治心室颤动最快速、最有效的方法。在无胸外心脏按压时，心室颤动在数分钟内就会转变为心室静止，所以高质量心肺复苏的同时，早期电除颤是心搏骤停患者存活的关键。《2020 年美国心脏协会心肺复苏及心血管急救指南》指出：近年来只有不到 40% 的成人接受由非专业人员启动的 CPR，而仅有不足 12% 的成人在专业急救服务到达之前接受了自动体外除颤仪（AED）急救。

1. 除颤时机

（1）心搏骤停发生时，如现场有 AED，救助者应立即 CPR，并于 3 ~ 5 分钟内使用 AED 除颤。

（2）院内有心电监护患者发生心室颤动时，从颤动开始 3 分钟内给予电除颤，并在准备除颤仪期间应进行 CPR。

（3）从心搏骤停开始到急救人员到达患者身边超过 5 分钟，应先进行 5 个循环 30∶2 的 CPR，再给予电除颤，除颤后立即再进行 5 个循环高质量 CPR，再分析心律，必要时可再进行高能量除颤一次。

2. 除颤能量 对成人心室颤动，双向波除颤仪能量为 150 ~ 200J，单向波除颤仪除颤能量选择 360J。后续除颤能量相同或选择更高能量。

3. 注意事项 除颤前要确定心电图类型；除颤准备时电击板均匀涂抹导电糊，实施时两电极板分别置于胸骨右缘第二肋间和左锁中线第五肋间，电极板间距离超过 10cm；电极板与皮肤要紧密接触，压力适当；患者身体不接触周围任何金属物品，所有人不接触患者、病床；除颤结束后，立即 5 个循环 CPR，并根据心电图分析是否需要再一次除颤；除颤过程中护士要注意监测并记录患者心率、心律、血压、呼吸及意识变化。

AED是一种便携式医疗设备，机器本身可自动判读心电图并决定是否需要除颤，并可以发出语音指导非专业人员操作。随着急救防范知识的普及和提高，我国一些大型机场、地铁站等公共场所已配备AED，便于发生心搏骤停时第一时间展开有效救治。

（七）复苏有效的表现

心肺复苏过程中，每行5组按压通气，检查一次脉搏，同时快速评估患者其他征象，时间不超过10秒。如出现下列征象，表明复苏有效。

（1）停止按压后能触到颈动脉、股动脉等大动脉搏动。

（2）面色、口唇等皮肤黏膜由苍白转红润。

（3）自主呼吸恢复。

（4）瞳孔由散大到缩小，对光反射出现。

（5）意识好转，出现眼球活动、吞咽动作，肌张力恢复，手脚出现抽动。

（八）现场终止复苏的指标

现场心肺复苏时，决定是否终止复苏应慎重，非专业人员应持续CPR或单纯胸外心脏按压，直至医务人员到达现场。下列情况下可考虑停止复苏。

（1）复苏成功　患者自主循环、呼吸和意识恢复。

（2）经30分钟以上高质量心肺复苏抢救后，经医师确认仍无任何心电活动，自主循环和呼吸不能恢复，患者已死亡。

确认患者死亡需终止复苏时，要努力做好现场亲属的解释、安慰工作，减轻其心理伤痛，取得充分的理解和配合。

知识拓展

儿童（1～8岁）心肺复苏特点

1. 解剖特点　①不易触及颈动脉搏动；②易造成气道阻塞；③易气管塌陷；④会厌柔软；⑤环状软骨处气道狭窄。

2. 原因　心搏骤停的原因多为呼吸功能障碍或心血管功能相继恶化后继发。

3. 院外心搏骤停生存链　①预防；②启动应急反应系统；③早期高质量CPR；④早期高级心肺复苏；⑤心脏骤停恢复自主循环后治疗；⑥康复。

4. 方法　①人工呼吸时间应稍短于成人，潮气量以使胸廓抬起为度；②胸外按压用单掌按压，深度至少为胸廓厚度的1/3；③静脉穿刺失败3次或时间>90秒，即为建立骨髓通路的指征。

二、加强生命支持

加强生命支持（ALS）由专业急救人员到达现场或在医院急诊科进行，是基础生命支持的延续，需借助专业器械、技术和有效药物等，以提供更有效的呼吸、循环支持，包括建立人工气道、使用机械通气；建立静脉通道，进行药物复苏；分析心搏骤停的可能原因，尽可能治疗原发病。加强生命支持应尽早开始。

（一）监测与监护、明确病因

尽早实施心电监护，严密监测生命体征和血流动力学变化、血氧含量等参数，评估患者实时状态，及时发现病情变化，维持收缩压≥90mmHg或平均动脉压≥65mmHg，动脉血氧饱和度≥94%，动脉血二氧化碳分压在40～45mmHg，呼气末二氧化碳分压在35～40mmHg。实施抢救的同时尽可能识别引起心搏骤停的原因，并给予处理。

（二）建立人工气道

建立人工气道的目的是保证有效通气，促进血液充分氧合，提高动脉血氧饱和度，清除二氧化碳潴留。复苏过程中要权衡胸外按压和人工气道的重要性，选择合适的时机尽早建立人工气道，心搏骤停最初几分钟，心脑氧供受血流中断影响比呼吸停止影响大，所以此时胸外按压比通气更重要，要避免因建立人工气道影响胸外按压；可以在CPR、电除颤无反应或自主循环恢复后再建立高级人工气道。

应根据实际情况选择确切的人工气道。意识丧失、无咳嗽和咽反射者，可应用口咽通气管；牙关紧闭、颌面部创伤不能应用口咽通气管的患者可选择鼻咽通气管。气管插管是急救时最可靠、最有效的通气方法；插管困难且严重窒息的患者可用环甲膜穿刺或切开；需长期进行呼吸支持的患者，可行气管切开术。

建立人工气道进行机械通气后，优点是不再因人工通气而中断连续胸外按压，但同时也产生了气道管理的问题，护士要注意妥善固定通气管、维持气道通畅、及时清除气道内分泌物、清洁消毒气道周围皮肤黏膜、预防感染等，并做好记录。

（三）机械通气

呼吸机辅助通气已广泛应用于临床急救工作，能够有效纠正低氧血症、缓解组织缺氧、纠正呼吸性酸中毒。应根据患者的全身情况、血气分析等各项指数，选择适当的通气模式，调整呼吸机参数，可提供合适的潮气量、高浓度氧、呼吸频率等，达到最佳治疗效果，并减少并发症。

（四）循环支持

有条件者可行插入式腹部加压，与胸外按压交替进行。必要时开胸心脏按压。

（五）药物复苏

1. 给药途径

（1）静脉途径　必须尽早建立静脉输液通道，静脉给药是首选给药途径。应放置较大的外周注射针，常选择肘前正中静脉穿刺。注意不可因建立静脉通道而中断CPR。

（2）骨髓途径　骨髓腔有不会塌陷的血管丛，急救时无法建立静脉通道者，可选择骨髓内给药。

（3）气管途径　某些药物可经气管内给药，患者已开放气道，尚未建立静脉通道时，可经气管给药。剂量是静脉给药剂量的 2～2.5 倍，用 5～10ml 生理盐水或注射用水稀释后经气管插管注入气管，刺激性药物禁用。

2. 常用复苏药物

（1）肾上腺素　为心肺复苏首选药物。《2020 年美国心脏协会心肺复苏及心血管急救指南》中突出强调肾上腺素的早期给药：对于不可电击心律的心脏骤停，尽早给予肾上腺素是合理的；对于可电击心律的心脏骤停，在最初数次除颤尝试失败后给予肾上腺素是合理的。肾上腺素通过兴奋 α 受体，引起外周血管收缩，提高主动脉舒张压，增加冠状动脉和脑部血液灌注；兴奋 β 受体增强心肌收缩力，增快心率，使心排血量增加。目前主张每次 1mg（儿童 0.02mg），用 10ml 生理盐水稀释后静脉注射，注意避免与氯化钙、碳酸氢钠在同一静脉通路应用；也可气管内给药。每 3～5 分钟可重复一次。若静脉通路未建立，可通过气管给药，剂量 3mg。

肾上腺素可有头痛、心悸、震颤等副作用，复苏成功后应控制使用。心搏骤停时不主张大剂量使用肾上腺素，剂量过大可加重心肌缺血，导致异位心律并可诱发室颤。

（2）胺碘酮　能提高心室颤动对电除颤的反应性，适用于对 CPR、电除颤无效的心室颤动或心脏电机械分离的患者。初始剂量 300mg 溶入 20～30ml 生理盐水或 5% 葡萄糖内快速推注，无效可再推注 150mg。

（3）利多卡因　无胺碘酮时的替代药物。静脉注射，初始剂量 1～1.5mg/kg，每隔 5～10 分钟再给药，剂量 0.5～0.75mg/kg，第一小时的总量不超过 3mg/kg，随后小剂量（1～3mg/min）静脉维持。利多卡因剂量过大可引起房室传导阻滞、低血压等不良反应，给药过程中应严密监护，一旦发生中毒症状，应立即停药。

（4）阿托品　不作为常规用药。能解除迷走神经对心脏的抑制，改善房室传导，用于心室停搏或过缓性无脉性电活动。1mg 静脉注射，每隔 3～5 分钟可重复一次；剂量需谨慎调节，剂量过大会导致心率加快而增加心肌耗氧，并有引起室颤的危险；总量不超过 3mg。

（5）碳酸氢钠　对心搏骤停患者纠正酸中毒主要靠有效的胸外按压和人工通气，维持心排血量和组织灌注，尽快恢复自主循环和呼吸。碳酸氢钠用于纠正酸中毒，在 CPCR 中不常规使用，当原本就存在代谢性酸中毒、高钾血症、三环类抑郁药过量时可酌情选用；以少用、慢用、晚用为原则；首次剂量 1mmol/kg，静脉注射，在血气监测指导下使用，避免碱中毒。

三、延续生命支持

心搏骤停患者自主循环和呼吸恢复后，生命体征仍不稳定，随时有心跳、呼吸再次骤停的危险；全身器官组织代谢和生理活动尚未完全恢复正常，再灌注损伤有可能出现中枢神经系统功能缺失甚至脑死亡、多器官功能障碍综合征等并发症。所以，需转送至危重症监护室（ICU）进行进一步延续生命支持治疗，严密监护各项生命指标，优化心肺功能，维护重要脏器的功能，维持机体内环境的稳定，尤其脑复苏，是救治工作的重点。脑复苏是指以减轻心搏骤停后全脑缺血性损伤、保护神经功能为目标的救治措施。

（一）脑复苏

原则是尽早恢复脑血流灌注，缩短无灌注和低灌注时间，维持合适的脑代谢状态，中断脑细胞损伤的级联反应过程，减少神经细胞的丧失。采用降低脑代谢、减轻脑水肿、保护脑细胞、促进代谢等综合治疗措施，纠正脑水肿，降低颅内压。

1. 亚低温治疗　保持脑组织在较低温度，可降低脑细胞代谢，减少组织耗氧量；保护血脑屏障，减轻脑水肿；抑制脑损伤后内源性毒素的释放，减轻细胞损伤。降温治疗应尽早进行，争取半小时内降至37℃以下，6小时内降至最适温度，使肛温降至30～33℃，头部温度降到28～32℃。降温时间要足，维持到病情稳定、意识开始恢复、听觉出现为止。

采用物理降温法，在体表大血管处，如额头、颈部、腋窝等部位用冰帽、冰袋或冰水擦浴，重点是头部降温。要平稳降温，并注意避免局部皮肤冻伤。若体温波动，可配合使用冬眠合剂。降温不宜过低，以免引起心律失常和室颤的发生。听觉、痛觉恢复后开始逐渐自然、平稳复温，体温每天上升1～2℃。

2. 脱水治疗　尽早使用脱水剂以减轻脑水肿，降低颅内压。常用20%甘露醇快速静脉滴注，剂量为0.5～1.0mg/kg，每4～6小时一次；呋塞米静脉注射，剂量为0.5～1.0mg/kg，每6～8小时一次。治疗过程中要注意肾功能监测和电解质变化。

3. 维持血压　心搏骤停后，脑血流自主调节功能丧失，需维持血压在正常或稍高水平以维持脑灌注压，恢复脑血循环。低血压时脑血流灌注不足，血压过高会加重脑水肿。

4. 高压氧治疗　有条件者应尽早使用。能快速提高血氧分压和氧储备，增加氧弥散能力，改善脑及全身其他组织缺氧，减轻脑水肿，促进神经细胞和脑血管修复。

5. 改善脑细胞代谢　多种维生素、ATP、辅酶A、细胞色素C、胞磷胆碱、1，6二磷酸果糖、心脑康片等可酌情选用。

6. 肾上腺皮质激素　可稳定血脑屏障和保持毛细血管的完整性，减轻脑水肿，降低颅内压，应早期、足量、短程使用。临床常选地塞米松静脉注射，首次剂量0.5～1mg/kg，随后剂量0.2mg/kg，每6小时一次，一般用药3天。

7. 钙通道阻滞剂　能舒张脑血管和冠状动脉，增加缺血后脑血流和冠脉血流，增加ATP产生，降低自由基，改善低灌注和再灌注后组织损伤，可酌情使用。临床可选用尼莫地平、维拉帕米、氟桂利嗪等。

8. 控制血糖水平　血糖水平需控制在8～10mmol/L，过高或过低都会影响脑代谢，加重脑损伤。

9. 防治癫痫发作　脑缺氧损伤可引发癫痫，癫痫发作又可加重脑缺氧。患者一旦有抽搐或癫痫发作，应积极处理，常用药物苯二氮䓬类、苯妥英钠和巴比妥类。

（二）复苏后综合征

发生心搏骤停的患者，经过高质量心肺复苏和生命支持治疗后，虽然恢复了自主呼吸、心跳，但由于血液再灌注损伤、炎性反应等作用，对脑、心、肺、肾、胃肠道等重要脏器的结构、生理功能和代谢都产生了不同程度的影响，患者会出现数小时的昏迷和数天的多器官功能障碍症状，称为复苏后综合征。大多数患者可完全恢复，部分患者可遗留轻微的心理学或认知障碍等神经功能方面的缺陷。

1. 临床表现 ①昏迷、抽搐、发热；②低血压、休克、急性心力衰竭、心律失常；③呼吸功能不全；④急性肾功能衰竭；⑤水、电解质平衡紊乱；⑥应激性溃疡、胃肠黏膜损害致消化道出血等。

2. 防治原则 ①早期 CPR，尽早恢复血流，加强生命支持，维持血氧饱和度；②改善组织代谢；③积极防治多器官功能障碍综合征；④加强复苏后监测和护理。

（三）复苏后监测与护理

复苏成功而病情尚未稳定时，护士承担着复苏后病情监测和患者护理的主要任务，稍有疏忽或处理不当，患者就会有再次心脏停搏的危险。监测和护理内容具体如下。

1. 循环功能监测 每 15 分钟测量一次血压、脉搏，直到平稳；关注心电监护仪心律变化，根据四肢末端及皮肤温度、湿度及口唇颜色判断循环功能，发现异常及时报告医生并积极配合处理。

2. 呼吸系统监测 保持患者呼吸道通畅，注意肺部有无感染，进行气道管理：及时排痰、清除呼吸道分泌物、定时翻身拍背；气管内插管者要注意预防性湿化气道，并及时清除管腔分泌物。配合医生选择合适的通气模式，调节呼吸机参数，进行血气监测，控制吸氧浓度和流量，防止通气过度或通气不足等现象。注意观察有无导管阻塞、衔接松脱现象，预防呼吸道感染等并发症。

3. 神经系统监测 密切观察患者的意识状态、神经反射、瞳孔大小，正确评估病情变化。

4. 纠正酸中毒及电解质紊乱 心搏骤停引起循环中断，组织缺氧而无氧代谢，产生并蓄积大量酸性代谢产物，发生代谢性酸中毒；呼吸停止，二氧化碳蓄积，引起呼吸性酸中毒。酸中毒又可引起循环、呼吸功能障碍、血压下降、中枢抑制、电解质紊乱等严重后果，是导致复苏失败的重要因素。护士需密切观察患者症状、体征及血气分析、各项生化指标，通过建立有效的人工呼吸、加强通气、合理使用碳酸氢钠等纠正酸中毒，同时纠正水、电解质平衡紊乱。

5. 其他脏器功能监测 观察患者尿量、尿液性状，记录 8 小时和 24 小时出入量，及时采集血液、尿液、粪便等标本化验检查，监测转氨酶、肌酐、尿素氮水平，评估肝肾功能、有无消化道出血等。

6. 加强基础护理 规范无菌操作，做好口腔护理，勤翻身拍背，预防压疮、坠积性肺炎等并发症发生。

（四）康复

在出院前要对患者进行生理、神经、心肺和认知障碍方面的多模式康复评估和支持治疗，以确保其出院后身心健康。《2020 年美国心脏协会心肺复苏及心血管急救指南》指出：心脏骤停患者在初次住院后需经过较长康复期。康复期间需要支持，以确保最佳生理、认知和情感健康及恢复社会/角色功能。此过程应从初次住院期间开始，并根据需要持续进行。

目标检测

1. 成人现场心肺复苏时，胸外心脏按压的位置是（　）。
   A. 胸骨正中　B. 心前区　C. 剑突部位
   D. 胸骨中下 1/3 交界处　E. 胸骨下端
2. 成人现场心肺复苏时，胸外心脏按压的频率应该是每分钟（　）。
   A. 60～80 次　B. 80～100 次　C. 100～120 次
   D. 120 次以上　E. 越快越好
3. 抢救心搏骤停时，成人胸外按压与人工呼吸的比例为（　）。
   A. 5∶1　B. 5∶2　C. 15∶1
   D. 15∶2　E. 30∶2
4. 心搏骤停时，复苏药物首选（　）。
   A. 肾上腺素　B. 异丙肾上腺素　C. 胺碘酮
   D. 地塞米松　E. 利多卡因
5. 抢救心搏骤停的最佳时间是（　）。
   A. 4 分钟内　B. 8 分钟内　C. 10 分钟内
   D. 15 分钟内　E. 30 分钟内
6. 实施抢救时，最可靠、最有效的通气方式是（　）。
   A. 喉罩　B. 环甲膜穿刺　C. 口咽通气管
   D. 气管插管　E. 鼻咽通气管
7. 心肺脑复苏时，首选的给药途径是（　）。
   A. 气管给药　B. 静脉给药　C. 骨髓内给药
   D. 舌下给药　E. 肌内注射
8. 现场判断患者心搏停止最有效的方法是（　）。
   A. 听心音　B. 测血压　C. 摸颈动脉搏动
   D. 观察心尖搏动　E. 做心电图
9. 医护人员在 CPR 时，检查大动脉搏动时间为（　）。
   A. 3 秒内　B. 5 秒内　C. 10 秒内
   D. 15 秒内　E. 30 秒内

10. 现场心肺复苏有效的表现，不包括（　）。
A. 能触到颈动脉或股动脉搏动　B. 血压恢复到90/60mmHg以上
C. 面色转红润　D. 自主呼吸恢复
E. 出现眼球活动、吞咽动作，手脚抽动

11. 心搏骤停最容易继发的病理变化是（　）。
A. 肺水肿　B. 急性肝坏死　C. 脑缺血和脑水肿
D. 急性肾衰竭　E. 心肌缺氧性损害

12. 成人心肺复苏时，胸外心脏按压的深度是（　）。
A. 3～4cm　B. 4～5cm　C. 5～6cm
D. 胸廓前后径的1/2　E. 胸廓前后径的1/3

13. 下列心搏骤停后紧急处理原则中，错误的是（　）。
A. 立即呼救
B. 立即胸外心脏按压
C. 立即人工呼吸
D. 听心音确定无心搏后胸外按压
E. 正常呼吸后缓慢吹气，至胸廓抬起

14. 成人现场心肺复苏操作的首要步骤是（　）。
A. 开放气道　B. 口对口人工呼吸　C. 胸外心脏按压
D. 心内注射　E. 心前区叩击

15. 脑复苏中首选的脱水剂是（　）。
A. 50%葡萄糖溶液　B. 20%甘露醇　C. 呋塞米
D. 25%山梨醇　E. 人血白蛋白

16. 脑复苏降温后复温的指征是（　）。
A. 患者意识恢复　B. 患者瞳孔反射恢复　C. 患者视力恢复
D. 患者听力恢复　E. 患者吞咽反射恢复

17. 心脏复苏后出现室颤，首选药物是（　）。
A. 肾上腺素　B. 普萘洛尔　C. 胺碘酮
D. 异丙肾上腺素　E. 氯化钙

18. 心搏骤停给予电除颤后应立即（　）。
A. 做心电图，分析心律　B. 行5组CPR
C. 检查脉搏　D. 人工通气　E. 心前区叩击

19. 下列口对口人工呼吸操作中，不正确的是（　）。
A. 捏闭患者鼻孔　B. 包住患者嘴唇　C. 保持呼吸道通畅
D. 吹至患者胸廓抬起　E. 潮气量1000ml以上

20. 胸外心脏按压操作中，不正确的是（　）。
A. 仰卧于地面或硬板

B. 按压部位为两乳头连线与胸骨交界处

C. 每次按压后手掌离开按压部位，以保证胸廓充分回弹

D. 按压深度 5 ~6cm

E. 非专业人员可不检查脉搏，只进行持续不间断按压

（张芝娟）

书网融合……

本章小结　　自测题

第六章 环境及理化因素损伤患者的救护

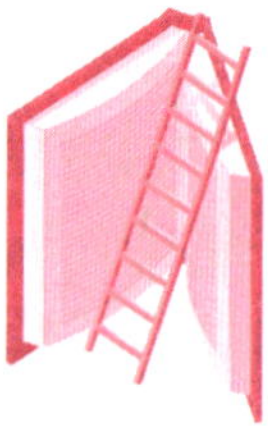

【学习目标】

知识目标

1. **掌握** 中暑、淹溺、电击伤和强酸、强碱损害的救治方法、身体状况和护理措施。

2. **熟悉** 中暑、淹溺、电击伤和强酸、强碱损害的病因。

3. **了解** 中暑、淹溺、电击伤和强酸、强碱损害的发病机制。

技能目标

掌握海姆立克法的操作技术，学会配合医生实施各种紧急救治。

素质目标

具有良好的职业道德，临危不惧、不乱，观察敏锐，灵活应变，珍视生命，关爱患者，减轻患者痛苦，维护健康。

第一节 中暑患者的救护

PPT

案例分析

患者，男，20 岁，某工地工人。因“高热、意识障碍 30 分钟”急诊入院。查体：T 41℃，P 120 次/分，R 40 次/分，BP 90/60mmHg，昏迷，皮肤干燥，双肺呼吸音正常，双下肢阵发性抽搐，其工友代诉患者身体健康，作息规律，无不良嗜好，已连续多日在烈日下工作。

问题

1. 患者最可能发生了什么？
2. 该患者的处理措施有哪些？
3. 护士应该尽快协助医生为患者做哪些检查进行明确诊断？

在温度较高、不透风的环境下，因体温调节中枢功能障碍或汗腺功能衰竭，以及水、电解质丢失过多，从而发生的以中枢神经和心血管功能障碍为主要表现的急性疾病称之为中暑。常见于夏季，多见于高温作业，高温环境下运动及老年人。

一、病因与发病机制

（一）病因

1. 环境温度上升　环境气温高是中暑的常见原因。资料表明，连续3天平均气温>30℃，相对湿度>73%时最易发生中暑。当环境温度升高时，年老体弱多病者（如精神分裂症、帕金森病、慢性酒精中毒的人群）体温调节功能障碍，不能良好地调节自身的体温，身体从环境中获得的热量增多。

2. 自身热能增加　在高温、高湿度、不透风或强热辐射下，长时间从事剧烈活动，机体热量产生增加。多见于强体力劳动、运动或者进行军事训练的人群。

3. 散热障碍　机体本身出汗减少，汗腺损伤或者缺乏，例如皮肤烧伤瘢痕部位、汗腺缺乏症等患者。

4. 药物因素　患者服用影响出汗的药物，如抗胆碱能药和抗组胺药等。

5. 其他因素　肥胖和衣服材质不透气等。

（二）发病机制

正常人体在下丘脑体温调节中枢的控制下，体温处于动态平衡，维持在37℃左右，保护生命活动所必须的恒定体温。当机体产热，热量借助皮肤血管扩张、血流加速、排汗、呼吸、排泄等功能，通过辐射、传导、对流、蒸发方式散发。若机体产热大于散热或者散热功能发生障碍，体内热量过度蓄积，则容易发生中暑。

二、病情评估与判断

（一）健康史

询问患者有无引起增加机体产热或者增加吸收热量、散热减少或者热适应不良的原因存在，有无服用抗胆碱能药物和抗组胺药影响出汗，有无存在长时间在高温环境下工作、未补充水分等原因。

（二）身体状况

1. 先兆中暑　在高温环境下劳动或运动一段时间后，患者会出现大汗、口渴、乏力、胸闷、头昏眼花、注意力不集中、心悸、恶心等症状，体温正常或略有升高，不超过38℃。

2. 轻度中暑　上述症状继续加重，患者体温上升至38℃以上，除上述症状外，还会出现面色潮红、神志淡漠、面色苍白、皮肤灼热、四肢湿冷、脉搏增快、血压下降等情况。

3. 重度中暑　分为热痉挛、热衰竭和热射病三种类型。这三种类型可按顺序发展，也可交替重叠出现。

（1）热痉挛　又称中暑痉挛，是一种短暂、间歇发作的肌肉痉挛，可能与钠盐丢失相关，也是热射病的早期表现。常见于健康的青壮年，多发生于初次进入高温环境劳动或运动量过大时，大量出汗之后仅补水者。因大量饮水使钠盐补充不足造成低钠、低氯血症，使肌肉出现痉挛、疼痛。多以四肢、腹部、背部肌肉出现痉挛、疼痛，最明显的是腓肠肌，呈对称性和阵发性，持续数分钟后可缓解。

（2）热衰竭　又称中暑衰竭，在热应激情况时因机体对热环境不适应引起脱水、电解质紊乱、外周血管扩张、周围循环容量不足而发生虚脱。临床表现为多汗、疲乏无力、头晕、头痛，还会出现突然晕倒的情况，若离开高温环境，稍作休息即可清醒。此时的体温可有轻度升高，但无明显中枢神经系统损害表现。如果不给予相应处理，病情继续发展，热衰竭可发展为热射病。

（3）热射病　又称为中暑高热，是一种具有致命性的急症，也是中暑最严重的的类型，属于高温综合征。临床上将热射病分为两种类型：劳力性热射病和非劳力性热射病。

1）劳力性热射病　常见于平素健康的年轻人，处在高温、高湿度，不透气或强烈的太阳光照射的环境下从事重体力劳动或剧烈运动数小时之后，患者出现全身不适的症状，如发热、头痛、心率增快，严重者可出现横纹肌溶解的情况。在发病后几小时甚至十几小时即可出现急性肾衰竭、急性肝损害和 DIC，病情恶化速度快，病死率极高。

2）非劳力性热射病　常发生于年老体弱者，如老年人、儿童和有基础疾病的人群，在高温、不透风的环境下逐渐发病，主要表现为高热、无汗和意识障碍，严重者可出现休克。

（三）辅助检查

1. 血常规检查　白细胞总数和中性粒细胞增高，血小板减少。

2. 尿常规检查　可有不同程度的蛋白尿、血尿和管型尿的改变。

3. 血生化检查　转氨酶、血肌酐和尿素可升高。

4. 血清电解质检查　血钾高、血钠低、血氯低。

三、救治原则

中暑的急救原则是尽快使患者脱离高温环境，迅速降温，纠正水、电解质紊乱，保护重要脏器功能，预防并发症。

（一）现场急救

1. 脱离高温环境　立即将患者转移到通风、阴凉的位置，若有人群聚在患者身边围观，立刻疏散人群，保证通风，平卧休息，帮助患者松解衣扣或脱去外衣。

2. 降温及补液　先兆中暑和轻度中暑的患者可口服含盐清凉饮料或淡盐水，安静休息，还可酌情给予降温措施，例如冰毛巾放于患者额部或用扇子、电风扇等帮助降温，降温不可过度，以患者感到凉爽舒适为宜，多数患者稍作休息即可恢复；重度中暑者立即拨打120急救电话送往医院进行治疗。

（二）院内救治

1. 降温　立即降温是院内救治的首要措施。降温措施如下。

（1）物理降温　可采用体表降温、体内降温和环境降温。体表降温可使用冰帽，全身降温可使用冰水擦拭皮肤。体内降温可用5%葡萄糖盐水1000～2000ml静脉滴注，滴速控制在30～40滴/分；或者用冰盐水200ml进行直肠灌洗。

（2）药物降温　药物降温常与物理降温联合使用。可用人工冬眠疗法降温，也可用氯丙嗪25～50mg加入生理盐水500ml中静脉滴注，由于氯丙嗪有扩张血管作用，在静脉滴注时应注意观察血压和呼吸情况。

2. 补液　根据患者病情的轻重程度可口服含盐清凉饮料或淡盐水，还可输入5%葡萄糖盐水，滴速不可过快，其作用是为了维持水、电解质的平衡，纠正酸中毒。若患者出现血压低的情况，可静脉滴注多巴胺。

3. 对症治疗　保证呼吸道通畅，若患者出现昏迷或呼吸衰竭的情况，应行气管插管，使用人工呼吸机辅助通气；若患者出现躁动、抽搐，应给予镇静药；还应及早防治肝、肾功能不全和DIC等并发症。

四、护理措施

（一）急救护理

卧床休息，保证通风，保持呼吸道通畅，将意识障碍患者的头偏向一侧，及时清理呼吸道分泌物，吸氧，防止窒息，必要时准备机械辅助通气。心力衰竭的患者应给予半卧位。

（二）一般护理

将患者安置于阴凉、通风的病室，室温以20～25℃为宜，室内可使用电风扇或空调保持环境温度，解开患者的衣扣或者脱去衣物，促进散热，保持有效降温。

1. 体外降温　在颈动脉、腹股沟和腋下等大血管流经的位置放置冰袋进行降温。还可用冷水或酒精反复擦拭全身，有条件可将患者浸入15～20℃的冷水中降温。但用冰袋冰敷和用冷水或酒精擦浴时，应注意冰袋放置的位置，及时更换，避免冻伤，对于昏迷、休克、老年人、新生儿以及心力衰竭患者，不能耐受4℃冰浴，应禁用。当肛温降至38℃时，终止降温。

2. 体内降温　用4℃生理盐水200～500ml进行胃部灌洗或直肠灌肠，但老年人、新生儿、昏迷、休克和心力衰竭患者无法耐受，应禁用。

3. 药物降温　氯丙嗪剂量不宜过多，注意滴速，必要时给予异丙嗪增加药效，严密监测血压变化。

（三）病情观察

监测生命体征，每15～30分钟测量肛温一次，及早发现有无休克；还要观察肾功能情况，监测尿量、尿液颜色，出现浓茶色尿和肌肉触痛常提示横纹肌溶解；严密监测凝血功能，防止出现DIC；监测患者水、电解质情况，及时发现由于补液过量、钠盐摄入不足引起的低钠血症。

（四）对症护理

（1）保持呼吸道通畅　及时清除呼吸道分泌物，必要时吸氧。

（2）口腔护理　高热患者进行口腔护理防止出现感染和溃疡。

（3）皮肤护理　由于高热、大量出汗，导致衣物和被褥被浸湿，应及时更换，注意皮肤清洁，勤翻身防止压疮。

（4）惊厥护理　部分患者会有烦躁不安或高热惊厥，应安装床档，防止坠床，还可根据情况准备保护具、开口器、舌钳和牙垫。

（五）心理护理

意识清醒的患者，应增加沟通、交流，做好解释工作，安慰患者，做好心理疏导，消除恐惧心理，配合医疗救护工作，可提高治疗疾病的信心。

第二节　淹溺患者的救护

PPT

案例分析

患者，男，10岁，在人工湖边观赏水景，被后面打闹的儿童撞倒误入水中，因该男孩不会游泳发生淹溺，被人救起后出现意识丧失、脉搏微弱、腹部膨隆、面色发绀、四肢厥冷。

问题

1. 在事发现场，如何正确地救治患者？
2. 如何配合医生迅速对患者进行急救？

淹溺又称溺水，是指人淹没于水中或者其他液体介质，液体阻塞呼吸道及肺泡导致换气功能障碍、气管咽喉部发生反射性痉挛，引起窒息和缺氧，使机体处于临床死亡状态。在我国，淹溺是发生意外伤害致死的原因之一，也是伤害致死的第三位原因，约有90%发生于淡水，常见于儿童。

一、病因与发病机制

（一）病因

淹溺常见于儿童、青少年和老年人，原因有不慎落水、意外事故、水上及水中运动意外、偶有投水自杀者。

（二）发病机制

人在溺水后，会出现屏气和挣扎，这是人的本能反应，可避免水进入呼吸道。但由于人的屏气时间很短暂，在不能屏气后会出现非自发性吸气，这时，水进入呼吸道引起反射性咳嗽、喉痉挛、窒息。根据发病机制，可将淹溺分成干性淹溺和湿性淹溺两类。

1. 干性淹溺　是指人在入水后，因强烈刺激如恐惧、惊慌、骤然寒冷，引发喉头痉挛导致窒息，呼吸道和肺泡内很少或无水吸入，这种情况约占淹溺者的 10%。

2. 湿性淹溺　根据发生的水域不同可分为淡水淹溺和海水淹溺（表 6－1）。

（1）淡水淹溺　江、河、湖中的水相较于血浆和其他体液渗透压低，属于淡水。浸没后，水进入呼吸道、肺泡内，使气体无法交换，迅速经肺组织渗入肺毛细血管，损伤气管、支气管以及肺泡壁的上皮细胞，使肺泡塌陷萎缩，进一步阻滞气体交换，造成全身严重缺氧。吸入的水不仅能造成肺损伤，还会进入血液循环，导致血容量剧增引发肺水肿和心力衰竭，在血容量剧增的同时稀释血液，引起低钠、低氯和低蛋白血症。低渗性液体会使红细胞破裂，发生溶血，出现高钾血症和血红蛋白尿的情况，过量的血红蛋白会堵塞肾小管引发急性肾衰竭，而高钾血症会使心脏骤停。

（2）海水淹溺　海水相当于浓度为 3.5% 的氯化钠溶液，且含有大量的钙盐和镁盐，是高渗液体。吸入人体后，会造成急性肺水肿、低蛋白血症、高钠血症、低氧血症、血容量降低、血液浓缩等情况。高钙血症会引发心律失常，甚至是心脏停搏。高镁血症会抑制中枢和周围神经，导致扩张血管、血压降低和横纹肌无力。

表 6－1　海水淹溺与淡水淹溺的病理改变特点比较

	海水淹溺	淡水淹溺
血容量减少	减少	增加
血液性状	血液浓缩	血液稀释
红细胞损害	很少	大量
血浆电解质变化	高钠血症、高钙血症、高镁血症	低钠血症、低氯血症和低蛋白血症、高钾血症
心室颤动	极少发生	常见
主要致死原因	急性肺水肿、急性脑水肿、心力衰竭	急性肺水肿、急性脑水肿、心力衰竭、心室颤动

二、病情评估与判断

（一）健康史

必须对淹溺者的陪同人员询问出现淹溺的时间、地点、水源性质，便于抢救。注意检查头部有无硬物碰撞的痕迹，以便及时诊治脑外伤。

（二）身体状况

淹溺患者脱离危险环境后，许多症状和体征大多发生在现场，缺氧是淹溺最重要的表现，常出现意识丧失、心跳呼吸骤停，处于临床死亡状态。每个淹溺患者溺水的原因、情况不同，临床表现也会有个体差异性，且差异性较大，这些差异性与患者溺水的持续时间、吸入水的量和性质以及器官损伤的严重程度等因素有关。

1. 症状 缺氧是最重要的表现，淹溺者常有窒息、剧烈咳嗽、胸痛、呼吸困难、头痛、神志丧失或视觉障碍，淡水淹溺者多有咳粉红色泡沫样痰，海水淹溺者有明显口渴感。肺部感染常见于在冰冷的水中淹溺，患者可发生低温综合征。

2. 体征 腹部鼓胀，四肢厥冷，有时伴有头颈部的损伤；皮肤发绀、球结膜充血，常有精神状态变化，如烦躁不安，抽搐或昏迷；口鼻处充满泡沫和杂质，肺部闻及干、湿啰音，偶有哮鸣音；还可出现心律失常、心音减弱或消失。

（三）辅助检查

1. 血常规检查 白细胞和中性粒细胞增多，因血液浓缩或稀释情况的不同，红细胞和血红蛋白指数也会有相应的变化。

2. 动脉血气分析检查 几乎所有患者都有不同程度的低氧血症，约75%的病例有明显的混合型酸中毒。

3. 尿常规检查 尿蛋白呈阳性，短期内有蛋白尿及管型尿。尿中有游离的血红蛋白，严重者可出现血红蛋白尿。

4. 血生化检查 淡水淹溺时可出现低钠、低氯和低蛋白血症，溶血可出现血钾升高。海水淹溺时血钠、血氯、钙和镁浓度均增加，血钾的变化不明显。

5. 心电图检查 心电图常提示有窦性心动过速、非特异性ST段和T波改变，严重时显示有室性心律失常和完全心脏传导阻滞。

6. X线检查 胸部X线片常提示有斑片状阴影，肺纹理增粗，肺门阴影扩大或加深，有时出现肺水肿征象，肺水肿和肺不张可同时存在。

三、救治原则

（一）现场救治

1. 迅速脱离危险环境 救护者此时应沉着冷静，切不可一头扎进水里救人，会影响施救视野并增加脊柱损伤风险，应尽量脱去衣裤，尤其是鞋靴，迅速游至淹溺者附近。如溺水者筋疲力尽，救护者可从头部接近溺水者，若神志清醒，可从背后接近。一只手托住溺水者的头颈部，让面部露出水面或者抓住腋窝仰泳。救人时要注意，防止被溺水者抱紧缠身从而双双发生危险。如被抱住，不要惊慌、相互挣扎拖拉，应放手自沉，使溺水者的手松开，再进行救护。整个救援过程要注意自身安全，尽可能地利用工具，例如救生圈、木板等。

2. 保持呼吸道通畅 溺水者被救上岸后，立即清除口、鼻的分泌物和污物，如有义齿取下义齿，松解内衣和腰带，然后进行倒水处理。现场常用的倒水方法有三种。

（1）膝顶法 施救者单膝跪地，另一腿屈膝，将淹溺者的腹部放在施救者屈膝的大腿上，头部下垂，用手平压背部，将水倒出。

（2）肩顶法　将淹溺者扛在肩上，背部朝上，用肩顶住腹部，上下抖动将水倒出。

（3）抱腹法　施救者从背后抱住淹溺者的腰腹部，背部朝上，头部下垂，抖动淹溺者，将水倒出。

3. 心肺复苏　一旦淹溺者无自主呼吸和心跳骤停应立即进行心肺复苏术（图6－1）。

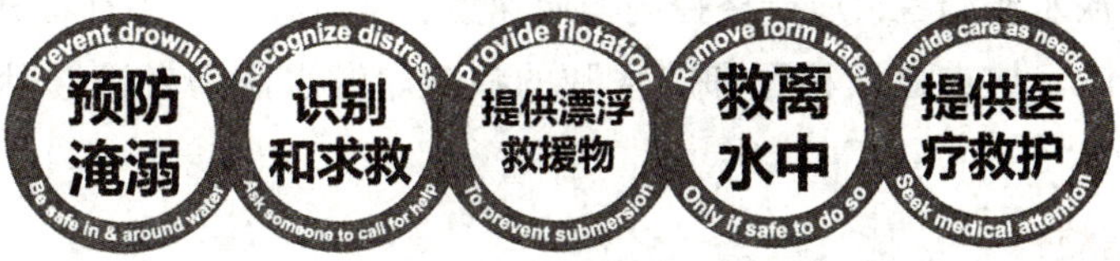
Prevent drowning
预防淹溺
Be safe in & around water
Recognize distress
识别和求救
Ask someone to call for help
Provide flotation
提供漂浮救援物
To prevent submersion
Remove form water
救离水中
Only if safe to do so
Provide care as needed
提供医疗救护
Seek medical attention

图6－1　淹溺生存链

（二）医院救治

1. 维持呼吸功能　保证呼吸道通畅，给予高流量吸氧，清醒者可用面罩持续吸氧或进行高压氧治疗。若患者意识不清、全身发绀、呼吸急促、咳粉红色泡沫样痰等病情严重者，给予气管插管或气管切开辅助呼吸。

2. 维持循环功能　患者心跳恢复后，常有血压不稳定或低血压，注意检测有无低血容量，掌握输液量和速度。

3. 复温　如患者出现低体温的现象，应采取体内或体外复温措施，冷水淹溺按低体温处理。

4. 建立静脉通道　淡水淹溺时，由于血液被稀释，应限制入水量，可适当补充氯化钠溶液、血浆和白蛋白。海水淹溺时，因大量体液渗入肺组织，血容量低，需及时补充液体，选用低分子右旋糖酐、葡萄糖溶液和血浆，但应禁用氯化钠，还需注意纠正高钾血症和酸中毒。

5. 对症治疗　对于血红蛋白尿、少尿及无尿患者，应防止发生急性肾功能不全。若出现溶血应及时碱化尿液，给予激素治疗。还应防治多器官功能衰竭和感染等症状。

四、护理措施

（一）急救护理

出现心跳呼吸停止的患者，立刻给予心肺复苏进行急救，即使是从事发现场到医院的途中也不能中断。到达医院后，立即将患者送入抢救室内，脱下湿衣裤，保暖。保证呼吸道通畅，给予高流量吸氧，迅速建立静脉通路并给予生命体征监护。

（二）一般护理

1. 复温护理

（1）体外复温法　患者出现低体温时，迅速将患者移入温暖的环境，脱掉衣服、鞋袜，加盖棉被或毛毯。还可将热水袋放于腋下及腹股沟进行复温，但要注意，不要将热水袋直接与皮肤接触，应用垫子、衣服、毯子或布套隔开，以防烫伤。如有条件，也可以用电热毯包裹患者身体，用红外线和短波透热法的热辐射方式进行复温。

（2）体内复温法　如低体温严重者，除了体外复温的方法以外，还可进行体内复温，例如在患者吸氧时给予加温加湿处理，静脉输液时可将液体加温至43℃。复温期间严密监测肛温变化，当肛温升到34℃，出现规则的呼吸、心跳时，应停止加温。

2. 输液　淡水淹溺者，应严格控制输液速度，从低速度、小剂量开始，防止短时间输入大量液体，加重血液稀释和肺水肿的症状。海水淹溺者输液时切忌输入生理盐水。

（三）病情观察

严密观察患者生命体征变化和意识状态，观察有无咳嗽、咳痰症状，听诊肺部是否有啰音，如有异常应及时报告医生抢救。监测尿液的颜色和量并记录。

（四）对症护理

保持呼吸道通畅，预防肺部感染，有呼吸道分泌物较多的患者，可翻身拍背、雾化吸入等方式促进排痰，必要时可给予吸痰，若痰液黏稠，可滴入3～5ml生理盐水再吸痰。有肺水肿的患者应取端坐卧位，双腿下垂，遵医嘱给予高流量吸氧并在湿化瓶中加入乙醇。

（五）心理护理

患者清醒后，进行心理疏导，安慰患者，消除焦虑、紧张的心理，积极配合治疗；对于自杀淹溺者，应尊重、保护患者隐私，引导患者正确对待生活，了解生命的可贵。还要做好家属工作，协助患者放弃自杀念头。

第三节　电击伤患者的救护

PPT

案例分析

患者，男，43岁，在外施工时触电，双手、前臂被电烧伤，不省人事，手中仍攥着裸露的电线。随后被送入医院急救。

问题

1. 如何实施现场救护？
2. 医院内救护应采取哪些救护措施？
3. 如何对电击伤患者进行护理？

电击伤又称触电，是指电流与人体接触后，对人体造成损伤及功能障碍，严重者可导致心跳呼吸骤停。超过1000V高压电会出现电火花等高温灼伤及引燃衣服导致烧伤的情况。

一、病因与发病机制

（一）病因

电击伤常见的原因是人体直接接触电源，如用电人员缺乏用电安全意识、违反用电或检修流程；雷雨天气在大树下躲雨、使用手机或者铁柄伞等；在狂风暴雨等恶劣天气下，导致带电的电线断落从而导致意外触电事故。

（二）发病机制

1. 电流类型　人体碰触到交流电，能使肌肉持续抽搐，使患者脱离不开电流，从而危害性较直流电大。

2. 电流强度　家用低频交流电比高频直流电危险，交流电在50V以上可产生危险，但小于250V直流电却很少引起死亡。同样是500V以下的电流，交流电比直流电的危险性大3倍。一般情况下，通过人体的电流越强，对人体的损害越大，危险也越大。

3. 电压高度　低压电击伤伴心跳呼吸停止，大多不能有效地复苏，没有到达医院，患者多数已经死亡。高电压电流易引起深部灼伤，低电压则易导致接触肢体被“固定”于电路。电压在220V可造成心室颤动，1000V以上电流可使呼吸中枢麻痹而致死，220～1000V之间的致死原因两者兼有。

4. 电阻大小　在一定电压下，皮肤电阻越低，通过的电流越大，造成的损伤就越大，身体各组织对电流的阻力由大到小顺序排列为骨、皮肤、脂肪、肌肉、血管和神经。皮肤电阻冬季干燥时高，出汗、潮湿时降低。电流在体内沿电阻小的组织前行，引起损伤。

5. 通电时间及途径　通电时间越长，电流对身体的损害越重。电流通过的途径不同，伤害也会有不同，若电流自上而下或自左而右贯穿身体，可导致心室颤动（室颤）或心搏骤停，危险性大；若电流从一侧下肢进入，从另一侧下肢流出，则危险性较小。

知识拓展

雷电伤人的方式

1. 直接雷击　发生雷电现象时，由于人是一个导电体，闪电直接袭击人体，高达几万甚至十几万安培的雷电电流，从人的头顶一直到两脚，流入地面。

2. 接触电压　当雷电电流通过较高的建筑物、树木、金属结构物等高大的物体时，强大的电流会在这些高大的物体上产生高达几万到几十万伏的电压。人在不小心触碰到这些物体的时候，受到这种触摸电压的袭击，造成触电事故。

3. 旁侧闪击 当雷电击中某一个物体时，强大的电流通过物体释放到地面。人体的电阻很小，电流是最容易通过电阻小的通道穿流的。如果人在被雷击中的物体附近，雷电电流就会在人头顶高度附近将空气击穿，再通过人体释放出来，使人遭受雷电袭击。

4. 跨步电压 当雷电从云释放到大地时会产生一个电位场。越靠近雷击点电位越高，越远离雷击点电位越低。如果在雷击时，人的双脚站的地点电位不同，电位差在人的双脚之间产生电压，也就有电流通过人的下肢，双腿之间的距离越大，跨步电位就越大。

二、病情评估与判断

（一）健康史

询问患者或者目击者，患者是否直接或间接接触带电体，了解触电时间、电源情况及处理过程，检查触电受伤情况。

（二）身体状况

轻者仅是瞬间感觉异常，重者可导致死亡。

1. 全身表现 轻者触电部位可有肌肉痛性收缩、惊恐、头晕、头痛、面色苍白、心悸等症状，还会有皮肤灼伤处疼痛，一般可自行恢复。重者可有内脏损伤，如肾脏以及肺损伤，甚至由于脏器受损发生急性衰竭，如急性肾衰竭、急性心功能衰竭等。低压电击会出现意识丧失、心跳呼吸骤停，有些患者会进入“假死”状态，经积极治疗抢救可恢复。

2. 局部表现 电击伤分为低压电击伤、高压电击伤和闪电击伤三种类型。

（1）低压电击伤 主要见于电流进入和流出点，创口面积小，呈焦黄色或灰白色的椭圆形或圆形，不损伤内脏，致残性低。如若衣服点燃，可呈现与皮肤触电部位无关的大面积烧伤。

（2）高压电击伤 伤口有“口小底大、外深内浅”的特征，其深度可达肌肉、血管、骨骼和神经，常有一处进口和多处出口且入口灼伤比出口严重，灼伤部位组织焦化或炭化，肌肉组织呈夹心性坏死。电流还可造成血管病变，表现为多发性栓塞和坏死，致残率高。电击伤后肌肉群强直性收缩可导致脊椎压缩性骨折或肩关节脱位。

（3）闪电击伤 又称雷击。电流可导致皮肤Ⅰ度或Ⅱ度烧伤，呈微红树枝样或网状图案。若患者佩戴手表、项链、指环或腰带等，其位置可有较深的烧伤。

3. 并发症 重型电击伤后24～48小时常出现并发症，因大量组织损伤和溶血引起高钾血症。还可有短期的心律失常、局部组织坏死或继发感染、急性肾功能衰竭、关节脱位和骨折、继发性出血或血运障碍、永久性失明或耳聋等。孕妇遭遇电击可发生死胎或流产。

（三）辅助检查

1. 血生化检查　早期会有肌酸磷酸激酶和谷氨酸草酰乙酸转氨酶活性增高。

2. 动脉血气分析检查　常提示有低氧血症和酸中毒。

3. 尿常规检查　血红蛋白或肌红蛋白呈阳性。

4. 心电图检查　心电图常出现各种心律失常，心室颤动是低电压触电后最常见的症状，也是致死的主要原因。

5. 影像学检查　通过 X 线检查可见到骨折、关节脱位等情况。

三、救治原则

（一）现场救护

1. 迅速脱离电源　是现场救护时的首要原则，根据现场情况，采取最安全、最迅速、最有效的办法使触电者脱离电源。

（1）立即切断电源　拔掉插座、关闭电源或关闭电闸。

（2）挑开电线　如仓促下找不到电源开关或电源开关离现场太远，可用干木棒、竹竿或橡胶制品等绝缘物体挑开，挑开的电线不可扔到一旁放任不管，应妥善处置，避免再次伤人。

（3）切断电线　当不便将电线挑开时，可用绝缘钳子或干燥木柄刀、斧将电线斩断，妥善处理电线断端。

（4）拉开触电者　救助者不可盲目拉开触电者，要严格保持自己与触电者的绝缘才可以拉开触电者，在未切断电源前决不能用手牵拉触电者。救助者可穿胶鞋站在木凳上或脚下垫木板，用干燥的绳子、围巾或干衣服等拧成绳子，套在触电者身上，脱离危险环境。

2. 防止感染　保护好烧伤伤口，可进行简易包扎，防止感染。

3. 轻型触电者　应就地观察休息 1～2 小时即可恢复。

4. 重型触电者　脱离危险环境后，触电者心跳呼吸停止者，立即心肺复苏。

（二）院内救护

1. 维持有效呼吸　清除呼吸道分泌物，保持呼吸道通畅，呼吸停止者应立即行气管插管，辅助通气。

2. 维持有效循环　给予心电监护并纠正心律失常，最严重的心律失常是心室颤动，应立即除颤。

3. 补液　出现低血容量性休克和严重电烧伤的患者，迅速静脉补液，补液量比同等烧伤面积的补液量要多。当出现肌球蛋白尿，应给予碳酸氢钠碱化尿液，此时尿量维持在 100～150ml/h，预防急性肾功能衰竭。

4. 清创　电烧伤和烧伤的伤口处理方式相同，清除创面的坏死组织，有助于预防感染，必要时使用抗生素。对于严重腔隙综合征患者，可行筋膜切开减压术。

四、护理措施

（一）急救护理

心跳呼吸骤停者立即进行心肺复苏，尽早尽快建立人工气道机械通气，充分给氧。开放静脉通路，配合医生抢救。

（二）一般护理

病室温湿度适宜、安静整洁，为保呼吸道通畅，患者应平卧，将头偏向一侧。根据触电者的情况做好基础护理和饮食护理，防止出现压疮、口腔炎、坠积性肺炎以及营养失衡的发生。

（三）病情观察

（1）监测生命体征　注意观察有无呼吸抑制及窒息的发生，关注患者意识的变化。

（2）心电监护　动态观察心电图变化，及时发现心律失常给予纠正。

（3）监测心肌损伤　通过血液心肌酶检查、肌钙蛋白测定来判断是否有心肌损伤，一旦明确，遵医嘱给予高浓度吸氧，控制输液速度和量。

（4）肾功能监测　观察尿液颜色和量的变化并记录。

（四）对症护理

患者在触电后弹离电源或从高空跌下，会伴有颅脑伤、内脏破裂、四肢和骨盆骨折等情况，此时若颈部损伤要用颈托保护，以免错位。若怀疑脊柱骨折患者应使用硬板床运送患者，保护脊柱。四肢骨折可用夹板固定。

（五）心理护理

患者清醒后及时给予心理安慰，加强沟通，使其积极配合治疗，消除恐惧心理。

第四节　气管异物患者的救护

PPT

案例分析

患者，女，70 岁，20 分钟前吃汤圆时突然表情痛苦，不能说话，呼吸、咳嗽时用手按住颈部，面色发紫。

问题

1. 现场该如何救治患者？
2. 救治患者后该如何进行正确的护理？

气管异物是指异物被吸入喉、气管、支气管所产生的呼吸道症状，是导致窒息的紧急情况。气管异物常发生于小儿和老年人，以 3 岁以下儿童最为常见。

一、病因与发病机制

（一）病因

造成气管异物的因素有很多，其中最常见的原因是误吸。

1. 各种原因造成的误吸　小儿进食时欢笑、哭闹或含小颗粒食物、物品玩耍；患有哮喘等呼吸道疾病的小儿在进食过程中因咳喘后紧接的反射性深吸气导致误吸；老年人进食过快或摄入大块食物；成人多在进食时说话发生误吸。

2. 医源性异物　口腔手术时牙齿脱落、切落的组织、鼻腔异物后滑、折断的医疗器械。

3. 其他　老年人带义齿，义齿脱落不慎掉入气道内；全麻或昏迷患者因吞咽功能不全，咳嗽反射减弱；异物从气管切开患者的气管套管处掉落等因素有关。

（二）发病机制

儿童的喉保护性反射功能不健全、老年人咀嚼功能减退使异物坠入气道，造成气道梗阻，使氧气无法吸入，二氧化碳无法排出，气体无法交换，出现缺氧、发绀等窒息现象。

二、病情评估与判断

（一）健康史

询问老年人的家属及陪同人员是否有气管异物梗阻史，老年人在气道异物梗阻之前吃了食物。询问儿童的家长，儿童在发生气管异物梗阻前都做了哪些事情。

（二）身体状况

气管异物阻塞最常见的症状是急性吸气性呼吸困难，咳嗽和喉喘鸣。气道异物阻塞可分为两种，一种是气道部分阻塞，另一个种是气道完全阻塞。

1. 气道部分阻塞　患者手掐咽喉部呈“V”字形，表情痛苦，无法说话，剧烈咳嗽，但咳嗽停止时可出现喘鸣音，口唇和面色苍白或发绀。

2. 气道完全梗阻　此时的患者突然不能说话和无法咳嗽，有挣扎的动作，表情极度痛苦，面色青紫，意识丧失，心跳呼吸骤停。

知识拓展

气道异物阻塞引起窒息的严重程度分级

Ⅰ度：安静时无异样，活动时出现轻度的呼吸困难、轻度的吸气性喉喘鸣及胸廓周围软组织凹陷。

Ⅱ度：安静状态下有轻度呼吸困难、吸气性喉喘鸣及胸廓周围软组织凹陷，活动时加重，但对睡眠和进食无影响，无缺氧症状，脉搏正常。

Ⅲ度：明显呼吸困难，有较响亮的吸气性喉喘鸣，胸廓周围软组织凹陷显著并出现缺氧症状。

Ⅳ度：呼吸极度困难，患者坐立不安、出冷汗、面色苍白或发绀、心律不齐、脉搏细速、昏迷等，若不及时抢救，可因窒息导致心跳呼吸骤停从而死亡。

（三）辅助检查

1. 影像学检查 通过胸部 X 线、CT 等影像学检查可看到异物所处的部位、大小和轮廓。

2. 支气管镜检查 通过支气管镜检查明确诊断。支气管镜是确诊气管异物最可靠的检查，也可用来取出异物。

三、救治原则

救治重点原则为迅速清除气道异物，保持呼吸道通畅。

（一）自救法

适用于神志清楚的成人。

1. 咳嗽法 异物造成部分气道阻塞，尚可进行气体交换，患者可说话，应鼓励患者自行低头咳嗽，直到异物咳出。

2. 上腹部倾压椅背法 发生气道梗阻身旁无人求助时，可将上腹部迅速倾压在椅背、桌子边缘等处，快速冲击腹部，直到异物排出。

3. 腹部手拳冲击法 患者一手握拳，拇指侧置于剑突下和脐上的腹部，另一手紧握该拳，用力向内、向上快速连续冲击，直到异物排出。

（二）他救法 微课

1. 海姆立克手法 患者取立位，抢救者站在其身后，双手环抱患者，一手握拳，另一手包住握拳的手，拇指朝向患者腹部，放置在脐上两横指的地方，快速向内、向上冲击患者腹部，直到异物排出。因此，海姆立克手法还被称为“生命的拥抱”（图 6－2）。若患者因气管完全阻塞导致窒息缺氧，意识丧失，可采取仰卧位，头向后仰并偏向一侧，以免异物吐出后造成误吸再次阻塞气道，抢救者面对患者并骑跨在患者髋部，双膝跪地，一只手的手心叠放于另一只手的手背上，掌跟放置在剑突下和脐上的腹部，快速向上、向内用力冲击腹部，重复进行直至异物排出（图 6－3）。

2. 胸部冲击法 如遇妊娠末期无法进行海姆立克手法，或过度肥胖等腹围过大的患者，可用胸部冲击法代替海姆立克法。抢救者站在患者身后，双臂从腋下穿过环抱患者胸部，手的姿势同海姆立克手法，放置位置为胸骨中下 1/3 交界处，快速向后冲击，直到异物排出（图 6－4）。若患者无意识，可采取仰卧位胸部冲击法，患者仰卧屈膝，开放气道，头偏向一侧。抢救者跪于患者肩胛水平，两手重叠，掌跟放置胸骨中下 1/3 交界处，快速向下冲击，直至排出异物。运用胸部冲击法时需注意用力的方向和位置必须准确，否则会造成肝脾损伤和剑突骨折；饱餐后的患者会出现胃内容物反流，应及时清除；施行手法时需爆发用力才有效，但不要挤压胸廓，冲击力仅限于手上，不能用双臂加压。

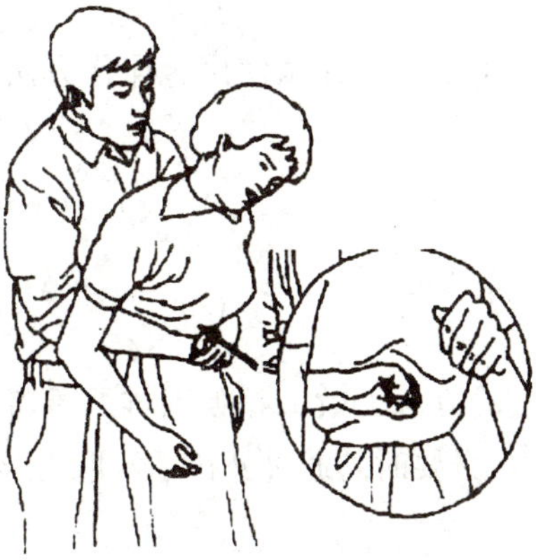

图 6－2 立位海姆立克手法

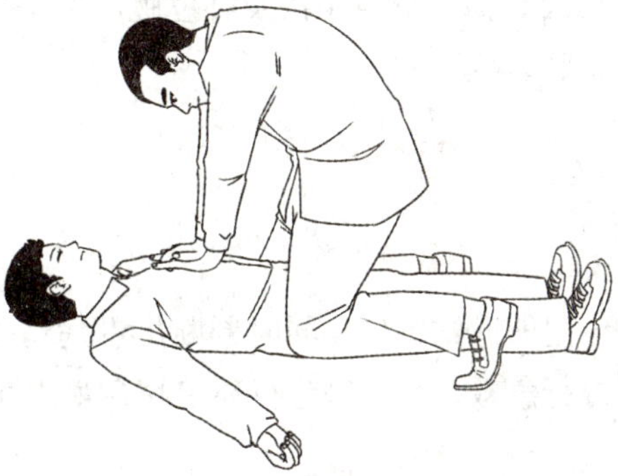

图 6－3 仰卧位海姆立克手法

3. 手指清除法 此法适用于异物阻塞于咽部以上的昏迷患者。患者取侧卧位或平卧位头偏向一侧，施救者一手握住患者的下颌强迫患者张口，示指沿口角内插入口腔，勾取抠出异物。运用此方法要注意手指清除时要小心，避免异物落入气管或更深的部位；必要时与海姆立克手法配合使用；抢救者做好职业防护措施，例如戴手套等。

4. 小儿气道异物阻塞处理 怀疑小儿出现气管异物梗阻时，如患儿咳嗽有力，可鼓励连续自主咳嗽，咳出异物；如咳嗽无力或明显呼吸困难，并出现意识丧失，应立即采取措施解除气管异物梗阻，可用以下方法（图 6－5）。

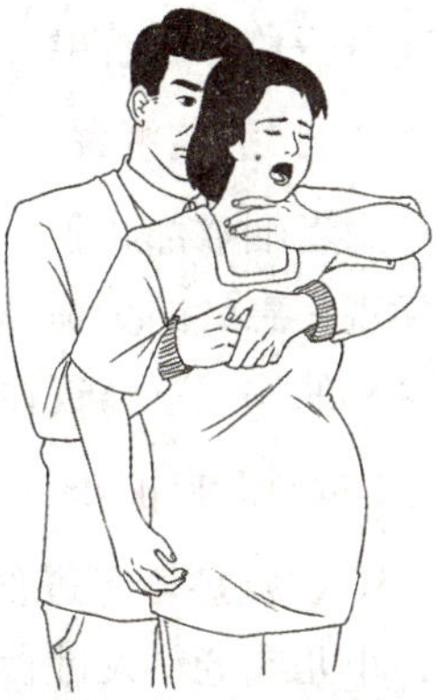

图 6－4 胸部冲击法

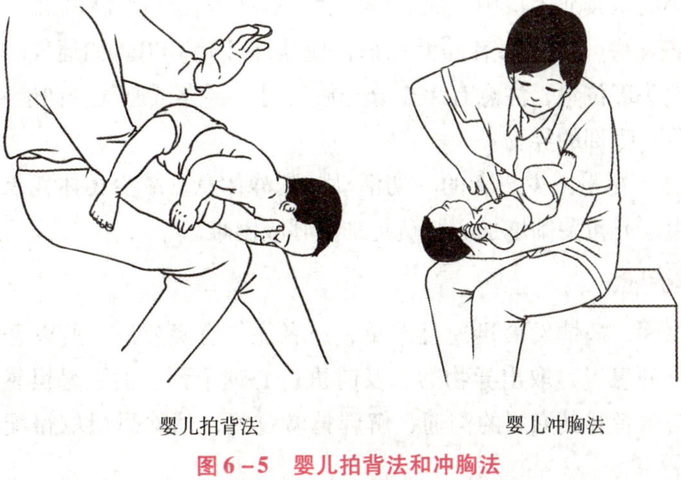

婴儿拍背法　　婴儿冲胸法

图 6－5 婴儿拍背法和冲胸法

（1）拍背/冲胸法　适用于婴儿。急救者采取坐位，前臂放在大腿上，患儿俯卧于前臂上，五指张开托住下颌并固定头部，保持头低位，另一只手的掌跟在背部两肩胛骨连线的中点处用力叩击 5 次；拍背后将患儿翻转过来，仰卧于另一只手的前臂上，前臂放在大腿上，像拍胸时一样保持头低位，另一只手食指和中指并拢，放置位置与胸外按压相同，实施 5 次快速胸部冲压。

（2）海姆立克手法及卧位腹部冲击法　适用于 1 岁以上儿童使用，操作方法与成人相同。

四、护理措施

（一）急救护理

立即通知医生，同时判断患者病情。如以上救治方法无效，呼吸困难严重者，立即进行急救，配合医生行环甲膜穿刺或气管切开术。必要时需通过外科手术取出异物。

（二）一般护理

遇到气道异物阻塞的患者，若神志清楚，应询问患者“你是否感觉有异物堵塞气道?”，患者若点头确认，此时应鼓励患者用力咳出，不能干预患者主动排出异物，并守在身旁监护；若患者咳嗽无力或不能说话，甚至意识丧失，必须立即急救。

（三）病情观察

患者咽喉部肿胀、充血以及黏膜水肿极易引起呼吸困难并随时有窒息的危险，要密切观察患者的生命体征，注意观察呼吸状态和意识情况。对于昏迷及全麻的患者，在麻醉的作用下导致吞咽功能不全，咳嗽反射减弱，应密切观察，防止呕吐物误吸。

（四）对症护理

1. 饮食护理　进食前将食物切成小块，进食时避免走动、说话、哭闹、嬉戏或玩耍，小儿或老年人进食坚果、石榴、花生、汤圆、果冻、年糕等质韧而滑的食物应仔细咀嚼，将易导致气道阻塞的物品放置于婴幼儿不易接触的地方，在日常生活中也要告诉儿童勿将小的玩具放入口中。成人饮酒后和有义齿者进食需注意。

2. 解除意识丧失　发现患者已无意识，应立即开始 CPR。如通气时患者无胸廓起伏，应重新摆放头部位置，注意有无充分开放气道，再尝试通气。如能看见口中异物，可尝试用手清除口咽部的异物。

3. 卧床休息　尽量减少患者的一切活动，安静休息，减少集体耗氧量，儿童由父母陪伴，防止由于儿童哭闹增加心脏负担加重呼吸困难。

（五）心理护理

由于起病急骤，病情发展迅速且严重，患者往往有濒死感，所以恐惧心理十分明显。对意识清醒的患者，取出异物后，及时进行心理干预，消除恐惧感。对意识丧失的患者，加强与患者和其家属的沟通，解释抢救过程，消除恐惧取得配合，实施有效救护。

第五节　强酸、强碱损害患者的救护

PPT

案例分析

患者，男，48岁，在化工厂工作，20分钟前由于操作不当，导致浓硫酸泄漏，该男子不慎接触到泄漏的浓硫酸，随后皮肤出现大面积烧伤、灼痛和坏死。被工友紧急送到医院急诊科。

问题

1. 如何对患者进行救治？
2. 如何指导化工厂进行预防？

强酸、强碱损害是指强酸类或强碱类等腐蚀性化学物经呼吸道、皮肤或消化道进入人体，引起局部腐蚀性烧伤及全身中毒。多数损伤发生在化工厂和农、林、畜牧场所，实验室及医疗单位的人员接触酸性或碱性化学物质后，常易导致多途径、多部位化学性损伤，有较高的致残率和死亡率。

一、病因与发病机制

（一）病因

常因意外事故经皮肤接触、口服或通过呼吸道吸入所致。在工业上，可通过生产过程中接触或吸入酸雾所致。

（二）发病机制

1. 强酸类物质　由于皮肤接触强酸类物质后，引起细胞脱水，组织蛋白凝固、坏死、溃疡并形成结痂，这种结痂是保护创面的屏障，这种屏障不溶于水，可以阻止酸进一步发生化学反应，防止创面继续受损。强酸类物质腐蚀程度与酸性物质的浓度、剂量、温度和接触时间有关。

2. 强碱类物质　此类物质的损伤原因与途径和强酸性物质类似，但其损伤程度比酸性物质损伤要更严重。碱性物质不仅能溶于水还能溶于脂，与人体接触后，与体内脂肪结合破坏细胞壁屏障，从而使碱性物质继续渗透，扩大受伤范围，加上碱性物质遇水生热，造成深度烧伤，伤口比强酸类物质损伤面积要大。

二、病情评估与判断

（一）健康史

询问患者与所接触的物质类别，尤其是浓度、剂量、温度和接触时间，是否误服强酸、强碱类物质。

（二）身体状况

1. 强酸物质损伤

（1）皮肤　局部灼痛，伤口边界分明、干燥，严重者出现溃烂、坏死，伤口表面迅速结痂，皮肤可呈现Ⅲ度烧伤样改变，面积大者可发生休克。被不同的强酸物质损伤会出现不同颜色的烧伤痂皮颜色，硫酸呈黑色或棕黑色，盐酸呈灰棕色，氢氟酸呈灰白色，硝酸呈黄色。

（2）眼部　眼睑水肿、角膜混浊甚至穿孔，严重者可完全失明。

（3）呼吸道　吸入强酸类烟雾可出现呛咳、气促、咯血性泡沫痰、喉头痉挛或水肿，呼吸困难以及窒息等症状。由于硝酸类烟雾与空气接触会释放二氧化氮，吸入后会直接刺激支气管黏膜和肺泡细胞，可引起患者肺水肿。若反复吸入接触铬酸雾后还会发生鼻中隔穿孔。如若吸入高浓度强酸类烟雾，可发生“电击样”猝死。

（4）消化道　口服强酸物质，会立即出现口腔、咽喉部烧伤，胸骨后及腹上区剧烈烧灼样疼痛，并出现难以抑制的呕吐，呕吐物为大量褐色物及食管、胃黏膜碎片。重者发生胃穿孔、腹膜炎及休克。酸类物质吸收入血可出现代谢性酸中毒、肝肾功能受损。幸存者的消化道大多会留有后遗症，常见的后遗症有食管和胃部瘢痕收缩、狭窄、消化道功能减退、腹膜黏连等。

2. 强碱物质损伤

（1）皮肤　局部灼痛、水肿、充血、糜烂，皮肤烧伤可达严重的Ⅲ度烧伤，形成白色痂皮，而后变为红色和棕色。严重灼伤可引起体液丢失从而发生休克。周围皮肤红肿，可有红斑、丘疹等皮炎样改变。

（2）眼部　引起严重的角膜损伤如角膜溃疡、混浊、穿孔，严重者可导致失明。

（3）呼吸道　吸入强碱类物质者，可表现为刺激性咳嗽、咳痰，由于支气管损伤严重，可咳出溶解坏死组织碎片和大量泡沫痰，迅速出现肺水肿。如若吸入大量高浓度氨气，可导致喉头水肿和痉挛、窒息，迅速发生休克和昏迷情况。

（4）消化道　口服强碱物质会出现口腔、咽部、食管及胃肠剧烈灼痛，伴有恶心、呕吐并发消化道出血，呕吐物呈褐红色黏液状物。还可出现腹部绞痛、腹泻，粪便呈血样便。患者不慎摄入固体的碱颗粒，会黏附在口咽和食管黏膜表面，出现环形烧伤，导致局部穿孔。强碱物质吸收后会出现碱中毒及肝肾功能损伤，严重者可有消化道穿孔、昏迷、休克，危及生命。幸存者大多会遗留食管狭窄。

（三）辅助检查

1. 化学成分检测　呕吐物及污染衣物及时送检，判断是强酸物质损伤还是强碱物质损伤。

2. 血常规及血生化检查　了解患者酸碱失衡情况及肝、肾功能损伤情况。如为草酸造成的损伤还应检查血清游离钙用于判断中毒程度。

三、救治原则

由于酸碱中和的原理被大众所熟知，但在强酸、强碱损害中，绝不可在强酸损害时用强碱中和，反之同理，以免造成更严重的伤害。

（一）强酸物质损伤应急处理

（1）皮肤损伤　立即脱掉污染的衣着，清洗毛发皮肤，用大量流动清水冲洗10～30分钟或用2%～4%碳酸氢钠冲洗10～20分钟，也可用1%氨水、肥皂水或石灰水冲洗皮肤。损伤的创面用无菌或干净的三角巾、床单、衣服等包扎。

（2）眼损伤　立即提起眼睑用大量清水冲洗眼部10分钟，或用生理盐水冲洗10分钟，冲洗后滴入1%阿托品眼液、可的松和抗生素眼药水并包扎双眼。

（3）呼吸道损伤　立即离开现场至空气清新处，保持呼吸道通畅，吸氧，可给予异丙肾上腺素、普鲁卡因、麻黄碱、地塞米松类激素及抗生素气管内间断滴入或雾化吸入。

（4）消化道损伤　立即清除、稀释、中和腐蚀剂，保护食管及胃肠道黏膜。严禁催吐和洗胃，避免消化道穿孔。给予止痛、抗休克治疗。

（二）强碱物质损伤应急处理

（1）皮肤损伤　立即脱掉污染衣物，清洗毛发皮肤，用大量流动清水冲洗1小时以上，直到皂样物质消失为止，使用2%醋酸湿敷并包扎，皮肤烧伤需及时处理。

（2）眼损伤　冲洗眼部时，禁用酸性液体，以免造成眼睛热力烧伤，应用清水反复冲洗。冲洗后可给予抗生素眼药膏或眼药水，如氯霉素等，随后包扎双眼。

（3）消化道　对于口服强碱者禁止洗胃或催吐，以免发生消化道穿孔，应立即口服食醋、1%～5%醋酸、柠檬水等或者口服牛奶、食用植物油、蛋清等保护胃黏膜。碳酸盐中毒禁用醋或醋酸，以免穿孔。

四、护理措施

（一）急救护理

无论是强酸损伤还是强碱损伤，都应先去除污染的衣物，清洗皮肤毛发，流动清水冲洗。如遇呼吸困难立即吸氧，若呼吸停止立即进行人工呼吸。误服者禁止洗胃催吐。

（二）一般护理

1. 呼吸道损伤　吸入强酸或强碱烟雾的患者早期可给予糖皮质激素防止喉头水肿，患者出现呼吸困难、喉头水肿、气管痉挛、窒息或肺水肿等情况，应立即施行气管切开辅助通气，并清除呼吸道内的分泌物和脱落的坏死黏膜组织，保证呼吸道通畅。

2. 皮肤烧伤　皮肤大面积烧伤可导致休克，入院后应立即吸氧。创面的处理是治疗强酸、强碱损伤最重要一环，治疗强碱烧伤时，在清洗皮肤的同时清除腐皮，防止强碱物质继续加深创面。Ⅲ度烧伤创面早期处理时可运用湿润烧伤膏，将创面早期液化，促进组织恢复。创面应每4小时换药一次，每次换药前都要进行清创处理，否则会影响创面愈合速度。处理创面的同时也要进行抗感染治疗，可选用青霉素，若对青霉素过敏，可选用头孢类药物，应用3～7天即可。浓硫酸沾染到皮肤上不可直接冲洗，先用棉球吸取皮肤上的硫酸再用流动的清水冲洗，最后用0.01%的碳酸氢钠或稀氨水浸泡。

3. 消化道损伤 如果是强酸物质造成的消化道损伤，严禁口服碳酸氢钠，以免导致消化道穿孔。如果是强碱物质造成的消化道损伤，如碳酸盐，需口服硫酸镁，不可服用牛奶、食醋、柠檬水和1%～5%醋酸，以免导致消化道穿孔或胃肠胀气。

4. 眼部损伤 清洗眼部时，应将伤侧朝下，避免腐蚀性液体流入健侧眼。

（三）病情观察

严密观察患者的生命体征和意识状态，注意患者呕吐物和排泄物的性状、痂皮等损伤特征，有助于分析判断造成损伤物质的种类，帮助医护人员诊断、护理。

（四）对症护理

疼痛剧烈可给予止痛剂。对重症患者加强监测心肺和腹部情况，如出现昏迷、呼吸困难、抽搐等症状应立即吸氧，开放静脉通路，补液，纠正酸碱失衡，防治肺水肿和休克。

（五）心理护理

由于强酸、强碱损伤引起颜面烧伤的患者，易产生绝望、悲观的情绪，应及时做好说服及解释工作，加强沟通，取得患者信任，消除患者紧张、恐惧心理，稳定患者情绪，重新建立生活信心。

目标检测

1. 热射病首选治疗方法是（　）。
   A. 降温　　B. 脱水　　C. 液体复苏
   D. 镇静　　E. 防止并发症
2. 中暑的病因不包括（　）。
   A. 个人因素　　B. 健康因素　　C. 环境因素
   D. 药物　　E. 大气污染
3. 体内降温的方法不包括（　）。
   A. 冰盐水灌胃　　B. 冰盐水直肠灌洗
   C. 冰的生理盐水进行腹膜透析　　D. 冰的生理盐水进行血液透析
   E. 将患者的身体浸入27～30℃的水中
4. 对淹溺者进行水中救护时，正确的做法是（　）。
   A. 迅速接近溺水者，从前面靠近
   B. 迅速接近溺水者，从侧面靠近
   C. 不要让慌乱挣扎中的落水者抓住

D. 把溺水者打晕，将其带至安全区
E. 如被淹溺者抱住，应迅速挣扎出来

5. 溺水的急诊处理以下正确的是（　）。
A. 纠正缺氧　　B. 防止低体温　　C. 保护脑神经
D. 维持水、电解质和酸碱平衡　　E. 以上全对

6. 被电击的人是否能获救，关键在于（　）。
A. 触电的方式　　B. 人体电阻的大小
C. 能否尽快脱离电源和施行救护　　D. 人的反应速度
E. 空气湿度

7. 在高温环境下劳动的工人，为预防中暑宜饮（　）。
A. 含糖饮料　　B. 含盐饮料　　C. 冷开水
D. 矿泉水　　E. 含维生素饮料

8. 电击伤现场抢救中，不正确的是（　）。
A. 关闭开关，或用绝缘物体挑开电线、电路
B. 用带木柄斧头砍断电线
C. 徒手拉开触电者
D. 心肺复苏
E. 拨打“120”电话

9. 在进行海姆立克手法急救时，救助者在患者身后，双臂环抱患者，双手快速地（　）用力挤压，迫使其上腹部下陷。
A. 向后、向下　　B. 向前、向下　　C. 向后、向上
D. 向前、向上　　E. 向胸部

10. 极度肥胖老年人发生气道异物后，应当采用（　）。
A. 背部冲击法　　B. 腹部冲击法　　C. 腰部冲击法
D. 胸部冲击法　　E. 喉部冲击法

11. 口服强酸、强碱损伤的急救处理方式错误的是（　）。
A. 紧急催吐和洗胃　　B. 强酸损伤者，禁服碳酸氢钠
C. 强酸损伤可口服牛奶稀释强酸　　D. 强碱损伤可先口服牛奶
E. 碳酸氢盐中毒时可口服硫酸镁

（熊　璐）

书网融合……

微课　　本章小结　　自测题

第七章 急性中毒患者的救护

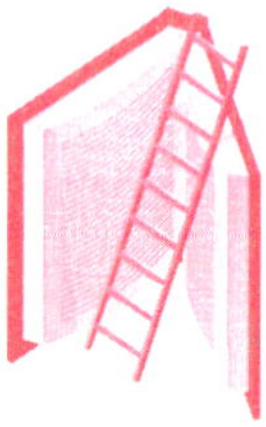

【学习目标】

知识目标

1. **掌握** 急性中毒的救治原则和常见急性中毒的身体状况、急救护理、病情观察。

2. **熟悉** 毒物在体内的过程和常见急性中毒的病因、健康史、辅助检查及一般护理和对症护理。

3. **了解** 常见急性中毒的发病机制、心理护理。

技能目标

掌握常见急性中毒的紧急救护。

素质目标

具有良好的职业道德，强烈的责任心和使命感，及时主动抢救急性中毒患者的意识。

第一节 概 述

PPT

中毒是指某种物质进入人体后，通过生物化学或生物物理作用，使人体组织器官产生功能代谢紊乱或组织结构损害，引起的全身性疾病。引起中毒的物质称为毒物。急性中毒是指短时间内大量有毒物质或剧毒物质进入人体而造成组织、器官损害。急性中毒发病急骤、症状重、变化快，如不及时救治，常危及生命。慢性中毒是指长时间吸收少量毒物的结果，一般起病缓慢，病程较长，缺乏特异性诊断指标。亚急性中毒介于急性中毒与慢性中毒之间。本章节只讲述急性中毒。

一、病因与发病机制

（一）病因

1. 职业性中毒 在工作过程中，由于不注意劳动保护或不遵守安全防护制度，密切接触过有毒原料、有毒中间产物或有毒成品而引发的中毒。

2. 生活性中毒 在生活过程中，误食或意外接触有毒物质、用药过量、谋杀或自杀等原因引发的中毒。

（二）毒物的体内过程

1. 毒物进入人体的途径 毒物主要经消化道、呼吸道、皮肤黏膜、静脉等途径进入人体。固态、液态毒物多经消化道进入人体，如农药、镇静催眠药、乙醇、毒蕈等，主要吸收部位是胃和小肠。气态、烟雾形态和气溶胶形态的物质大多经呼吸道进入人体，如一氧化碳、硫化氢、二氧化硫等，这是毒物进入人体最方便、最快速，也是毒性作用发挥最快的一种途径。另外，部分毒物可以经皮肤黏膜吸收，如有机磷杀虫药、苯类等脂溶性毒物可穿透皮肤吸收；如强酸、强碱等腐蚀性毒物可造成皮肤直接损伤；局部皮肤有伤口、在环境高温、高湿、皮肤多汗时易被吸收。部分毒品可经静脉直接进入人体。

2. 毒物在体内的代谢 毒物被人体吸收后，随血液分布于全身，主要在肝脏内通过氧化、还原、水解、结合等反应进行代谢。大部分毒物经代谢后毒性会降低，但也有少部分毒物在代谢后毒性反而会增强，如对硫磷氧化成对氧磷，毒性增加约300倍。

3. 毒物在体内的排泄 体内毒物主要通过肾脏排出。气体和易挥发的毒物吸收后，部分以原形通过呼吸道排出。很多重金属如铅、汞、砷等以及生物碱可通过消化道排出。有些毒物可经皮肤、唾液腺、汗腺、乳腺、胆道等排出。

（三）中毒机制

1. 局部刺激腐蚀 强酸、强碱可吸收组织中的水分，并与蛋白质、脂肪结合，使细胞变性、坏死。

2. 缺氧 窒息性气体如一氧化碳、硫化氢等可阻碍氧气的吸收、转运或利用。刺激性气体可引起喉痉挛、支气管炎、肺炎等，阻碍氧气吸入或影响人体肺泡的气体交换而引起组织缺氧。

3. 中枢神经抑制作用 脑组织和细胞膜内脂质含量高，吸入性麻醉剂和有机溶剂有较强亲脂性，所以能通过血脑屏障抑制脑组织功能。

4. 抑制酶的活力 很多毒物或其代谢产物可通过抑制酶的活力而生成毒性作用，如有机磷杀虫药可抑制胆碱酯酶活力、氰化物可抑制细胞色素氧化酶活力、重金属可抑制含巯基酶活力。

5. 干扰细胞膜或细胞器的生理功能 如四氯化碳在体内经代谢产生三氯甲烷自由基能作用于肝细胞膜中的不饱和脂肪酸，引起脂质过氧化，从而导致线粒体和内质网变性，肝细胞死亡。

6. 竞争受体 如阿托品通过竞争阻断毒蕈碱受体生成毒性作用。

二、病情评估与判断

（一）健康史

急性中毒时表现复杂，多数患者症状缺乏特异性，因此接触史对于患者确诊十分重要。

（1）神志清楚的患者可询问患者本人，神志不清或自杀的患者应向患者的家属、亲友或现场目击者了解情况。

（2）怀疑生活性中毒的患者，应详细了解患者的居住环境，既往病史，精神情况，长期服用药物的种类，家中的药品有无缺失，发病时患者身边有无药瓶、药袋等。

（3）怀疑食物中毒的患者，应详细调查进餐地点、餐饮种类、同餐进食人员有无类似症状发生，注意查看剩余食物、呕吐物或胃内食物的气味、是否有药物残渣等并及时送检。

（4）怀疑一氧化碳中毒的患者，需详细询问室内炉火、烟囱、通风情况、有无煤气泄漏、同室其余人员是否也有中毒表现等。

（5）怀疑职业性中毒的患者，应详细询问其工种、工龄、接触毒物时间和种类、工作环境条件、是否做好防护措施、之前是否发生过类似中毒事故。

（二）身体状况

急性中毒可以累及患者全身各个系统，各类毒物所致系统损害及临床表现见表7－1。

表7－1　各类毒物所致系统损害及临床表现

累及系统	临床表现	毒物
皮肤、黏膜	灼伤	强酸、强碱、甲醛、苯酚、百草枯
	颜面潮红	阿托品、颠茄、乙醇、硝酸甘油
	樱桃红色	一氧化碳、氰化物
	黄疸	毒蕈、鱼胆、四氯化碳、百草枯
	发绀	亚硝酸盐、硝基苯、麻醉药、刺激性气体、苯胺
	皮肤湿润	有机磷杀虫药、乙醇、水杨酸、吗啡类
眼	瞳孔缩小	有机磷杀虫药、阿片类、毒蕈
	瞳孔扩大	阿托品、肉毒、甲醇、乙醇、氰化物
	视神经炎	甲醇、一氧化碳
神经系统	昏迷	麻醉药、镇静催眠药、有机磷杀虫药、一氧化碳
	谵妄	有机磷杀虫药、有机汞、苯、铅
	惊厥	毒鼠强、窒息性毒物、有机氯杀虫剂、异烟肼
	瘫痪	可溶性钡盐、一氧化碳、三氧化二砷、蛇毒、河豚毒
	精神异常	二硫化碳、一氧化碳、有机溶剂、乙醇、阿托品、蛇毒
	肌纤维颤动	有机磷杀虫药、有机汞、有机氯
呼吸系统	呼吸气味	氰化物苦杏仁味；有机磷杀虫药、黄磷、铊等大蒜味
	呼吸加快	二氧化碳、呼吸兴奋剂、甲醇、水杨酸类、抗胆碱药
	呼吸减慢	镇静催眠药、吗啡、氰化物
	肺水肿	刺激性气体、磷化锌、氢化物、有机磷杀虫药、百草枯

续表

累及系统	临床表现	毒物
消化系统	胃肠症状	有机磷杀虫药、铅、锑、砷、强酸、强碱、磷化锌
	肝损害	磷、硝基苯、毒蕈、氰化物、蛇毒、四氯化碳
循环系统	心动过速	阿托品、颠茄、氯丙嗪、拟肾上腺素
	心动过缓	洋地黄类、毒蕈、拟胆碱药、钙离子拮抗剂
	心脏毒性	洋地黄、奎尼丁、氨茶碱、吐根碱
	缺氧	一氧化碳、硫化氢、氰化物等窒息性毒物
泌尿系统	低钾血症	可溶性钡盐、棉酚、排钾性利尿药
	肾小管坏死	升汞、四氯化碳、毒蕈、蛇毒、生鱼胆、斑蝥
	肾小管堵塞	蛇毒、磺胺类药物
血液系统	出血	阿司匹林、氯霉素、氢氯噻嗪、抗肿瘤药
	凝血障碍	肝素、香豆素类、水杨酸类、敌鼠、蛇毒
	溶血性贫血	砷化氢、苯胺、硝基苯
	再生障碍性贫血	氯霉素、抗肿瘤药、苯

三、救治原则

（1）立即脱离有毒环境，终止与毒物接触，维持患者基本生命体征。

（2）清除未被吸收的毒物。

（3）促进已吸收毒物排出。

（4）尽早使用特效解毒剂。

（5）对症支持治疗。

四、护理措施

（一）立即终止与毒物接触，维持患者基本生命体征

1. 立即脱离有毒环境　在周围环境安全的情况下，对吸入性中毒患者，应迅速将患者搬离有毒环境，移至空气清新的安全地方，并解开患者衣扣；对接触性中毒患者，应立即将患者撤离中毒环境，除去污染衣物，用纱布除去可以看见的有毒物质。

2. 维持患者基本生命体征　如患者出现心搏骤停，应立即进行心肺复苏，迅速建立静脉通道，尽快采取相应的救护措施。

（二）清除未被吸收的毒物

1. 吸入性中毒患者的紧急救护　将患者撤离有毒环境，使其呼吸新鲜空气；保持呼吸道通畅，及时清除呼吸道内分泌物，防止发生舌后坠；尽早给予吸氧。

2. 接触性中毒患者的紧急救护　用大量清水或生理盐水（或乙醇、肥皂水、碳酸氢钠、醋酸等）冲洗毒物接触部位的皮肤、毛发、指甲。清洗时不要使用热水，以防止促进局部血液循环，加速毒物的吸收。若毒物接触到眼部，不应用药物中和毒物，

以免产生化学反应造成结膜、角膜的损伤，应使用大量清水或生理盐水冲洗，直到石蕊试纸显示中性为止。皮肤接触腐蚀性毒物时，冲洗时间应达到15分钟以上，并可选择相应的中和剂或解毒剂冲洗。常用皮肤清洁剂及其适应证见表7－2。

表7－2　常用皮肤清洁剂及其适应证

毒物种类	皮肤清洁剂
酸性［有机磷（敌百虫除外）、挥发性油剂、甲醛、强酸等］	5%碳酸氢钠或肥皂水
无机磷（磷化锌、黄磷）	1%碳酸钠
碱性（氨水、氢氧化钠）	3%～5%硼酸、醋酸、食醋
苯类、香蕉水	10%乙醇

3. 食入性中毒患者的紧急救护　常用催吐、洗胃、导泻、灌肠等方法清除胃肠道内尚未被吸收的毒物。毒物清除得越早、越彻底，患者病情改善越明显，预后情况越好。

（1）催吐　适用于口服中毒的患者，只要神志清楚，且没有催吐的禁忌证。方法：用压舌板或手指等刺激咽后壁或舌根部催吐，注意动作要轻柔，避免损伤咽部。当胃内容物过于黏稠时，患者不易吐出，可让患者先喝适量温水（不用热水）、盐水或其解毒液体，然后再进行催吐。如此反复，直至吐出液体变清为止。以下情况禁止使用催吐：昏迷、惊厥；食管胃底静脉曲张、主动脉瘤、消化性溃疡；腐蚀性毒物中毒；年老体弱、高血压、冠心病、妊娠、休克等。

（2）洗胃　一般在服毒后6小时内洗胃效果最好。由于部分毒物超过6小时仍残留于患者胃内，所以即使超过6小时仍需洗胃。对昏迷、惊厥患者洗胃时应注意保护患者呼吸道，避免发生误吸。以下情况禁止洗胃：吞服强腐蚀性毒物；抽搐、大量呕血的患者；有食管胃底静脉曲张或上消化道大出血病史的患者。对不明原因的中毒，一般用清水洗胃。如已知毒物种类，则应选用特殊洗胃液（表7－3）。

表7－3　洗胃液的选择及注意事项

洗胃液	常见毒物	注意事项
清水或生理盐水	砷、硝酸银、不明原因中毒等	儿童宜用生理盐水
10%活性炭悬液	河豚毒素、生物碱及其他多种毒物	
1∶5000高锰酸钾	镇静催眠药、有机磷杀虫药、氰化物等	对硫磷中毒禁用
2%碳酸氢钠	有机磷杀虫药、苯、汞等	敌百虫及强酸中毒禁用
10%氢氧化镁悬液	硝酸、盐酸、硫酸等	
3%～5%醋酸、食醋	氢氧化钠、氢氧化钾等	
液体石蜡	汽油、煤油、甲醇等	口服液体石蜡后再用清水洗胃
牛奶、蛋清、植物油	腐蚀性毒物	
石灰水上清液	氟化钠、氟乙酰胺等	
5%～10%硫代硫酸钠	氰化物、汞、砷等	
0.3%过氧化氢	阿片类、氰化物、高锰酸钾等	

（3）导泻　洗胃后，拔除胃管前可由胃管内注入导泻药物以清除进入肠道内的毒物。常用硫酸钠或硫酸镁溶于水后，口服或经胃管注入。一般不用油脂类泻药，以免促进脂溶性毒物的吸收。严重脱水或口服强腐蚀性毒物的患者禁止导泻。

（4）灌肠　除腐蚀性毒物中毒外，患者口服中毒超过6小时的、导泻无效的以及抑制肠蠕动的毒物（如巴比妥类、颠茄类、阿片类等）中毒的患者均可进行灌肠。一般选择温盐水、清水或1%温肥皂水连续多次灌肠，以达到清除肠道内毒物的目的。

（三）促进已吸收毒物排出

1. 利尿　主要用于以毒物原形由肾脏排出，加强利尿可促进毒物排出。

（1）补液　给予大量快速输入5%葡萄糖生理盐水或5%～10%葡萄糖液，补液内加适量氯化钾，速度为200～400ml/h。

（2）利尿药　静脉注射或滴注呋塞米等强利尿药或20%甘露醇等渗透性利尿药，后者适用于伴有脑水肿或肺水肿的中毒患者。

（3）碱化尿液　碳酸氢钠可碱化尿液，使巴比妥类、水杨酸类及异烟肼等离子化，从而减少在肾小管的重吸收。

（4）酸化尿液　碱性毒物中毒时，静脉输注维生素C，可使体液酸化，促进有毒物质排出。

2. 供氧　高压氧治疗是急性中毒的常用治疗方法。特别是一氧化碳中毒时，可促进碳氧血红蛋白解离，加速一氧化碳排出，减少发生迟发性脑病。

3. 血液净化　包括血液透析、血液灌流和血浆置换。

（1）血液透析　用于清除血液中分子量较小、水溶性强、蛋白结合率低的有毒物质，如水杨酸类、氨茶碱类、苯巴比妥等。短效巴比妥类、有机磷杀虫药等具有脂溶性，一般不进行血液透析。氯酸盐、重铬酸盐中毒容易引起患者出现急性肾衰竭，应首选血液透析。血液透析一般应在患者中毒12小时内进行，如中毒时间过长，毒物与血浆蛋白结合后则不容易透析出来。

（2）血液灌流　对水溶性、脂溶性毒物均有吸附作用，能清除血液中的镇静催眠药、有机磷杀虫药、巴比妥类、百草枯、毒鼠强等，是目前最常用的中毒抢救措施。血液灌流时，血液中的白细胞、血小板、凝血因子、葡萄糖、钙离子等也能被吸附排出，应注意随时监测和及时补充。

（3）血浆置换　是将患者的血液引入血浆交换装置，将分离出的血浆弃去并补充新鲜血浆或代用液，以此清除患者血浆中的有害物质，减轻人体脏器的损害。主要用于去除蛋白结合率高、分布容积小的大分子物质，特别是毒蕈、蛇毒等生物毒及砷化氢等溶血性毒物中毒。

（四）尽早使用特效解毒剂

1. 金属中毒解毒药　多属于螯合剂。

（1）依地酸钙钠　最常用，可与多种金属形成稳定可溶的螯合物并排出体外，用于铅中毒。

（2）二巯丙醇　其活性巯基可与某些金属形成无毒、难解离、可溶的螯合物并由尿液排出，还能夺取已与酶结合的重金属，使该酶恢复活力。主要用于治疗砷、汞、金、锑等中毒。

2. 高铁血红蛋白血症解毒药　小剂量亚甲蓝（美蓝）可使高铁血红蛋白还原为正常血红蛋白，用于治疗亚硝酸盐、硝基苯等中毒引起的高铁血红蛋白血症。需注意此类药液外渗时容易引起组织坏死，且大剂量亚甲蓝的效果正好相反，可引起高铁血红蛋白血症。

3. 氰化物中毒解毒药　一般采用亚硝酸盐－硫代硫酸钠疗法。中毒后，立即给予亚硝酸盐，适量的亚硝酸盐可使血红蛋白氧化，产生高铁血红蛋白。高铁血红蛋白与血液中的氰化物形成氰化高铁血红蛋白。给予硫代硫酸钠，氰离子硫代硫酸钠形成毒性低的硫氰酸盐而排出体外。

4. 有机磷杀虫药中毒解毒药　阿托品、碘解磷定、氯解磷定等。

5. 中枢神经抑制剂中毒解毒药

（1）纳洛酮　是阿片受体拮抗剂，对服用阿片类镇痛药引起的呼吸抑制有特异性拮抗作用；对急性酒精中毒、镇静催眠药中毒引起的意识障碍也有较好的疗效。

（2）氟马西尼　为苯二氮䓬类中毒的拮抗药。

知识拓展

阿片类中毒

阿片类药物由粟汁衍生而来，包括吗啡、海洛因、可待因、芬太尼、舒芬太尼等，可对中枢神经系统造成先兴奋后抑制，以抑制为主的表现，主要经肝脏代谢，长期应用会有欣快症状和成瘾性。重度中毒时会出现昏迷、瞳孔极度缩小和高度呼吸抑制三大特征。当脊髓反射增强时，常出现惊厥、牙关紧闭和角弓反张。可因呼吸肌麻痹或并发肺部感染导致患者死亡。尿及胃内容物检测有助于诊断。口服中毒时，应给予患者洗胃。呼吸抑制时可用阿托品刺激呼吸中枢，并保持呼吸道通畅和吸氧。纳洛酮是首选特效解毒药物，应尽早应用。重度中毒患者可同时给予患者血液透析和血液灌流治疗。

（五）对症支持治疗

多数中毒并无特效解毒剂或解毒疗法，只能通过积极的对症支持治疗，为重要器官功能恢复创造条件。具体措施包括：保持呼吸道通畅，充分供氧；输液或鼻饲供给营养；选用适当抗生素防治感染；应用巴比妥类、地西泮等药物抗惊厥治疗；对心搏骤停、脑水肿、肺水肿、呼吸衰竭、休克、心律失常、肾衰竭、电解质及酸碱平衡紊乱的患者均应给予积极治疗。

第二节　急性有机磷杀虫药中毒患者的救护 微课

PPT

案例分析

患者，女，23 岁，1 小时前与男友吵架吞服不知名农药，出现恶心、呕吐，腹痛、多汗，全身紧缩感，急诊入院。查体：体温 37℃，脉搏 54 次/分，呼吸 20 次/分，血压 120/80mmHg。深昏迷，双侧瞳孔等大等圆，直径约 1.0mm，对光反射消失，双肺呼吸音粗，可闻及湿啰音，双腋下皮肤有汗液，心率 54 次/分。急查全血胆碱酯酶活力 40%。

问题

1. 急诊科护士接诊患者后，应配合医生尽快采取哪些急救护理？
2. 给患者注射阿托品后，达到“阿托品化”的表现与阿托品中毒的表现分别有哪些？

有机磷杀虫药性状多呈油状或结晶状，色泽淡黄色至棕色，稍有挥发性，有大蒜味。一般难溶于水，不易溶于有机溶剂，在酸性环境中稳定，大多数在碱性条件下易分解失效。有机磷杀虫药的毒性根据大鼠急性经口进入体内的半数致死量（LD_{50}），将我国生产的有机磷杀虫药分为以下四类，见表 7－4。

表 7－4　有机磷杀虫药分类

类型	半数致死量（LD_{50}）	有机磷杀虫药
剧毒类	＜10mg/kg	甲拌磷（3911）、内吸磷（1059）、对硫磷（1605）等
高毒类	10～100mg/kg	甲基对硫磷、甲胺磷、氧化乐果、敌敌畏等
中度毒类	100～1000mg/kg	乐果、乙硫磷、敌百虫、倍硫磷等
低毒类	1000～5000mg/kg	马拉硫磷、辛硫磷、碘硫磷等

一、病因与发病机制

（一）病因

1. 职业性中毒　在农药生产、包装、运输、销售、保管、喷洒过程中，由于防护不当、生产设备密闭不严、泄漏、使用不慎等，可由皮肤或呼吸道吸收而中毒。

2. 生活性中毒　由于误服或自服杀虫药、饮用被有机磷杀虫药污染的水源或食用被污染的食物所致。滥用有机磷杀虫药治疗皮肤病或驱虫也可引发中毒。

（二）发病机制

有机磷杀虫药主要经胃肠道、呼吸道、皮肤黏膜吸收。吸收后迅速分布于人体全身各个器官，主要在肝脏内代谢，进行多种形式的生物转化，其代谢产物主要通过肾脏排泄，少量经肺排出。

中毒机制主要是抑制体内胆碱酯酶的活性。有机磷杀虫药能与体内的胆碱酯酶迅速结合形成磷酰化胆碱酯酶，从而无法分解乙酰胆碱，使得体内乙酰胆碱大量蓄积，引起胆碱能神经先兴奋后抑制的一系列症状，严重者可昏迷，甚至因呼吸衰竭而死亡。

二、病情评估与判断

（一）健康史

有口服、喷洒或其他有机磷杀虫药接触史，应了解有机磷杀虫药的种类、剂量、中毒途径、中毒时间和中毒经过。有机磷杀虫药所特有的大蒜味有助于诊断。

（二）身体状况

急性有机磷杀虫药中毒的发病时间与毒物种类、剂量和侵入途径有关。吸入中毒患者可在30分钟内发病；口服中毒患者多在10分钟至2小时内发病；皮肤吸收中毒患者常在接触后2～6小时发病。

1. 胆碱能危象

（1）毒蕈碱（M）样症状　出现最早，主要由副交感神经末梢兴奋所致，表现为平滑肌痉挛和腺体分泌增加。临床可出现恶心、呕吐、腹痛、腹泻、流泪、流涎、流涕、多汗、全身湿冷、尿频、大小便失禁、心率减慢、瞳孔缩小、支气管痉挛和分泌物增加等，严重患者可出现肺水肿。

（2）烟碱（N）样症状　是由于乙酰胆碱在横纹肌神经肌肉接头处过度蓄积，持续刺激烟碱受体所致。临床表现为颜面、眼睑、舌、四肢和全身横纹肌发生肌纤维颤动，甚至强直性痉挛。患者常有肌束颤动、牙关紧闭、抽搐、全身紧缩感，后期可出现肌力减退和瘫痪，周围性呼吸衰竭。

（3）中枢神经系统症状　中枢神经系统受乙酰胆碱刺激后可有头晕、头痛、疲乏、共济失调、烦躁不安、谵妄、抽搐和昏迷等表现，部分患者发生呼吸、循环衰竭而死亡。

2. 反跳　指如乐果和马拉硫磷口服中毒患者，经积极抢救临床症状好转，达稳定期数天至一周后病情突然急剧恶化，再次出现胆碱能危象，甚至发生昏迷、肺水肿或突然死亡，这种现象可能与皮肤、毛发和胃肠道内残留的有机磷杀虫药被重新吸收以及解毒药减量过快或停用过早等因素有关。

3. 迟发性多发性神经病　少数患者在急性重度中毒症状消失后2～3周可发生感觉型和运动型多发性神经病变，主要表现为肢体末端烧灼疼痛、麻木以及下肢无力、瘫痪、四肢肌肉萎缩等异常情况。

4. 中间型综合征　是指急性有机磷杀虫药中毒所引起的以肌无力为突出表现的综合征。因其发生时间介于胆碱能危象与迟发性神经病之间，故被称为中间型综合征。常发生于急性中毒后1～4日。主要表现为屈颈肌、四肢近端肌肉以及第3～7对和第9～12对脑神经所支配的部分肌肉肌力减退。病变累及呼吸肌，常引起呼吸肌麻痹出现呼吸衰竭。

5. 局部损害 敌敌畏、敌百虫、对硫磷、内吸磷等接触皮肤后可引起过敏性皮炎，严重者甚至出现剥脱性皮炎。有机磷杀虫药撒入眼中可引起结膜充血和瞳孔缩小。

（三）辅助检查

1. 全血胆碱酯酶活力测定 是诊断有机磷杀虫药中毒的特异性实验指标，对判断中毒程度、疗效和预后均极为重要。正常人的全血胆碱酯酶活力值为100%，降至70%以下即有意义。50% ~70% 为轻度中毒，30% ~50% 为中度中毒，30% 以下为重度中毒。

2. 尿中有机磷杀虫药分解产物测定 如对硫磷和甲基对硫磷在体内氧化分解生成对硝基酚，敌百虫分解转化为三氯乙醇。

三、救治原则

（一）迅速清除毒物

立即将患者撤离中毒现场。彻底清除未被机体吸收的毒物，如脱去污染衣物，用肥皂水（敌百虫禁用）彻底清洗污染的皮肤、毛发、外耳道、手部、指甲，然后用温水冲洗干净。口服中毒患者，用清水反复洗胃，直到洗出液清亮为止后，用硫酸钠导泻。

（二）紧急复苏

急性有机磷杀虫药中毒常因肺水肿、呼吸肌麻痹、呼吸衰竭而死亡。一旦发生以上情况，应紧急采取救护措施：清除呼吸道分泌物，保持呼吸道通畅并吸氧，必要时应用机械通气。心搏骤停时，应立即行心肺复苏等抢救措施。

（三）解毒剂的应用

解毒剂的应用原则为早期、足量、联合、重复用药。

1. 胆碱酯酶复能剂 能让被抑制的胆碱酯酶恢复活力，常用药物有碘解磷定、氯解磷定等。

2. 抗胆碱药 代表性药物为阿托品和盐酸戊乙奎醚。

3. 解磷注射液 为含有抗胆碱剂和复能剂的复方注射液，起效快，作用时间较长。

（四）对症治疗

重度有机磷杀虫药中毒患者常伴有多种并发症，如酸中毒、严重心律失常、休克、消化道出血、肺内感染、DIC、MODS 等，应及时给予对症治疗。

四、护理措施

（一）急救护理

（1）安置患者于重症监护病房，脱去污染的衣服，用敷料拭去残留药液后，用温肥皂水（敌百虫中毒禁用）清洗被污染的皮肤、毛发和指甲。注意皮肤褶皱处的清洗。洗后注意保暖。

（2）对危急患者立即紧急处理；维持患者呼吸道通畅，及时给予吸氧；气道分泌物增多患者应及时清除；备好气管插管包，必要时给予气管插管；心搏骤停患者应立即行心肺复苏术。

（3）给患者立即建立有效静脉通道，遵医嘱及时应用阿托品等特效解毒剂。

（4）口服中毒患者可以选择清水、生理盐水、2%碳酸氢钠（敌百虫忌用）或1∶5000高锰酸钾（对硫磷忌用）反复进行洗胃，直至洗出液无农药味为止。做好洗胃后的护理工作。

（5）留取患者的血液标本，进行全血胆碱酯酶活力的检测。

（6）发生中间型综合征时，及时配合医生实施气管插管或气管切开，机械通气来维持患者的呼吸功能。

（二）一般护理

卧床休息，保暖。清醒患者取半卧位，昏迷患者平卧位，头偏向一侧。

（三）病情观察

（1）密切观察患者的生命体征，尤其是呼吸情况及咳嗽、咳痰情况，观察患者的神志、瞳孔变化，观察患者皮肤情况。

（2）中毒后“反跳”现象的死亡率占急性有机磷杀虫药中毒患者的7%～8%，因此，应严密观察“反跳”的先兆症状，如胸闷、流涎、出汗、吞咽困难等，若出现以上症状，应迅速通知医生进行处理。

（3）迟发性多发性神经病主要表现为肢体末端烧灼、疼痛、麻木以及下肢无力、瘫痪、四肢肌肉萎缩等。

（4）中间型综合征患者可出现眼睑下垂、眼外展障碍和面瘫；病变累及呼吸肌时，常引起呼吸肌麻痹，并迅速进展为呼吸衰竭，甚至死亡。

（四）对症护理

1. 抽搐患者　遵医嘱用药控制抽搐，增加床挡，适当约束四肢以预防意外伤害，放置牙垫于上下牙之间预防舌咬伤。

2. 昏迷伴躁动患者　加强保护措施，专人看护，固定好各管道，保证其通畅，防止滑脱。

3. 用药护理

（1）阿托品　可与乙酰胆碱争夺胆碱能受体，阻断乙酰胆碱作用，能有效解除和减轻毒蕈碱样症状和中枢神经系统症状，改善呼吸中枢抑制。根据患者病情每10～30分钟或1～2小时给药一次，直至毒蕈碱样症状消失或患者出现“阿托品化”表现，再逐渐减量或延长间隔时间。“阿托品化”表现包括：①瞳孔较前出现扩大；②颜面潮红；③皮肤干燥，腺体分泌物减少，表现为无汗、口干；④肺部湿啰音消失；⑤心率增快。注意事项："阿托品化"和阿托品中毒的剂量接近，因此使用过程中应该严密观察患者病情变化（表7－5）；阿托品中毒时可导致室颤，应给予预防，给予充分吸氧，维持血氧饱和度在正常水平；注意观察患者并遵医嘱及时纠正酸中毒，因胆碱酯酶在酸性环境中作用减弱；使用大量低浓度阿托品输液时，可发生溶血性黄疸。

表7－5　阿托品化与阿托品中毒的主要区别

观察内容	阿托品化	阿托品中毒
瞳孔	由小扩大后不再缩小	极度散大
神志意识	清楚或模糊	谵妄、躁动、幻觉、抽搐、昏迷
皮肤	颜面潮红、干燥	紫红、干燥
体温	正常或轻度升高	高热，>40℃
心率	≤120次/分，脉搏快而有力	心动过速，甚至有室颤发生

（2）盐酸戊乙奎醚　新型长效抗胆碱药。在抢救急性有机磷杀虫药中毒时，与阿托品的区别是：①拮抗腺体分泌、平滑肌痉挛等M样症状的效应更强；②除拮抗M受体外，还有较强的拮抗N受体作用；③中枢和外周双重抗胆碱效应，且其中枢作用强于外周作用；④不引起患者出现心动过速，可避免药物诱发或加重心肌缺血；⑤半衰期长，无需频繁给药；⑥所用剂量较小，中毒发生率低。应用时也要求达到"阿托品化"，判定标准与阿托品治疗时相似，但心率不会增快。

（3）胆碱酯酶复能剂　能使被抑制的胆碱酯酶恢复活力，对解除烟碱（N）样症状明显，但对毒蕈碱（M）样症状作用较差，也不能对抗呼吸中枢的抑制，所以选择复能剂与阿托品合用，可获得协同效果。由于胆碱酯酶复活剂不能复活已老化的胆碱酯酶，故必须尽早用药。对胆碱酯酶复活剂疗效不佳的患者，应以抗胆碱药治疗为主或两药合用。

注意事项：①早期遵医嘱给药，边洗胃边应用特效解毒剂，首次足量给药；②复能剂应用过量、注射过快或未经稀释，患者会发生中毒，抑制胆碱酯酶，发生呼吸抑制。用药时应稀释后缓慢静推或静滴为宜；③复能剂在碱性溶液中不稳定，易水解成剧毒的氰化物，所以禁止与碱性药物配伍使用；④碘解磷定药液刺激性强，漏于皮下组织可引起剧痛及麻木感，应确定针头在血管内才可以注射给药，不宜肌内注射用药。

（五）心理护理

护士应了解患者服毒或染毒的原因，根据患者不同的心理特点给予心理疏导，以诚恳的态度为患者提供情感上的支持，并认真做好家属的思想工作。

第三节　急性百草枯中毒患者的救护

PPT

案例分析

患者，女，21岁，2小时前，因与男友吵架，口服百草枯（约28ml），后出现恶心、呕吐，口腔及食管有烧灼感。来急诊科就诊，既往身体健康。查体：体温37℃，脉搏98次/分，呼吸21次/分，血压120/70mmHg，患者意识清楚，双肺听诊呼吸音清，未闻及干湿啰音，心律齐，腹软，无压痛、反跳痛，肝、脾未触及。

问题

1. 如果你在中毒发生现场，应该如何进行急救？
2. 如果你是该患者的责任护士，针对该患者的病情观察要点有哪些？

百草枯是目前应用的除草剂之一，又名克芜踪、对草快，为联吡啶类除草剂。对人和牲畜有很强的毒性作用，在酸性或中性溶液中稳定，接触土壤后迅速失活。百草枯可经胃肠道、呼吸道和皮肤吸收，我国报道中以口服中毒多见。

一、病因与发病机制

（一）病因

多为口服自杀或误服中毒，成年人口服致死量为2～6g。百草枯进入人体后，迅速分布到全身各器官组织，以肺和骨骼中浓度最高。

（二）发病机制

中毒机制尚未完全明确。目前认为，百草枯作为一种电子受体，作用于细胞内的氧化还原过程，导致细胞膜脂质过氧化，早期肺泡充血、水肿、炎症细胞浸润，晚期为肺间质纤维化。百草枯对皮肤、黏膜有刺激性和腐蚀性。

二、病情评估与判断

（一）健康史

询问患者中毒的时间和经过、现场的急救措施、毒物侵入途径、服毒剂量等。

（二）身体状况

患者中毒表现与毒物摄入的途径、速度的快慢、量的多少及其健康情况有关，也有个体差异。百草枯中毒患者绝大部分系口服所致，常表现为多脏器功能损伤或衰竭，其中肺的损害最为多见和突出。

1. 局部刺激反应 ①皮肤接触部位常发生接触性皮炎、皮肤灼伤，表现为暗红斑、水疱、溃疡等；②高浓度百草枯溶液污染指甲，指甲可出现脱色、断裂甚至脱落；③眼睛接触百草枯可引起结膜、角膜灼伤，并可形成溃疡；④经呼吸道吸入后，产生鼻、喉刺激症状和鼻出血等。

2. 呼吸系统 肺损伤是最严重和最突出的病变。小剂量中毒患者早期可无呼吸系统症状，少数患者表现为咳嗽、咳痰、胸闷、胸痛、呼吸困难、发绀及肺水肿。大剂量中毒患者可在24～48小时内出现呼吸困难、发绀、肺水肿、肺出血，常在1～3天内因急性呼吸窘迫综合征死亡。肺损伤患者多在2～3周死于弥漫性肺纤维化所致的呼吸衰竭。

3. 消化系统 口服中毒患者有口腔、咽喉部烧灼感，舌、咽、食管及胃黏膜糜烂、溃疡，恶心、呕吐、腹痛、腹泻，甚至出现呕血、便血、胃肠穿孔等。部分患者于中毒后2~3天出现中毒性肝病，表现为肝脏肿大、肝区疼痛、黄疸、肝功能异常等。

4. 泌尿系统 中毒后2~3天可出现尿频、尿急、尿痛等膀胱刺激征，尿常规、血肌酐和尿素氮异常，严重患者可发生急性肾衰。

5. 中枢神经系统 头痛、头晕、幻觉、抽搐、昏迷等。

6. 其他 发热、心肌损害、纵膈及皮下气肿、贫血等。

百草枯中毒患者病情严重程度与摄入量有关。轻型摄入量<20mg/kg，无临床症状或仅有口腔黏膜糜烂、溃疡、呕吐、腹泻；中至重型摄入量20~40mg/kg，部分患者可存活，但多数患者2~3周内死于呼吸衰竭；暴发型摄入量>40mg/kg，多数患者于中毒1~4天内死于多器官功能衰竭。

（三）辅助检查

1. 血清百草枯检测 有助于判断病情的严重程度和预后，血清百草枯浓度≥30mg/L，预后不良。

2. 尿液检测 现场检测阴性时可于摄入百草枯6小时后再次检测。

三、救治原则

百草枯中毒后目前尚无特效解毒剂，尽量在中毒早期时控制病情的发展，阻止肺纤维化的发生。

（一）现场急救

一旦发现百草枯中毒，即给予催吐并口服白陶土悬液，或者就地取材口服泥浆水100~200ml。

（二）减少毒物的吸收

尽快脱去患者污染的衣物，清洗患者被污染的皮肤、毛发、眼部。给予洗胃、口服吸附剂、导泻等。

（三）促进毒物的排泄

除常规输液、利尿外，应尽早在患者服毒后6~12小时内进行血液灌流或血液透析，首选血液灌流，其对毒物的清除率是血液透析的5~7倍。

（四）防治肺损伤和肺纤维化

及早按医嘱给予自由基清除剂，如维生素C、维生素E、还原型谷胱甘肽等。早期大剂量应用糖皮质激素，可延缓肺纤维化的发生，降低百草枯中毒的死亡率。中至重度中毒患者可使用环磷酰胺。

（五）对症与支持疗法

保护胃黏膜，保护肝、肾、心脏功能，防治肺水肿，控制感染。患者出现中毒性肝病、肾衰竭时提示预后差，应积极给予相应的治疗。

四、护理措施

（一）急救护理

（1）尽快脱去患者身上污染的衣物，用肥皂水彻底清洗被污染的皮肤、毛发；眼部受污染时立即用流动的清水冲洗，时间 >15 分钟。

（2）用碱性液体（肥皂水）充分洗胃后，口服吸附剂（活性炭或白陶土）以减少毒物的吸收，用 20% 甘露醇 250ml 加等量水稀释或 33% 硫酸镁溶液 100ml 口服导泻；由于百草枯具有腐蚀性，洗胃时应避免动作过大导致食管或胃穿孔。

（3）开放气道，保持患者呼吸道通畅。

（4）按医嘱给予患者心电监护，密切监测患者的生命体征。

（二）一般护理

禁食期间，保持静脉输液通畅，按时完成当日补液量及各药品的输入，禁食期后鼓励患者进食，当因口咽疼痛而不能进食时，可给予利多卡因含漱，以减轻疼痛，必要时给予鼻饲，以保证营养供给。

（三）病情观察

注意呼吸的频率、节律，有无胸闷，咳嗽及进行性呼吸困难，必要时行心电监护，观察心跳、血压，了解有无心肌损害，观察血氧饱和度，皮肤巩膜色泽，有无发绀，黄染，有无呼吸道梗阻及肺损害，观察尿量及有无尿频、尿急、尿痛等膀胱刺激征，监测肝、肾功能，电解质，记录 24 小时出入量。

（四）对症护理

1. 口腔溃疡的护理 加强对口腔溃疡、炎症的护理，可应用珍珠粉、冰硼散等喷洒于口腔创面，促进愈合，减少感染机会。

2. 消化道的护理 除早期有消化道穿孔的患者外，其余患者应给予流质饮食，保护消化道黏膜，防止食管粘连、缩窄。应用质子泵抑制剂保护消化道黏膜。

3. 肺损伤的护理 监测血气分析，观察患者是否有呼吸困难、发绀等表现。一般不主张吸氧，以免加重肺损伤。但出现 ARDS 时可使用呼气末正压通气（PEEP）给氧。

4. 血液灌流的护理 ①密切监测患者的生命体征，如有异常及时通知医生；②血液灌流中可能会出现血小板减少，密切观察患者有无出血倾向，如牙龈出血、便血、血尿、意识改变等，防止颅内出血；③严格无菌操作，监测体温，预防感染；④妥善固定血管通道，防止脱管，观察敷料情况，定期给予换药。

（五）心理护理

对口服百草枯中毒的自杀患者，应做好心理疏导，取得患者信任，同时要加强防护，防止患者再次自杀，积极与患者家属沟通，赢得家庭最大支持，使患者树立生活信心。

第四节　急性一氧化碳中毒患者的救护

PPT

案例分析

患者，女，40 岁，因昨夜天冷在家中生煤炉取暖。1 小时前被家人发现其意识模糊，送至急诊科。查体：体温 37℃，脉搏 94 次/分，呼吸 13 次/分，血压 120/70mmHg，昏迷，口唇呈樱桃红色，颈静脉无怒张，肺部听诊有湿啰音。

问题

1. 你在中毒发生现场，应该如何进行急救？
2. 如果你是该患者的责任护士，针对该患者的病情观察要点有哪些？

一氧化碳（CO）为含碳物质不完全燃烧所产生的一种无色、无臭、无味和无刺激性的有毒气体。吸入过量的一氧化碳引起的中毒称为一氧化碳中毒，俗称煤气中毒。

一、病因与发病机制

（一）病因

1. 生活性中毒　见于通风不良时使用煤炉、燃气热水器，在密闭空调车内滞留时间过长，火灾现场等都可引起一氧化碳中毒。

2. 职业性中毒　见于炼钢、炼焦、烧窑等过程中炉门关闭不严、管道泄漏或通风不良，可发生一氧化碳中毒。煤矿瓦斯爆炸也可发生一氧化碳中毒。

（二）发病机制

一氧化碳（CO）经呼吸道吸入进入血液中，立即与血红蛋白（Hb）结合形成稳定的碳氧血红蛋白（COHb）。COHb 不仅不能携氧，不易解离，而且还影响氧合血红蛋白的解离，阻碍氧的释放和传递，引起组织缺氧。CO 还能抑制细胞色素氧化酶，直接抑制细胞内呼吸。脑和心脏对缺氧最敏感，常最先出现受损。缺氧和脑血液循环障碍，可促使血栓形成、缺血性坏死或广泛的脱髓鞘病变，使部分急性一氧化碳中毒患者假愈期后，出现迟发性脑病。

二、病情评估与判断

（一）健康史

有 CO 接触史。注意了解中毒时患者所处的环境、停留的时间以及突发昏迷时的情况。

（二）身体状况

一氧化碳中毒的严重程度主要与血中 COHb 的浓度有关，此外也与患者中毒前的健康状况，持续中毒的时间有关。根据血中 COHb 的浓度，急性一氧化碳中毒可以分为轻、中、重三种类型。少数患者还会发生迟发性脑病。

1. 轻度中毒 血液 COHb 浓度为 10% ~20%。患者表现为不同程度头痛、头晕、乏力恶心、呕吐、心悸、四肢无力等。

2. 中度中毒 血液 COHb 浓度为 30% ~40%。患者除上述症状外，可出现胸闷、呼吸困难、烦躁、幻觉、视物模糊、判断力降低、嗜睡、浅昏迷等，口唇黏膜可呈樱桃红色。

3. 重度中毒 血液 COHb 浓度达 50% 以上。患者出现昏迷、呼吸抑制、肺水肿、心律失常和心力衰竭，各种反射消失，可呈去大脑皮质状态。还可发生脑水肿伴惊厥、上消化道出血、肺水肿等。部分患者出现压迫性肌肉坏死（横纹肌溶解综合征），坏死肌肉释放的肌球蛋白可引起急性肾小管坏死和肾衰竭。

4. 迟发性脑病 指患者神志清醒后，经过 2 ~60 天的“假愈期”，出现以下表现：①精神异常或意识障碍，呈痴呆、谵妄、木僵或去大脑皮质状态；②锥体外系神经障碍，出现震颤麻痹综合征，表现为表情淡漠、四肢肌张力增强、静止性震颤、前冲步态等；③锥体系神经损害，如偏瘫、病理反射阳性或大小便失禁等；④大脑皮质局灶性功能障碍，表现为失明、失语、不能站立或继发性癫痫；⑤脑神经及周围神经损害，如视神经萎缩、听神经损害及周围神经病变等。

（三）辅助检查

1. 血液 COHb 测定 是确诊一氧化碳中毒的特异性指标，需及早进行。

2. 脑电图检查 可见缺氧性脑病的波形。

3. 头部 CT 检查 脑水肿时可见病理性密度减低区。

三、救治原则

迅速将患者转移至空气新鲜处，松开患者衣领，保持患者呼吸道通畅，将昏迷患者摆成侧卧位，避免呕吐物误吸。给予高流量、高浓度的吸氧。严重时给予高压氧治疗。

四、护理措施

（一）急救护理

1. 现场救护 迅速打开门窗，断绝 CO 来源，并迅速将患者移至空气清新处。重症患者取平卧位，松解衣服，保暖，保持呼吸道通畅。如发生呼吸心搏骤停，应立即行心肺复苏术。

2. 迅速纠正缺氧 氧疗是治疗一氧化碳中毒最有效的方法。轻中度患者用面罩或鼻导管高流量吸氧，5 ~10L/min。重度患者用高压氧舱治疗，可加速 COHb 解离，促进 CO 排出。高压氧舱治疗可缩短昏迷时间和病程，预防迟发性脑病。呼吸停止者应立即行人工呼吸或使用呼吸机辅助呼吸，危重患者可行血浆置换。

3. 防治脑水肿　用20%甘露醇快速静脉滴注，也可用呋塞米、地塞米松等。

4. 促进脑细胞代谢　应用能量合剂，常用三磷腺苷、细胞色素C、胞磷胆碱、维生素C和维生素B等。

5. 对症救护　昏迷患者应保持呼吸道通畅，必要时行气管插管或气管切开。高热抽搐患者，可选用人工冬眠疗法，配合局部降温。注意营养，必要时鼻饲。患者从昏迷中苏醒后，如有并发症，应给予对应治疗，严密观察患者2周。

（二）一般护理

患者取平卧位、头偏向一侧。昏迷患者经抢救苏醒后应绝对卧床休息，观察患者2周，避免精神刺激。高热抽搐患者在降温、解痉的同时应注意保暖，防止自伤和坠床。

（三）病情观察

观察患者生命体征，尤其是呼吸和体温。观察其神志变化，有无头疼、喷射性呕吐等脑水肿征象。观察神经系统的表现及皮肤、肢体受压部位损害情况。如有无急性痴呆性木僵、癫痫、失语、惊厥、肢体瘫痪、压疮、皮肤水疱及破溃等。

（四）对症护理

1. 吸氧护理　患者脱离现场后应立即吸氧，采用高浓度（>60%）、高流量（5～10L/min）吸氧。重度患者及早采用高压氧舱治疗；呼吸停止患者应即刻进行人工呼吸。

2. 昏迷伴高热惊厥患者的护理　应给予患者物理降温，遵医嘱应用地西泮。

3. 保持患者呼吸道通畅　患者取平卧位、头偏向一侧，随时吸出呼吸道分泌物和呕吐物。

4. 脑水肿患者护理　遵医嘱给予20%甘露醇静脉快速滴注，并遵医嘱给予患者应用促脑细胞代谢药物。

5. 患者恢复期护理　加强患者肢体锻炼，如被动运动、按摩等方法。

（五）心理护理

陪伴在患者身旁，鼓励患者表达其感受，引导患者正确地认识病情，鼓励其树立乐观、积极的生活信念。认真履行告知义务，讲述相关知识、治疗方法及可能发生的并发症，增进彼此的信任，建立良好的护患关系，使患者积极主动地配合治疗。

⇄ 知识拓展

如何预防一氧化碳中毒

（1）加强防范CO中毒的宣传。严禁在板房、临时安置房内使用木炭火盆、火炉等取暖。居室内火炉要安装烟囱。烟囱室内结构要严密，室外要通风良好。厂矿使用煤气或产生煤气的车间、厂房要加强通风。使用燃气热水器一定要找专业人员安装，严禁热水器安装在淋浴室内。经常检查燃气管道和燃气设备，如有泄漏，应立即停止使用，并马上与燃气公司取得联系，进行维修。

（2）加强对 CO 的监测报警设施。进入高浓度 CO 环境内执行紧急任务时，要戴好防毒面具，最好两人同时进行工作，以便于监护和自救。

（3）冬季尽量少到娱乐场所，特别是 KTV 包房。大部分 KTV 包房都有通风设备，但这种场所的空间相对密闭，尤其是在冬季，包厢里一般都开了空调或暖气，大门紧闭。在狭小的空间内易产生一氧化碳，从而存在中毒的风险。

第五节　镇静催眠药中毒患者的救护

PPT

案例分析

患者，女，16 岁，因考试成绩差、担心父母责骂，2 小时前吞服大量地西泮，服药后出现昏迷，被父母发现后急诊入院。

问题

1. 该患者最可能的临床诊断是什么？
2. 该情况的救治原则有哪些？

镇静催眠药是中枢神经系统抑制药，具有镇静和催眠作用，小剂量时可让人处于安静或嗜睡状态，大剂量可让人出现全身麻醉，包括延髓中枢。一次过大剂量服用可引起急性镇静催眠药中毒。

一、病因与发病机制

（一）病因

过量服用镇静催眠药物是镇静催眠药中毒的主要病因。

（二）发病机制

1. 苯二氮䓬类　目前认为苯二氮䓬类与苯二氮䓬受体结合后，可加强 γ-氨基丁酸（GABA）与 GABA 受体结合的亲和力，使与 GABA 受体偶联的氯离子通道开放，增强 GABA 对突触后的抑制功能。苯二氮䓬类主要选择性作用于边缘系统，影响情绪和记忆力。

2. 巴比妥类　与苯二氮䓬类作用机制相似，但两者的作用部位不同。巴比妥类主要作用于网状结构上行激活系统而引起意识障碍。巴比妥类对中枢神经系统的抑制有剂量-效应关系，随着剂量的增加，其作用逐步表现为镇静、催眠、麻醉甚至延髓中枢麻痹。

3. 非巴比妥、非苯二氮䓬类　中毒机制与巴比妥类药物相似。

4. 吩噻嗪类　主要作用于网状结构，抑制中枢神经系统多巴胺受体，抑制脑干血管运动和呕吐反射、阻断 α 肾上腺素能受体、抗组胺、抗胆碱能等。

二、病情评估与判断

（一）健康史

有使用镇静催眠药史，了解患者用药种类、剂量、服用时间、是否经常服用该药、服药前后是否有饮酒史以及有无情绪激动等。

（二）身体状况

1. 苯二氮䓬类中毒　中枢神经系统抑制较轻，患者主要表现为头晕、嗜睡、言语不清、意识模糊、共济失调。很少出现深度昏迷、呼吸抑制、休克等严重症状。如果出现严重症状，考虑是否同时服用其他药物中毒。

2. 巴比妥类中毒　中毒表现与服用剂量有关，根据病情轻重分为三度。

（1）轻度中毒　嗜睡，注意力不集中、记忆力减退、言语不清，可唤醒，有判断力和定向力障碍。

（2）中度中毒　昏睡或浅昏迷，腱反射消失、呼吸浅而慢、眼球震颤。

（3）重度中毒　进行性中枢神经系统抑制，深昏迷。呼吸浅慢甚至停止、血压下降甚至休克、体温不升、腱反射消失、肌张力下降、胃肠蠕动减慢、皮肤可起大疱，可并发肺炎、脑水肿、肺水肿、急性肾衰竭而威胁生命。

3. 非巴比妥、非苯二氮䓬类中毒

（1）水合氯醛中毒　心、肝、肾损害，可有心律失常，口服时胃部烧灼感等。

（2）格鲁米特中毒　意识障碍有周期性波动。有抗胆碱能神经症状，如瞳孔散大等。

（3）甲喹酮中毒　有明显的呼吸抑制，出现锥体束征，如腱反射亢进、肌张力增强、抽搐等。

（4）甲丙氨酯中毒　常有血压下降。

4. 吩噻嗪类中毒　最常见的表现为锥体外系反应，如震颤麻痹综合征、不能静坐、急性肌张力障碍反应（斜颈、吞咽困难、牙关紧闭、喉痉挛）等。

（三）辅助检查

血液、尿液、胃液中药物浓度测定。血生化检查，如血糖、尿素氮、肌酐、电解质等。

三、救治原则

（一）迅速清除毒物

口服中毒患者早期用清水洗胃，服药量大的患者即使服药超过 6 小时仍需洗胃。应用活性炭同时常给予硫酸钠导泻，一般不用硫酸镁导泻。碱化尿液、利尿可减少毒物在肾小管中的重吸收，对吩噻嗪类中毒无效。血液透析、血液灌流对苯巴比妥和吩噻嗪类药物中毒有效，对苯二氮䓬类无效。

（二）特效解毒剂

巴比妥类及吩噻嗪类中毒目前无特效解毒剂。氟马西尼是苯二氮䓬类特异性拮抗剂。

（三）维持昏迷患者重要器官功能

深昏迷患者应行气管插管，呼吸机辅助通气。输液补充血容量，若无效，可考虑给予血管活性药物。持续心电监护可及时发现心律失常并应用抗心律失常药物；密切监测血氧饱和度，及时发现低氧血症并给予相应处理。给予葡萄糖、维生素 B_1 和纳洛酮等促进意识恢复。

（四）对症治疗

针对吩噻嗪类中毒措施包括：中枢抑制较重时应用苯丙胺、安钠咖等；如有震颤麻痹综合征可选用盐酸苯海索、氢溴酸东莨菪碱；肌肉痉挛及肌张力障碍者应用苯海拉明；提升血压以扩充血容量为主，必要时使用间羟胺、盐酸去氧肾上腺素等 α 受体激动剂，慎用 β 受体激动剂；如有心律失常首选利多卡因治疗。

四、护理措施

（一）急救护理

患者仰卧位头偏向一侧，可预防呕吐物或痰液堵塞气道；保持患者呼吸道通畅；及时吸出痰液，并给予持续吸氧，防止患者脑组织因缺氧而加重脑水肿；给予持续心电监护，并尽快建立静脉通道等。

（二）一般护理

应给予患者高热量、高蛋白易消化的流质饮食。昏迷时间超过 3～5 天，不易维持营养的患者，可由鼻饲补充营养及水分。

（三）病情观察

监测生命体征，观察患者意识状态、瞳孔大小、对光反应、角膜反射等。若瞳孔散大、血压下降、呼吸变浅或不规则，常提示病情恶化，应及时向医生报告，采取紧急处理措施。遵医嘱静脉输液，并密切观察药物作用、副作用及患者的反应，监测脏器功能变化，尽早防治各种并发症和脏器功能衰竭。

（四）对症护理

1. 休克患者护理　迅速建立静脉通道，遵医嘱补液，必要时应用升压药。

2. 昏迷患者护理　保持床单清洁、平整和干燥。定时为患者翻身、按摩，避免推、拖、拉等动作；注意皮肤卫生，定期擦浴；做好口腔护理并注意观察黏膜情况；及时更换衣物和床单；观察皮肤有无大疱、破溃、压疮等。

3. 并发症护理　指导患者预防肺炎的方法，如进行有效咳嗽、经常变换体位、拍背；饮食饮水时取半卧位以防误吸；室内定期通风，但应注意保暖；减少探视；监测体温和血细胞情况。若已发生肺炎，高热时行物理降温，及时更换衣物、床单；遵医嘱应用抗生素。输液速度不可过快以防止肺水肿发生。

4. 用药护理　遵医嘱静脉输液，及时纠正休克，防止急性肾衰竭的发生。遵医嘱应用中枢兴奋药，如贝美格、洛贝林等。吩噻嗪类中毒遵医嘱应用苯丙胺、苯甲酸钠咖啡因等。用药过程中注意观察药物作用及患者的反应，监测脏器功能变化，尽早防治患者出现脏器衰竭。

（五）心理护理

对服药自杀患者，不宜让其单独留在病房内，以防止其再度自杀。长期服用大量镇静催眠药的患者，包括长期服用苯巴比妥的癫痫患者，不能突然停药，应逐渐减量后停药。向失眠患者宣教导致睡眠紊乱的原因及避免失眠的常识。镇静催眠药处方的使用、保管应严加控制。

知识拓展

切勿滥用镇静催眠类药物

失眠患者自身因素常为过度紧张或强脑力劳动，或精神受到应激刺激使患者处于焦虑、抑郁、恐惧之中，以上均可使大脑功能紊乱，午睡时间过长，或夜尿过多也可致失眠，环境因素多为外界吵闹、噪音等使患者难以入睡。

避免方法：脑力过度疲劳或处于应激状态的患者，晚上要做些轻松的工作，可睡前淋浴或用热水泡脚，睡前可喝热牛奶一杯，禁止饮用有兴奋作用的饮料。另外，白天坚持锻炼，每周3～4次，每次半小时，运动种类可步行、慢跑、做操等，对减轻应激反应，促进睡眠有一定的帮助，保持睡眠的规律性十分重要，按时上床，早睡早起有利健康。夜尿多者应在晚上限制液体入量。午睡半小时左右较合适。环境噪音干扰入睡者，可关闭门窗，采取听轻松音乐或录音故事，放松全身肌肉，做深呼吸慢慢可以入睡，偶尔服用安眠药是可以的，但不能长期服用，失眠患者应采取心理及物理疗法为主。

第六节　急性食物中毒患者的救护

PPT

案例分析

患者，男，25岁，于半小时前与朋友聚餐后出现恶心，并呕吐2次，呕出少量胃内容物，无血性物，阵发性上腹部疼痛，能忍，伴口唇发绀、头昏，无昏迷、抽搐，无胸闷气促，无畏寒、发热，无腹泻，未经治疗由救护车急送来院。一同聚餐其他人员有类似表现。

问题

1. 对该患者进行正确的护理评估并提出护理诊断。
2. 该患者的救治原则有哪些?

急性食物中毒的含义非常广泛，凡是食用被致病菌及其毒素污染的食物或被毒物（重金属、农药等）污染的食物，以及自身含有某种毒素（毒蕈、河豚等）的食物引起的急性中毒性疾病都可被称为急性食物中毒。急性食物中毒具有潜伏期短、急性发病、多群体发病等特征。

一、病因与发病机制

（一）病因

急性食物中毒的原因很多，可分为以下几类。

1. 细菌性食物中毒 食入大量细菌及其毒素引起中毒，占食物中毒绝大多数。引起中毒的食品主要有动物性食品（如肉类、鱼类、奶类和蛋类等）和植物性食品（如剩饭、豆制品等）。

2. 真菌性食物中毒 食物贮存过久或贮存不当，导致真菌生长，产生真菌毒素，食入后产生急性中毒或慢性中毒。

3. 动物性食物中毒 如河豚等中毒。

4. 植物性食物中毒 某些植物或植物类药物有毒，食入后致中毒。

5. 化学性食物中毒 如糖精、乙醇等中毒。

（二）发病机制

1. 细菌性食物中毒 食入含有大量有害细菌及其毒素的食品而引起的中毒。引起细菌性食物中毒原因有两种类型。

（1）感染型 由病原菌直接作用于肠道而引起的中毒。

（2）毒素型 由病原菌产生的外毒素或内毒素作用于肠道而引起的中毒。

2. 真菌性食物中毒 食入含有大量有毒真菌及其毒素的食品而引起的中毒。有一定的地区性、季节性，随真菌繁殖产毒的最适温度不同而异。发病率较高，病死率因真菌的种类不同而有所区别。

3. 动物性食物中毒 食入动物性中毒食品而引起的中毒。将天然含有有毒成分的动物或动物的某一部分当作食品或在一定条件下产生大量有毒成分的动物性食品。

4. 植物性食物中毒 食入植物性中毒食品而引起的中毒。将天然含有有毒成分的植物及其加工制品当作食品，或在加工过程中未能破坏、除去有毒成分的植物当作食品或在一定条件下产生大量有毒成分的植物性食品。季节性、地区性比较明显，多散在发生，发病率较高。

5. 化学性食物中毒 食入以下食物引起的中毒：被有毒有害的化学物质污染的食品；误为食品、食品添加剂、营养强化剂的有毒有害的化学物质；添加非食品级的或伪造的或禁止使用食品添加剂以及超量使用食品添加剂的食品；营养素发生化学变化的食品而引起的中毒。化学性食物中毒的季节性、地区性不明显，发病率病死率一般都比较高。

二、病情评估与判断

（一）健康史

了解患者有无食用不洁食物或饮入不洁水类，询问患者进食情况、进餐时间及同时进餐人员有无相同症状。

（二）身体状况

虽然食物中毒的原因不同，身体状况也不相同，但一般都具有如下流行病学和临床特征。

1. 潜伏期短呈爆发流行趋势　一般发病由几分钟到几小时，食入“有毒食物”后于短时间内同时出现多位患者，来势凶猛，迅速形成高峰。

2. 患者临床表现相似　多数患者表现为肠胃炎的症状，并和食用某种食物有明显关系。

3. 发病与食入某一种食物有关　患者在近期同一段时间内都食用过同一种“有毒食物”，往往出现同餐人员同时发病，不食者不发病，停止食用该种食物后很快不再有新病例发生。

4. 无人传人现象　发病呈骤升骤降，一般不会出现人与人之间传染。

5. 有明显的季节性　夏秋季多发生细菌性和有毒动植物食物中毒，冬春季多发生肉毒中毒和亚硝酸盐中毒等。

知识拓展

毒蕈中毒

毒蕈又称毒蘑菇。毒蕈中毒常由采食毒性较小但烹调不当的蕈类或误食外观与无毒蕈相似的毒蕈所致。一般人不要随便采摘、食用野蕈。中毒时临床表现为：胃肠炎型、神经精神型、溶血型和肝炎型，以后者最为严重，常可导致多系统器官功能衰竭。中毒时主要救治原则为：清除毒物、应用解毒药、对症支持治疗等。

（三）辅助检查

查找引起食物中毒的病原菌，应根据实际情况从多方面采集标本：如排泄物、呕吐物、粪便、剩余食物和餐饮用具等。

临床上引起食物中毒的细菌很多，如沙门菌、葡萄球菌、副溶血性弧菌、大肠埃希菌、肉毒梭菌等。粪便培养对临床确诊有重要意义。

三、救治原则

（一）终止与有毒食物的接触

停止食用可疑有毒食物，维持呼吸道通畅及机体氧供应；纠正低血压和心律失常，使患者的生命体征趋于稳定状态。

（二）清除未被吸收毒物

根据患者不同情况，通过催吐、洗胃、导泻、灌肠等方法清除尚停留在胃肠道的有毒食物。

（三）及时采用针对性的特殊治疗

给予特效解毒药物，采用血液灌流和血液透析特殊治疗手段，促进加快有毒物质排出，减轻毒性作用。

（四）对症支持治疗

消除或减轻各种症状，防治可能发生的各种并发症和迟发中毒效应，保护重要器官功能。

四、护理措施

（一）急救护理

1. 禁食可疑食物 停止继续摄入曾经食用过的可疑食品，收集残留食物送检。

2. 洗胃、导泻 洗胃和导泻可以去除胃肠内尚未被吸收的毒物。

3. 特效药物应用 尽快查明中毒原因，使用解毒剂。对肉毒梭菌中毒患者，尽早使用肉毒抗毒血清，发病 24 小时内最有效，对于皮肤过敏试验阳性患者应进行脱敏注射。伴有高热的严重患者，可按不同的病原菌选用抗生素治疗。

4. 维持水、电解质平衡 应及时评估患者脱水情况，能口服的患者鼓励多喝糖盐水；对呕吐、腹泻严重患者，短期内不能进食的患者，特别是年老体弱患者和婴幼儿应给予补液，选择乳酸林格液或 5% ~10% 葡萄糖液。

（二）一般护理

为防止呕吐物堵塞气道而引起窒息发生，应让患者侧卧位，便于吐出呕吐物。腹部盖被子保暖，有助于促进血液循环，如腹痛剧烈，可取屈膝仰卧位，有助于缓解腹肌紧张。早期饮食为易消化的流质或半流质饮食，病情好转后可恢复正常饮食。在呕吐中，不要让患者喝水或进食食物，呕吐停止后应立即补充水分。留取呕吐物和大便样本送检。沙门菌食物中毒应床边隔离。

（三）病情观察

观察患者生命体征、尿量、进食量、口渴及皮肤弹性情况。观察呕吐及腹泻情况。

（四）对症护理

（1）遵医嘱催吐或使用轻泻药排出胃肠道毒物；呕吐、腹痛明显患者，可口服溴丙胺太林（普鲁本辛）或皮下注射阿托品。

（2）若持续恶心或呕吐，需静脉输入葡萄糖盐水以纠正脱水和保持电解质平衡。

（3）呼吸道有分泌物不能咳出时应给予吸痰，必要时行气管切开术。呼吸肌麻痹而导致自主呼吸困难的患者，应使用呼吸机辅助呼吸。

（4）患者出现抽搐痉挛时，放置牙垫，也可用纱布包绕压舌板塞入患者上下中切牙之间，以防止咬破舌头。

（5）遵医嘱合理使用抗生素，如沙门菌、副溶血弧菌可选用喹诺酮类抗生素或氯霉素；大肠埃希菌可选用阿米卡星。

（五）心理护理

护士应了解患者食物中毒的原因，根据不同的心理特点予以心理疏导，以诚恳的态度为患者提供情感上的支持，让患者在治疗过程中树立信心。

第七节　急性酒精中毒患者的救护

PPT

案例分析

患者，男，29 岁。参加朋友聚会大量饮酒后陷入昏迷状态。急送医院就诊。查体：见瞳孔散大，血乙醇浓度为 54mmol/L（250mg/dl），考虑该患者为急性酒精中毒。

问题

1. 对该患者进行护理评估。
2. 对该患者应该如何进行急救护理？

乙醇俗称酒精，是无色、易燃、易挥发的液体，具有醇香气味，能与水或大多数有机溶剂混溶。一次大量饮入乙醇或酒类饮料，引起患者出现先兴奋后抑制的状态称急性酒精中毒。

一、病因与发病机制

（一）病因

急性酒精中毒主要是因过量饮酒所致。

（二）发病机制

乙醇主要经胃和小肠吸收后迅速分布于全身，90% 在肝脏代谢、分解，10% 以原形从肺、肾排出。在肝脏内先后被转化为乙醛、乙酸后，最后代谢为二氧化碳和水。当过量乙醇进入人体时，超过了肝脏的氧化代谢能力，即在体内蓄积并进入大脑。

1. 抑制中枢神经系统功能 乙醇具有脂溶性，可通过血脑屏障并影响大脑细胞功能。小剂量可产生兴奋效应。随着剂量增加，可依次抑制小脑、网状结构和延髓，引起共济失调、昏睡、昏迷、呼吸或循环衰竭。

2. 干扰代谢 乙醇经肝脏代谢生成的代谢产物可影响体内多种代谢过程，使乳酸增多、酮体蓄积，导致代谢性酸中毒和糖异生受阻，引起低血糖。

二、病情评估与判断

（一）健康史

重点评估饮酒的种类、量、时间、乙醇的度数及患者对乙醇的耐受程度。

（二）身体状况

急性酒精中毒的表现与饮酒量及个人耐受性有关，一般分为三期。

1. 兴奋期 血乙醇浓度 > 11mmol/L，有欣快感、兴奋、多语、情绪不稳、喜怒无常，可有粗鲁行为或攻击行为，也可沉默、孤僻，颜面潮红或苍白，呼出气带酒味。

2. 共济失调期 血乙醇浓度 > 33mmol/L，表现为肌肉运动不协调，行动笨拙、步态不稳，言语含糊不清、眼球震颤、视物模糊、恶心、呕吐、嗜睡等。

3. 昏迷期 血乙醇浓度 > 54mmol/L，患者进入昏迷期，表现为昏睡、瞳孔散大、体温降低。血乙醇浓度 > 87mmol/L，患者陷入深昏迷，心率快、血压下降，呼吸慢而有鼾音，并可出现呼吸、循环衰竭而危及生命。

（三）辅助检查

血清乙醇浓度呼出气中乙醇浓度与血清乙醇浓度相当。动脉血气分析可见轻度代谢性酸中毒。血生化检查可见血钾、血镁和血钙低。血糖浓度可见低血糖。

知识拓展

车辆驾驶人员血液、呼气酒精含量阈值

《车辆驾驶人员血液、呼气酒精含量阈值与检验》（GB19522－2004）标准规定，车辆驾驶人员血液中的酒精含量大于或等于 20mg/100ml，小于 80mg/100ml 的驾驶行为即为饮酒驾车；车辆驾驶人员血液中的酒精含量大于等于 80mg/100ml 的驾驶行为即为醉酒驾车。

三、救治原则

轻症患者无需治疗，昏迷患者应注意是否同时服用其他药物，重点是维持生命脏器的功能，严重急性中毒时可用血液透析促使体内乙醇的排出。

四、护理措施

（一）急救护理

1. 防止继续摄入乙醇 对于已经出现急性酒精中毒症状的患者，要及时阻止患者再次饮入酒类。重度中毒出现烦躁、昏睡、脱水、抽搐、休克，呼吸微弱的患者，首先保持气道通畅，确保没有呕吐物阻塞气道。可给予间歇吸氧疗法。

2. 清除未吸收的乙醇 对于饮入大量乙醇仍清醒且能合作的患者，可饮温水后催吐。催吐时禁用吗啡。也可进行洗胃，洗胃时应防止误吸引起的并发症，洗胃应在摄入乙醇1小时内进行，因乙醇吸收快，1小时后洗胃已无必要。洗胃后予以导泻。

3. 促进已吸收的乙醇排出 血乙醇浓度>500mg/dl并伴有酸中毒或同时服用其他可疑药物患者，应及早行血液透析或腹膜透析。应用葡萄糖溶液、维生素 B_1、维生素 B_6等。促进乙醇氧化达到解毒目的。

4. 对症治疗 急性酒精中毒昏迷或呼吸状态不佳的患者可给予纳洛酮，有促醒作用。对烦躁不安或过度兴奋的患者，可用小剂量地西泮，禁用吗啡、氯丙嗪及巴比妥类镇静药。对于出现脑水肿的患者可使用脱水剂、利尿剂、糖皮质激素等；防止呕吐物吸入，引起吸入性肺炎；呼吸衰竭的患者，应用呼吸兴奋剂，同时吸入含5%二氧化碳的氧气。

（二）一般护理

轻症患者一般不需要治疗，卧床休息，注意保暖，可自行恢复。兴奋躁动患者应予适当约束，共济失调患者应严格限制其活动，以免发生意外损伤。昏迷患者取平卧位，头偏向一侧。保持气道通畅，及时清除呕吐物及呼吸道分泌物，吸氧，防止窒息。必要时配合医生气管插管、机械通气。

（三）病情观察

观察患者生命体征、意识状态及瞳孔的变化。监测心律失常和心肌损害的表现。维持水、电解质和酸碱平衡。低血糖是急性酒精中毒最严重的并发症之一，应密切监测血糖水平。急性意识障碍患者可考虑应用葡萄糖溶液、维生素 B_1、维生素 B_6等，以加速乙醇在体内的氧化。

（四）对症护理

迅速建立静脉通道，用50%葡萄糖液100ml静脉滴注以加速乙醇在体内氧化代谢，肌内注射维生素 B_1、维生素 B_6及烟酸各100mg，促进乙醇的排泄。急性酒精中毒患者全身血管扩张，散发大量热量，甚至出现寒战。应采取适当提高室温、加盖棉被等保暖措施，并补充能量。严重酗酒的患者常伴有营养不良，应加强营养支持。

（五）心理护理

急性酒精中毒后兴奋躁动患者要予以心理安慰，必要时要加以约束。尽量说服患者卧床休息，不用言语刺激患者，以免出现粗鲁行为。对借酒消愁者要给予更多的同情和关心，使患者情绪稳定以配合治疗。

目标检测

1. 有机磷农药中毒的机制是（　）。
   A. 血氧运输障碍　B. 体温调节异常　C. 激活胆碱酯酶
   D. 胆碱酯酶失活　E. 抑制丙酮酸氧化酶系统
2. 患者，女，60 岁。诊断为有机磷农药中毒，已给予洗胃等处理，遵医嘱给予阿托品治疗，当患者出现下列哪种情况时应及时通知医师给予停药（　）。
   A. 面色潮红　B. 皮肤干燥、口干　C. 体温 37.2℃
   D. 心率 110 次/分　E. 烦躁不安、抽搐
3. 氯解磷定治疗有机磷杀虫药中毒的作用机制是（　）。
   A. 抑制腺体分泌　B. 解除平滑肌痉挛　C. 恢复胆碱酯酶活性
   D. 促进毒物排泄　E. 减轻毒蕈碱症状
4. 有机磷杀虫药中毒时，代谢失常的神经递质是（　）。
   A. 多巴胺　B. 乙酰胆碱　C. 5－羟色胺
   D. 肾上腺素　E. 去甲肾上腺素
5. 患者，男，48 岁，昏迷，被他人送入急诊科，呼气带有大蒜味，急查全血胆碱酯酶活力为 50%，最可能是（　）。
   A. 肝性脑病　B. 糖尿病酮症酸中毒　C. 有机磷农药中毒
   D. 酒精中毒　E. 尿毒症
6. “阿托品化”的指标不包括（　）。
   A. 瞳孔散大　B. 颜面潮红　C. 皮肤干燥
   D. 肺部湿罗音消失　E. 心率减慢
7. CO 中毒的发病机制是（　）。
   A. 大脑受抑制　B. 呼吸中枢受抑制　C. 细胞中毒
   D. 血红蛋白不能携氧　E. 肺水肿
8. 患者，女，50 岁。冬天在家用煤炉烤火后出现浅昏迷、心率 130 次/分、皮肤多汗、面色潮红，急救 120 送至医院。初步考虑为中度煤气中毒。其典型体征是（　）。
   A. 意识模糊　B. 口唇樱桃红色　C. 瞳孔散大
   D. 四肢无力　E. 呼吸衰竭
9. 患者，男，50 岁。因煤气中毒 6 小时后入院，深昏迷，尿少，血 COHb 60%，血压 80/50mmHg。诊断为急性一氧化碳中毒。该患者的中毒类型为（　）。
   A. 轻度中毒　B. 中度中毒　C. 重度中毒
   D. 慢性中毒　E. 极重度中毒

10. 患者，女，28 岁。被人发现昏迷呈休克状态，屋内有火炉，并且发现有安眠药空瓶。查体：体温 36.0℃，血压 90/60mmHg，四肢厥冷，腱反射消失，血液中的 COHb 为 60%，对该患者首要的治疗方法是（　）。

A. 高压氧疗法　　B. 血液透析

C. 20% 甘露醇 250ml 快速静脉滴注　　D. 冬眠疗法

E. 能量合剂疗法

11. 高压氧疗治疗一氧化碳中毒的主要机制是（　）。

A. 增加血液中溶解氧量使易向细胞内弥散

B. 促进血液中碳氧血红蛋白解离

C. 保护主要脏器供氧

D. 加速体内血液循环

E. 增加椎动脉血容量

12. 患者，女，50 岁。一氧化碳中毒 2 小时入院。患者深昏迷，呼吸规则，血碳氧血红蛋白（COHb）55%。为促进一氧化碳的排出，最佳的措施是（　）。

A. 应用呼吸机　　B. 高压氧舱治疗　　C. 间断高浓度给氧

D. 持续低流量给氧　　E. 应用呼吸兴奋剂

13. 患者，男，32 岁。参加同学聚会大量饮酒后被送入医院。查体：呼吸慢而有鼾音，心率 130 次/分，血压 80/60mmHg，血乙醇浓度达 97mmol/L。该患者处于急性酒精中毒的（　）。

A. 兴奋期　　B. 共济失调期　　C. 嗜睡

D. 浅昏迷　　E. 深昏迷

14. 患者，男，20 岁。因“饮酒后昏迷，抽搐 3 小时”急诊入院。患者于 3 小时前饮白酒 800ml 后逐渐胡言乱语，昏睡，继之昏迷，伴有剧烈抽搐，口吐白沫，无双眼上翻，未咬破舌尖。最可能的诊断是（　）。

A. 癫痫　　B. 中风　　C. 脑水肿

D. 酒精中毒　　E. 食物中毒

15. 患者，男，56 岁，饮用红酒 600ml 后出现言语含糊不清、视物模糊、步态不稳，下列处理措施错误的是（　）。

A. 纳洛酮缓慢静脉射　　B. 肌内注射维生素 B_1

C. 静脉滴注 50% 葡萄糖液　　D. 静脉滴注抗生素

E. 维持正常体温

16. 患者，男，50 岁。饮酒史约 20 年，昨天与同事一起饮白酒半斤后出现明显的烦躁不安、过度兴奋状态。针对目前患者的情况，可选用的镇静药物是（　）。

A. 哌替啶　　B. 地西泮　　C. 吗啡

D. 苯巴比妥类　　E. 水合氯醛

17. 某幼儿园20余名学生，中午在学校食堂就餐，2小时后出现腹痛、腹泻、呕吐等症状，并伴有恶心、呕吐，呕吐物为食用的食物，后被送至医院就诊。入院后对患者呕吐物、粪便进行细菌培养，查到了沙门菌。在治疗时应首选的抗生素是（　）。

A. 氯霉素　　B. 四环素　　C. 阿米卡星

D. 青霉素　　E. 大环内酯类

18. 关于细菌型食物中毒患者的护理措施，错误的是（　）。

A. 对于腹痛患者应注意腹部保暖

B. 每次排便后清洗肛周，并涂以润滑剂

C. 对于呕吐者应尽早应用止吐剂

D. 呕吐严重者可暂时禁食

E. 早期不用止泻剂

19. 百草枯中毒患者最为突出的表现是（　）。

A. 肝损伤　　B. 肾损伤　　C. 肺损伤

D. 脑损伤　　E. 胃糜烂出血

20. 苯二氮䓬类药物中毒的特效解毒药物是（　）。

A. 阿托品　　B. 纳洛酮　　C. 氟马西尼

D. 亚甲蓝　　E. 依地酸钙钠

（许　可）

书网融合……

微课　　本章小结　　自测题

第八章 临床常见急症救护

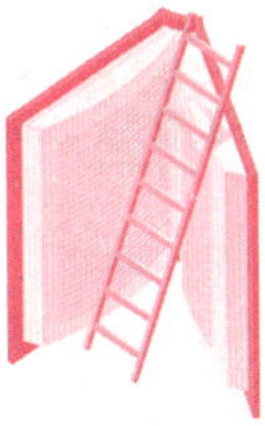

【学习目标】

知识目标

1. **掌握** 常见急症的病情评估、救治原则及护理措施。

2. **熟悉** 常见急症的病因及诊断。

3. **了解** 常见急症的发病机制。

素质目标

具有急诊应诊的意识和能力，敏锐、细致的观察力，沉着、冷静、果断的判断力和珍视生命、关爱患者的良好职业道德。

第一节 急性胸痛患者的救护

PPT

案例分析

患者，女，61 岁，1 天前打扫家务时突然出现左侧胸痛伴呼吸困难、胸闷、心悸、头痛等，自服硝酸甘油后症状无缓解。今日胸痛加重，来医院就诊。患者饮食、睡眠尚可，二便正常。查体：脉搏 120 次/分，呼吸 18 次/分，血压 110/70mmHg，心电图示：窦性心动过速，S－T 段抬高。

问题

1. 可能的诊断是什么？
2. 如何评估？
3. 如何急救处理及护理？

胸痛是急诊科常见的症状之一，约占急诊患者总数的 5%。胸痛的病因和临床表现各不相同，急性胸痛多见于一些致命性疾病，如急性冠脉综合征（ACS）、急性肺栓塞、主动脉夹层、张力性气胸、食管破裂等。急性胸痛患者救护的关键是急诊医护人员能对疾病作出快速诊断并给予及时有效的救治和护理。

一、病因与发病机制

（一）病因

引起胸痛的原因有很多，临床上根据急诊处理的优先等级，将胸痛分为致命性胸痛和非致命性胸痛。其中急性冠脉综合征、主动脉夹层、急性肺栓塞和张力性气胸等属于致命性胸痛，非致命性胸痛病因详见表8－1。

表8－1　非致命性胸痛分类及病因

分类	病因
心血管系统	心绞痛、心肌炎、心肌病、心包炎、瓣膜病等
胸肺疾病	肺动脉高压、自发性气胸、带状疱疹、肺炎、胸膜炎、肿瘤、纵隔气肿、纵隔脓肿等
消化系统	胃食管反流、消化性溃疡等
骨骼、肌肉、关节疾病	肋骨骨折、肋软骨炎、肋间神经炎、肌肉劳损等
心理因素	抑郁症、焦虑症、惊恐障碍等
其他因素	颈椎病、急性白血病、骨髓瘤等

（二）发病机制

胸痛常表现为范围广、性质不确定，这是由于心、肺、大血管以及食管的传入神经进入同一胸背神经节，通过这些内脏神经纤维，不同的脏器疼痛会产生类似的疼痛表现，甚至出现相近的疼痛部位。此外，有些胸痛还会伴有牵涉痛，是由于内脏器官的痛觉纤维与皮肤的感觉纤维在脊髓后角终止于同一神经元，再通过脊髓丘脑束传入大脑，大脑皮质把内脏痛觉误感觉为相应体表感觉。

二、病情评估与判断

引起胸痛的不同疾病，其危险性存在较大差别。因此，需要强调的是，急诊护士面对每一位出现胸痛的患者，均需优先排查致命性胸痛。

（一）健康史

了解与胸痛发生有关的情况，如年龄、疾病史、外伤史、手术史、遗传史以及有无胸痛发作的经历等。

（二）身体状况

1. 胸痛部位及放射　心绞痛和心肌梗死的胸痛常位于胸骨后段或心前区，并向左肩、左臂内侧、左无名指和小指放射，部分患者还可表现为向左颈或者面颊部放射，以及左侧腹部放射等。主动脉夹层根据夹层血肿的变化，疼痛可由近心端向远心端扩散，并可出现前胸、颈部、喉部、肩胛部、腰腹部以及下肢的放射痛。急性肺栓塞和张力性气胸的胸痛表现为患侧剧烈疼痛。

2. 胸痛性质　心脏缺血性胸痛，如心绞痛和心肌梗死表现为胸部压榨性疼痛伴窒息或者濒死感。主动脉夹层表现为忽然出现的移行性撕烈样痛。肺栓塞表现为刀割样痛。

3. 胸痛持续时间及影响因素 心绞痛常在劳累、运动、寒冷、情绪变化、饱餐等诱因下出现，呈阵发性，持续时间3～5分钟，休息或舌下含服硝酸甘油可缓解。心肌梗死胸痛持续时间30分钟以上，硝酸甘油无效。呼吸时胸痛加重见于肺脏、心包以及胸部骨骼肌肉疾病。与进食有关的胸痛见于食管疾病。

4. 伴随症状 胸痛伴恶心、呕吐、大汗淋漓、血压异常、休克、意识障碍等常见于致命性胸痛。伴颈静脉怒张、脉压差减小、心音低钝遥远见于心脏压塞。伴呼吸困难、呼吸音消失、叩诊鼓音见于气胸。伴呼吸、心率增快，肺动脉第二心音亢进及分裂，局部湿啰音及哮鸣音见于肺栓塞。

（三）辅助检查

1. 实验室检查 肌钙蛋白（cTnI/T）是诊断心肌梗死特异性高、敏感性强的生物标志物，高敏肌钙蛋白（hs－cTn）是检测的高敏感方法。磷酸肌酸同工酶（CK－MB）升高提示有心肌坏死，升高2倍可证实心肌发生坏死。急性肺栓塞患者血浆D－二聚体敏感性高，含量$<500\mu g/L$，可基本排除该病。

2. 心电图 是判断心肌缺血损伤的重要诊断工具。ST段抬高见于ST段抬高心肌梗死，而ST段降低见于非ST段抬高急性冠状动脉综合征（ACS）。T波倒置见于不稳定型心绞痛。

3. 超声心动图 可定位内膜裂口，显示真、假腔的状态及血流，对主动脉夹层、肺栓塞、肥厚型心肌病以及心包积液有重要的诊断价值。

4. CT血管造影 作为主动脉夹层和肺栓塞首选的影像学检查。

5. 肺动脉造影 是诊断急性肺栓塞最准确的方法。

三、救治原则

快速识别致命性胸痛，稳定生命体征，针对病因进行治疗。

1. ACS救治原则 早期识别，早期CPR，早期除颤，预防性嚼服阿司匹林150～300mg，建立静脉通路，止痛溶栓。

2. 主动脉夹层的救治原则 积极控制血压于120/70mmHg以下，吗啡止痛，必要时行人工血管置换术或介入治疗。

3. 急性肺栓塞的救治原则 绝对卧床休息，在呼吸和循环支持的基础上，抗凝治疗为主。伴有明显呼吸困难、严重胸痛、低氧血症等患者，采取溶栓、外科手术、介入治疗等综合措施。

四、护理措施

（一）急救护理

胸痛患者立即卧床休息；持续心电监护，动态关注ST段改变；吸氧，保持血氧饱

和度 >94%；立即建立静脉通路；致命性胸痛，护理人员应配合医生做好各项诊断及抢救工作。

（二）一般护理

饮食清淡易消化，必要时禁食。根据病情选择合适的卧位。注意休息，保持良好的情绪状态。

（三）病情观察

密切观察胸痛的部位、性质、时间、有无放射及影响因素、伴随症状、疼痛变化等，并及时上报医生和记录。

（四）对症护理

1. 用药护理 明确用药剂量、途径、适应证以及禁忌证。

（1）阿司匹林 疑似 ST 段抬高心肌梗死（STEMI）的患者，若无禁忌证，遵医嘱给予阿司匹林嚼服。

（2）硝酸酯类药物 急性心绞痛发作的患者，舌下含服硝酸甘油 1 片，3～5 分钟重复，若胸痛未缓解，及时报告医生，并遵医嘱给予静脉滴注硝酸甘油（滴速为10～20μg/min），密切监测患者血压，当收缩压 <90mmHg 时，应减慢滴速或暂停使用。用药期间出现面色潮红、头部胀痛、头晕、心动过速等症状，应告知患者是由于药物扩张血管所致，并密切观察。

（3）硝普钠 主动脉夹层患者首选用药，静脉注射，降压效果明显。

（4）吗啡 血流动力学稳定的胸痛患者，遵医嘱给予吗啡注射，如效果不佳，可以重复使用。

（5）抗凝药物 遵医嘱使用肝素或者氯吡格雷，用药期间监测出凝血功能。

2. 溶栓护理 遵医嘱准确使用尿激酶（UK）、链激酶（SK）和重组组织型纤维蛋白溶酶原激活剂（rt－PA），用药期间密切观察患者是否发生头晕、头痛、视觉障碍等不良反应，以防颅内出血。

（五）心理护理

给予患者心理支持和安慰，满足合理需求。

第二节 急性腹痛患者的救护

PPT

案例分析

患者，男，36 岁，5 小时前与朋友聚会饮酒过程中出现剧烈上腹痛，伴头晕、呕吐，呕吐物为胃内容物，遂急诊科就诊。查体：体温 37.7℃，脉搏 95 次/分，呼吸 18 次/分，血压 108/71mmHg，全腹压痛伴腹肌紧张，血淀粉酶明显升高。

问题

1. 患者可能的诊断是什么？
2. 如何评估患者病情？
3. 如何针对该病情进行救护？

急性腹痛是临床上常见的急症之一，由各种原因引起的腹腔内外脏器急性病变而表现在腹部的疼痛，具有发病急、变化快、病因复杂的特点，若处理不及时，极易发生严重后果，甚至危及患者的生命。急诊医护人员对疾病细致的评估、快速的诊断、及时有效的救治和护理，对把握患者抢救时机和疾病的疗效与预后起到重要的作用。

一、病因与发病机制

（一）病因

临床上可引起腹痛的病因很多，包括器质性和功能失调性两类。器质性病变多见于腹部脏器病变，腹腔外脏器病变以及全身性疾病；功能失调性因素有麻痹、神经功能紊乱、痉挛等。

1. 腹腔脏器病变引起的腹痛

（1）炎症性疾病　外科疾病如急性胆囊炎、胆管炎、胰腺炎、阑尾炎，消化道或胆囊穿孔，肝或腹腔脓肿破溃；妇产科疾病如急性盆腔炎或急性附件炎；内科疾病如急性胃炎、急性胃肠炎或大叶性肺炎。

（2）出血性疾病　外科疾病如腹部外伤导致的肝脾破裂、腹腔内动脉瘤破裂、肝癌破裂等；妇产科疾病如异位妊娠和黄体、巧克力囊肿破裂出血。

（3）空腔脏器梗阻　常见于外科疾病如肠梗阻、肠套叠、结石或蛔虫病引起的胆道梗阻、泌尿系结石等。

（4）缺血性疾病　外科疾病如急性肠系膜上动脉闭塞、非闭塞性急性肠缺血、肠系膜上静脉血栓形成、慢性肠系膜血管闭塞缺血和肠扭转等；妇产科疾病如卵巢囊肿扭转。

（5）其他疾病　如急性胃扩张、痛经、肠易激综合征、腹壁皮肤带状疱疹以及胸部疾病所致的放射性腹痛和中毒、代谢疾病所致的痉挛性腹痛。

2. 腹腔外脏器或全身性疾病引起腹痛

（1）胸部疾病　如心绞痛、急性心肌梗死、主动脉夹层、急性心包炎、肋间神经痛、肺炎、肺脓肿、胸膜炎、气胸等。

（2）代谢及中毒疾病　如中毒、尿毒症、糖尿病酮症酸中毒、低钙血症等。

（3）变态反应性疾病　如过敏性紫癜（腹型）。

（4）神经源性疾病　如带状疱疹、脊柱结核、腹型癫痫、末梢神经炎、胃肠功能紊乱、神经功能性腹痛等。

3. 功能失调因素引起的腹痛　如肠易激综合征、结肠肝（脾）曲综合征、胆道功能障碍等。

（二）发病机制

腹痛可分为躯体痛、内脏痛和牵涉痛。

1. 躯体痛 当病变累及近脏器的肠系膜、系膜根部、小网膜及膈肌等感觉神经时产生冲动，上传至丘脑产生痛觉。躯体痛较剧烈，定位较准确，与体位有关，体位变换常可使疼痛加重。

2. 内脏痛 由于消化道管壁平滑肌突然痉挛或收缩，管壁或脏器急剧扩张，急性梗阻、缺血等刺激自主神经的痛觉纤维传导引起。常为脏器本身的疼痛，内脏痛定位不精确，对过度牵拉、突然膨胀、剧烈收缩和缺血等刺激极为敏感，常伴恶心、呕吐等。

3. 牵涉痛 又称放射痛或感应痛，是指在急腹症放射内脏痛的同时，体表的某一部位也出现疼痛的感觉。疼痛部位非病变所在的部位，但与病变脏器的感觉常来自同一节段的神经纤维。

知识拓展

几种特殊的肠梗阻

1. 粘连性肠梗阻 常由腹腔手术、创伤、炎症、出血、异物引起，多有暴饮暴食、肠道功能紊乱、突然改变体位等诱因。

2. 肠扭转 一段肠管甚至全部小肠及其系膜扭转 360°～720°而造成的闭袢性肠梗阻，且肠系膜血管受压，血供中断。

（1）小肠扭转 多见于青壮年，儿童者多与先天性肠旋转不良有关。表现为脐周剧烈绞痛、阵发加剧、呕吐频繁、腹痛常牵涉腰背部，患者喜欢胸膝位或卷曲侧卧位。

（2）乙状结肠扭转 多见于男性老年人。表现为腹部持续胀痛，伴下腹坠痛，无排便、排气，急性发作者，有压痛和腹肌紧张。X 线平片示马蹄状双腔充气肠袢，立位有两个液平面。

（3）肠套叠 小儿肠梗阻的常见病因，多见于 2 岁以下的儿童。三大典型表现为腹痛、血便（果酱样血便）和腹部肿块。X 线检查可见“杯口”状，或“弹簧状”阴影。

（4）肠道蛔虫堵塞 农村儿童常见的疾病，驱虫治疗不当常为诱因，堵塞部位常见于回肠，多为不完全性。

二、病情评估与判断

（一）健康史

（1）了解患者的年龄、性别、婚史和职业，女性患者应了解月经史、生产史，有无停经、或月经不正常等，有无不规则阴道流血或分泌物增多。闭经且发生急性腹痛并伴休克者，应高度警惕异位妊娠破裂内出血。

（2）了解既往有无引起急性腹痛的病史，如溃疡病、阑尾炎等；有无类似发作史；有无腹部外伤史、手术史，有无心肺等胸部疾病和糖尿病、高血压史等；有无不洁饮食史、油腻、不规则暴饮暴食史；有无接触致敏原；有无情绪波动、剧烈活动或过度疲劳等。

（二）身体状况

1. 腹痛部位 腹痛最先出现或压痛最明显的部位常是发生病变的部位（表8－1）。

表8－1 腹痛部位与病变脏器

疼痛部位	病变脏器
左上腹	胃、胰腺、脾、结肠脾曲、左下肺、左膈下、左肾
右上腹	胆囊炎（墨菲征阳性）、胆石症、肝脓肿
中上腹	胃、十二指肠、急性胰腺炎
脐部或脐周	小肠、网膜、肠系膜
脐下	子宫、盆腔、膀胱
右下腹	阑尾（转移性右下腹痛）、回肠、右侧输尿管及卵巢
左下腹	乙状结肠、降结肠、左侧输尿管、左侧卵巢
部位不确定	急性弥漫性腹膜炎、机械性肠梗阻、铅中毒、腹型过敏性紫癜、急性出血坏死性肠炎

2. 疼痛的起病方式、性质

（1）炎症性急性腹痛 起病较缓慢，由轻渐重，剧痛并呈进行性加重，炎症波及腹膜时，呈典型局限性或弥漫性腹膜刺激征。临床以腹痛、发热、压痛伴腹肌紧张为主要表现，如急性阑尾炎、胆囊炎、胰腺炎等。

（2）穿孔性急性腹痛 突然起病，呈剧烈的刀割样痛、烧灼样痛，然后转为持续性。临床以突发持续腹痛、腹膜刺激征、可伴有肠鸣音消失为主要表现，如溃疡穿孔、胃癌穿孔、肠穿孔等。

（3）梗阻性急性腹痛 突然发生，呈阵发性剧烈绞痛，如器官梗阻合并炎症或血运障碍，则呈持续性腹痛，阵发加重。临床以腹痛、呕吐、腹胀、排泄障碍等为主要表现，如泌尿系结石、胆绞痛、蛔虫病、肠梗阻、肠套叠、卵巢囊肿蒂扭转等。

（4）出血性急性腹痛 起病急，持续疼痛，疼痛较炎症或者穿孔时轻。临床以腹痛、内出血（休克或贫血）或外出血（呕血、尿血、便血）为主要表现，如消化性溃疡出血、肝脾破裂出血、腹主动脉瘤破裂出血、异位妊娠破裂出血等。

（5）缺血性急性腹痛 持续疼痛、阵发加剧，可触及压痛性包块，可出现频繁干呕等症状，早期可无腹膜刺激征，后期可出现。

（6）其他腹痛 功能紊乱及全身性疾病所致腹痛者，疼痛常无明显定位，呈间歇性、一过性或者不规律性，腹痛严重，但体征较轻，无腹膜刺激征。常有精神性因素或者全身疾病史，如胃肠神经症、腹型紫癜、缺血性肠病和肠道易激惹综合征等。

（三）辅助检查

1. 实验室检查

（1）血常规　白细胞和中性粒细胞数量增多提示感染性疾病；血红蛋白和红细胞数量减少提示活动性出血可能。

（2）尿常规　血尿提示肾脏疾病；脓尿提示泌尿系感染。

（3）大便常规　黏液脓血便提示痢疾可能；水样便，白细胞增多提示急性肠炎可能；血便或大便潜血阳性提示消化道出血或肿瘤可能。

（4）生化检查　血尿淀粉酶升高提示胰腺炎可能；尿素、肌酐升高提示肾脏功能不全可能；人绒毛膜促性腺激素升高提示异位妊娠可能。

2. 超声检查　对于肝脏、胆、胰腺、脾脏、肾脏、输尿管、膀胱、阑尾、子宫及其附件等的形态、大小、占位、结石、积液、异位妊娠及血管病变有较高诊断价值，为首选检查。也可用于超声引导下穿刺抽液。

3. X 线检查　有助于发现胸部脏器的病变，如肺脏、胸膜及心脏；腹部 X 线可发现膈下游离气体，常提示胃肠道穿孔；肠道内出现气 - 液平面、充气较多，提示肠梗阻可能；腹部平片或静脉肾盂造影可发现尿路病变。

4. 内镜检查　对急性腹痛的诊断具有重要的意义，包括胃镜、十二指肠镜、小肠、结肠镜等。另外，在消化道出血病因明确的前提下可内镜止血。

5. CT 检查　是评估急腹症的安全、无创而快速的方法，尤其是对判断肝胆胰等实质性脏器病变、十二指肠和主动脉病变方面，较超声更有优势。PET - CT 诊断肿瘤更敏感。

6. 直肠指检　右侧直肠壁触痛常见于阑尾炎盆位；直肠膀胱陷凹饱满、触痛见于盆腔有积血或脓肿；直肠异物见于肿瘤等。

7. 心电图　40 岁以上患者，无慢性胃肠道疾病史，出现上腹痛常规考虑心电图检查，以排除心脏或者心包疾病。

三、救治原则

各种腹痛的救治原则相似。即抢救生命、减轻痛苦、对因治疗、预防并发症。救治措施如下。

1. 手术治疗　到目前为止，手术依然是急腹症治疗的重要手段。如肠梗阻、急性阑尾炎、内脏出血或穿孔等，有手术指征者，应立即手术治疗。

2. 非手术治疗　对于手术指征不明朗，或病因不明者，纠正水、电解质紊乱，抗感染，抗腹胀，抗休克等对症治疗。病因明确但疼痛剧烈者可适量应用镇静剂。

3. 不能确诊的患者　坚持“四禁”原则：禁食、禁止痛、禁灌肠、禁用泻药。对于腹痛无缓解、体征不减轻、全身状况未见好转反而加重的患者给予剖腹探查检查，明确病因。

四、护理措施

（一）急救护理

密切监测生命体征；迅速建立静脉通路，及时补液或者补血；保持呼吸道通畅，氧气吸入；有手术指征者做好术前准备。

（二）一般护理

控制饮食及胃肠减压，病情较轻者给予流质或半流质饮食，病情严重者必须禁食或者胃肠减压；为患者提供舒适卧位，病情允许尽量选择半卧位，并按时更换体位，防止压疮的形成。

（三）病情观察

对于病因不明的急腹症患者，密切监测病情至关重要。观察的内容有生命体征和意识、腹痛的部位、性质、程度、范围及腹膜刺激征和胃肠功能等。

（四）对症护理

腹痛伴休克者，立即建立静脉通路，及时补液纠正休克；伴呕吐者，头偏向一侧，防止误吸；伴高热者，给予物理或者药物降温；伴排尿障碍者，给予留置导尿，并做好尿管的日常护理；病因明确者，遵医嘱给予手术准备或者内科治疗；使用止痛剂的患者，应观察其用药后的腹痛变化，病因未明时禁止使用止痛剂。

（五）心理护理

注意对患者及家属做好解释和安慰的工作，倾听患者的感受和想法，缓解焦虑情绪。

第三节　呼吸困难患者的救护

微课

PPT

案例分析

患者，男，66岁，反复咳嗽、咳痰20余年，10天前咳嗽加重，痰为黄白色黏痰，1小时前突然出现明显呼吸困难，大汗淋漓，至急诊科就诊。查体：体温36.7℃，脉搏80次/分，呼吸25次/分，血压108/71mmHg。

问题

1. 可能的诊断是什么？
2. 如何评估？
3. 如何急救处理及护理？

呼吸困难是急诊科常见的症状之一，也是一种较为严重的临床症状。患者主观表现为通气不足或者呼吸费力，客观表现为呼吸的频率、节律和深度异常。临床上根据呼吸困难发病的急缓分为急性和慢性呼吸困难，其中急性呼吸困难可危及生命，应立即采取相应措施，积极抢救。这也是本节我们主要讲述的内容。

一、病因与发病机制

（一）病因

引起急性呼吸困难的原因很多，临床上根据其发病原因分为：心源性呼吸困难、肺源性呼吸困难、神经精神性呼吸困难、中毒性呼吸困难及其他呼吸困难（表 8－2）。呼吸系统疾病是引起呼吸困难最常见的原因。其中自发性气胸、支气管哮喘、急性心肌梗死、肺水肿、急性喉头水肿、连枷胸等引起的呼吸困难发病急，病情重。

表 8－2　呼吸困难病因分类

分类	病因
心血管系统	先心病、急性左心衰、急性心肌梗死、心包炎等
胸肺疾病	气道阻塞、自发性气胸、胸腔积液、肺炎、胸膜炎呼吸道肿瘤、哮喘、COPD 等
急性中毒	一氧化碳中毒、有机磷农药中毒等
感染、创伤	肋骨骨折、肺炎、血气胸、张力性气胸、颅脑伤等
精神及其他因素	癔症、贫血、肌营养不良等

（二）发病机制

吸气性呼吸困难的产生主要由于大气道阻塞所致；呼气性呼吸困难主要由于小支气管痉挛及肺组织弹性减弱所致；混合性呼吸困难主要由于广泛肺部病变，使呼吸面积减少，影响换气功能所致。

二、病情评估与判断

（一）健康史

了解与呼吸困难发生有关的情况，如年龄、疾病史、中毒史、外伤史、遗传史以及有无呼吸困难发作的时间、性质和诱发因素等。

（二）身体状况

1. 呼吸困难的性质

（1）吸气性呼吸困难　常见于气管、喉部病变（肿瘤、炎症、水肿和异物），表现为吸气明显困难，出现“三凹征”。

（2）呼气性呼吸困难　常见于支气管哮喘、细支气管炎、慢性阻塞性肺疾病、肺气肿、肺心病等，表现为呼气明显延长并伴有哮鸣音。

（3）混合性呼吸困难　常见于大量胸腔积液、重症肺炎、肺间质纤维化和气胸，表现为吸气和呼气均费力。

2. 起病方式　起病急的呼吸困难多见于自发性气胸、支气管哮喘、急性心肌梗死、急性肺水肿等。夜间阵发性呼吸困难常见于急性左心衰，慢性阻塞性肺气肿（COPD）患者夜间咳喘，被迫端坐体位。ARDS 患者多在原发病起病后 5 日内发生，约半数在 24 小时内呼吸加快，并呈进行性呼吸困难。

3. 呼吸频率和节律的改变 呼吸频率加快见于发热、贫血等；呼吸频率减慢见于呼吸中枢抑制、颅内压增高等；节律异常如潮式呼吸见于糖尿病酮症酸中毒和急性中毒。

4. 伴随症状 伴胸痛见于自发性气胸、肺栓塞、大叶性肺炎、主动脉夹层、急性心肌梗死等；伴高热见于肺炎、胸膜炎、肺脓肿、急性心包炎等；伴咯血见于支气管扩张、肺结核等；伴意识障碍见于急性中毒、肺性脑病等；伴窒息感见于支气管哮喘、癔症等。

（三）辅助检查

1. 血常规检查、生化检查、血气分析 用于明确病因、判断病情、分析酸碱失衡等。

2. 心电图、超声心动图、胸部 X 线、CT、MRI、放射核素扫描 用于诊断心肺及颅脑疾病。急危重症患者可采取半卧体位行床边 X 线检查。

3. 肺功能检查 了解肺功能损害程度，明确肺功能障碍的机制和类型，对部分阻塞性疾病早期有诊断价值。但其检查项目较多，应根据患者病情需要及耐受情况选择。

三、救治原则

对于急性呼吸困难的患者，其治疗的关键在于保持呼吸道通畅、纠正缺氧和（或）二氧化碳潴留、纠正酸碱平衡失调，对因治疗。

四、护理措施

（一）急救护理

（1）保持呼吸道通畅 有气道分泌物者及时清除，若存在支气管痉挛，遵医嘱静脉给予支气管扩张药物，如 β_2 肾上腺素受体激动剂、糖皮质激素、茶碱类药物等。

（2）合理氧疗 根据呼吸困难类型，选择合理的给氧途径和给氧流量。缺氧不伴有二氧化碳潴留患者采用高流量、高浓度给氧；缺氧伴二氧化碳潴留患者采用低流量、低浓度给氧。

（3）必要时配合医生做好气管插管和气管切开的准备工作。

（4）迅速建立静脉通路，遵医嘱用药。

（二）一般护理

根据病情选择合适的卧位，一般采取半卧位或坐位；注意休息，减少交谈，保持良好的情绪状态。

（三）病情观察

密切观察患者的生命体征、呼吸功能、氧疗效果以及药物的不良反应，并及时上报医生和记录。

（四）对症护理

1. 肺栓塞患者的护理 绝对卧床休息，保持安静，防止活动致血栓脱落；遵医嘱做好溶栓治疗的相关护理工作。

2. 支气管哮喘急性发作的护理 及时缓解气道阻塞，纠正低氧血症，恢复肺功能，预防哮喘恶化或再次发作，维持水、电解质与酸碱平衡，补充液体，纠正哮喘发作引起的脱水，避免痰液过于黏稠导致气道阻塞。

3. ARDS 的护理 PaO_2 提高到 60mmHg 或 SpO_2 达 90% 以上，则降低给氧浓度，患者轻者用面罩给氧，多数患者使用机械通气；控制液体量，保证患者液体摄入量、出入量维持负平衡；遵医嘱控制感染、固定骨折和纠正休克等；遵医嘱补充营养，应提倡全胃肠营养。

4. 慢性阻塞性肺气肿急性发作的护理 协助患者咳痰，必要时吸痰，保持呼吸道通畅。

5. 气胸发作的护理 配合医生给予排除胸腔气体，闭合伤口，促进患侧肺复张，减轻呼吸困难，改善缺氧的症状；预防肺水肿和皮下气肿等并发症的产生。

（五）心理护理

给予患者心理支持和安慰，满足合理需求。

第四节 意识障碍患者的救护

PPT

案例分析

患者，男，79 岁，4 小时前家人呼唤患者起床，发现嗜睡，反应迟钝，不能正确回答问题，遂急诊入院。查体：体温 36.9℃，脉搏 96 次/分，呼吸 16 次/分，血压 150/92mmHg。

问题

1. 可能的诊断是什么？
2. 如何评估？
3. 如何急救处理及护理？

意识障碍是指机体对周围环境和自身状态的识别和反应能力出现障碍，是急诊科常见的症状之一，也是临床各个学科疾病中的“危重症”象征。因此，对意识障碍患者的紧急救护尤为重要。

一、病因与发病机制

（一）病因

临床上引起意识障碍的原因有很多，可以是由单纯的颅脑损伤引起，如颅骨骨折、脑干损伤、脑出血等，也可以是由全身性疾病引起，如一氧化碳中毒、肝性脑病、休克、糖尿病酮症酸中毒等。根据是否感染，也可分为感染性因素和非感染性因素（表8-3）。

表8-3　意识障碍的病因

分类	病因
感染性因素	各种脑炎、脑膜炎、脑型疟疾、败血症、中毒性肺炎等
非感染性因素	脑出血、脑栓塞、蛛网膜下腔出血、甲状腺功能亢进、糖尿病酮症酸中毒、肺性脑病、肝性脑病、严重休克、一氧化碳中毒、有机磷农药中毒、酒精中毒、高温中暑、淹溺

（二）发病机制

意识的清醒有赖于大脑皮质和皮质下网状结构功能的完整，任何原因引起的大脑皮质弥漫损害或脑干网状结构损害，使觉醒状态减弱，意识内容减少或改变，即可造成意识障碍。

二、病情评估与判断

（一）健康史

了解与意识障碍发生有关的情况，如疾病史、外伤史、用药史以及起病的急缓，是持续性发作还是一过性发作等。

（二）身体状况

重点评估与意识相关的症状和体征，如意识障碍的程度、生命体征、瞳孔、肢体活动、皮肤黏膜及伴随症状等。

1. 意识障碍的程度　临床上根据患者的觉醒程度不同，可分为嗜睡、昏睡和昏迷，昏迷又分为浅昏迷和深昏迷（表8-4）。

表8-4　意识障碍的程度

分类	临床表现
嗜睡	患者持续睡眠状态，但能被语言或其他刺激唤醒，并能做适当反应，外界刺激消失后即转入睡眠状态
昏睡	嗜睡和昏迷之间，患者睡眠期间需要较强烈的刺激才可以唤醒，无自主语言或者语言不清，不能恰当地做出反应，外界刺激消失后立即转为昏睡。对痛觉刺激有防御性回避动作
昏迷	严重的意识障碍，不能被唤醒，无随意动作
浅昏迷	强烈的痛觉刺激能引起患者肢体简单的防御动作，但对外界强烈刺激无反应。无自发性语言及随意运动，瞳孔对光反射存在或反射迟钝，生理反射正常、减弱或消失，可有病理反射
深昏迷	所有反射均消失，生命体征不稳定，有自主呼吸，但节律可不规则，多伴通气不足

2. 生命体征

（1）体温　体温升高可见于脑膜炎、脑炎、脑脓肿等颅内感染，若昏迷且高热达39℃以上者见于脑室、脑干出血或中暑患者；体温降低见于休克、糖尿病性昏迷、肝性脑病及某些中毒患者。

（2）呼吸　呼吸深长见于糖尿病酮症酸中毒和尿毒症昏迷；浅而慢呼吸见于镇静安眠药中毒；鼾声呼吸见于脑出血；潮式呼吸见于中枢神经系统损害；间歇呼吸患者预后不良；呼吸气味异常见于糖尿病酮症酸中毒、肝衰竭等。

（3）脉搏　对心源性意识障碍有诊断价值。如脉搏强弱不等、快慢不均多见于心房颤动引起的脑栓塞；脉搏过快可能为休克、心衰、高热等；脉搏减慢可能为颅内压增高等。

（4）血压　血压升高见于颅内压增高、高血压脑病、脑出血等；血压降低见于休克、糖尿病性昏迷、镇静催眠药物中毒等。

3. 瞳孔　瞳孔大小是意识障碍患者神经系统检查的重要项目。双侧瞳孔缩小常见于脑桥病变、有机磷农药中毒、阿片中毒等；双侧瞳孔散大固定常为颅脑的不可逆性损伤；双侧瞳孔不等大或忽大忽小，为脑疝的早期征象。

4. 肢体活动　意识障碍伴颈项强直见于蛛网膜下腔出血、脑膜炎等；伴一侧偏瘫见于脑血管意外；伴抽搐见于脑出血、癫痫、颅脑肿瘤等。

5. 皮肤黏膜　意识障碍出现皮肤、巩膜黄染、蜘蛛痣见于肝性脑病；皮肤发绀见于呼吸困难、肺性脑病等；皮肤苍白、湿冷见于休克、低血糖昏迷等；皮肤潮红见于酒精中毒。

6. 伴随症状　病因不同伴随症状有差别。伴脑膜刺激征常见于颅内感染、蛛网膜下腔出血或者脑疝；伴喷射性呕吐常见于颅内高压，非喷射性呕吐见于颅外疾病；伴尿便失禁见于突发性昏迷。

（三）辅助检查

1. 实验室检查　血、尿及大便常规、血糖、血氨、血清酶、肝肾功能、电解质和血气分析等。

2. 脑脊液检查　可了解颅内压的改变、颅内有无感染和出血。脑脊液混浊见于细菌性和化脓性脑膜炎。

3. 其他相关检查　包括心电图、脑电图、脑血流图、头部、MRI、血管造影等。

4. 特殊检查

（1）神经系统检查　包括瞳孔大小、对光反射、眼球的运动、各种反射和脑膜刺激征检查。

（2）眼底检查　视乳头水肿或出血见于高血压、尿毒症、糖尿病和颅内压增高；玻璃体下出血见于蛛网膜下腔出血。

三、救治原则

稳定生命体征，保持呼吸道通畅，维持有效循环，快速查找病因并针对性治疗。

四、护理措施

（一）急救护理

1. 保持呼吸道通畅　昏迷患者平卧位，头偏向一侧，有气道分泌物者及时清除。

2. 持续氧气吸入　必要时配合医生做好气管插管和气管切开的准备工作。

3. 迅速建立静脉通路，遵医嘱用药　呼吸兴奋剂或抗休克药物，颅内压增高者使用20%甘露醇、呋塞米等降颅压治疗，伴高热者使用人工冬眠疗法。

（二）一般护理

昏迷者禁食；留置导尿管；做好皮肤护理，防止压疮发生。

（三）病情观察

15～30分钟监测生命体征，同时观察意识、瞳孔、肢体活动和颅内压等的变化。

（四）对症护理

补充营养及保持水、电解质平衡；控制体温；预防感染；止吐等。

（五）心理护理

稳定患者及家属情绪，帮助他们建立战胜疾病的信心。

第五节　严重心律失常患者的救护

PPT

案例分析

患者，女，81岁，在卫生间起身的时候忽然感到胸闷、黑矇，在家人的搀扶下上床休息片刻后就诊急诊科。既往有高血压、冠心病病史。查体：脉搏158次/分，呼吸18次/分，血压120/90mmHg，心电图提示规则的窄QRS波。

问题

1. 可能的诊断是什么？
2. 如何评估？
3. 如何急救处理及护理？

正常状态时窦房结产生冲动的频率为60～100次/分，节律规则，称为窦性心律。而心律失常是指心脏冲动的节律、频率、起源部位、传导速度以及激动次序的异常，是急诊科常见的症状之一。心律失常按照发生原理可分为冲动形成异常和冲动传导异常，按照发生心律失常时心率的快慢可分为快速心律失常和缓慢心律失常。心律失常可导致心脏有效射血减少，血流动力学不稳定。临床上，可以引起晕厥、心力衰竭、休克甚至心脏骤停的心律失常称之为严重心律失常。如心室颤动、室性心动过速、心房颤动、室上性心动过速、二度Ⅱ型、三度房室传导阻滞。这些严重心律失常如果不及时处理，患者死亡率高。

一、病因与发病机制

（一）病因

引起的严重心律失常的原因归纳为以下几种：先心病、心肌病、冠脉综合征、病态窦房结综合征等心脏器质性病变，洋地黄、胺碘酮等药物中毒，高钾血症、低钾血症、低镁血症等酸碱失衡、电解质紊乱，长QT综合征等，遗传性心律失常。

（二）发病机制

心律失常的发生机制有冲动形成异常和（或）冲动传导异常。

1. 冲动形成异常 自律性的心肌细胞如窦房结、房室结、结间束和房室束－浦肯野纤维系统等，因自主神经兴奋性改变或者出现病变，引起不适当的冲动发放；无自律性的心肌细胞，如心房和心室肌细胞，在病理状态下，如缺血、药物、儿茶酚胺增多、电解质紊乱等，也会出现异常自律性；此外，后除级的振幅增高并抵达阈值时，可导致反复激动，从而引起持续性快速性心律失常。

2. 冲动传导异常 折返是快速型心律失常的最常见机制。折返形成后，冲动在形成的闭合环内反复循环，产生持续而快速的心律失常。另外，冲动传导至某处心肌的生理不应期内，还可形成生理阻滞或干扰现象。

二、病情评估与判断

严重心律失常评估的第一步是确定是否有脉搏。如果脉搏消失应立即进行心肺复苏。如果脉搏存在，则进一步评估血流动力学状态，血流动力学不稳定者立即处理。

（一）健康史

了解与严重心律失常发生有关的情况，如年龄、疾病史、用药史、有无起搏器安装史以及有无心律失常发作史等。

（二）身体状况

评估患者有无头晕、乏力、心悸、气促、胸闷等症状。如果出现晕厥、胸痛、低血压等则为血流动力学不稳定，会引起重要脏器受损或者心搏骤停。

（三）辅助检查

1. 心电图检查

（1）心室颤动 心电图显示P波、QRS波、T波均消失，由不规则的心电波型所代替，频率250～500次/分（图8－1）。

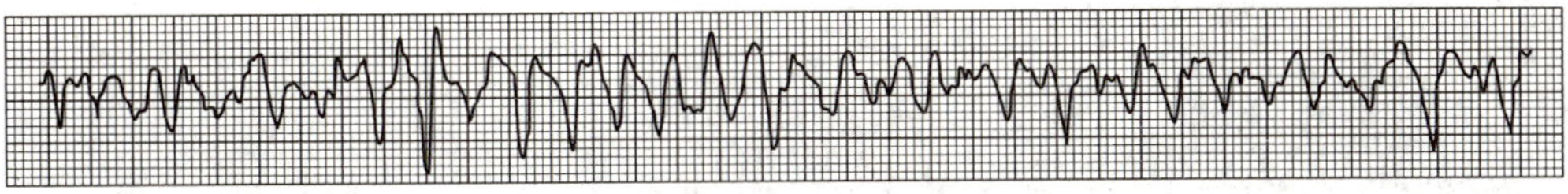

图 8－1　心室颤动

（2）室性心动过速　心电图显示连续出现 3 个或 3 个以上室性期前收缩；宽大畸形的 QRS 波；ST－T 波方向与 QRS 主波方向相反；心室率在 100～250 次/分；常出现房室分离（图 8－2）。

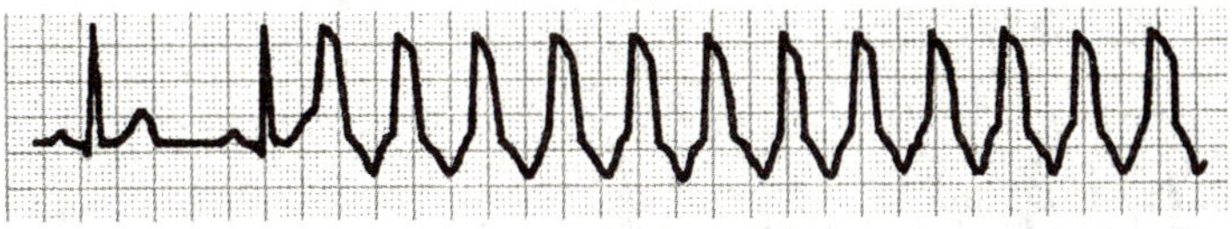

图 8－2　室性心动过速

（3）心房颤动　心电图显示 P 波消失，以形态、间隔、幅度均不规则的 f 波代替，频率 350～600 次/分；R－R 间期不等，心室率为 100～160 次/分；QRS 波正常，但当心室率过快时，QRS 可增宽变形（图 8－3）。

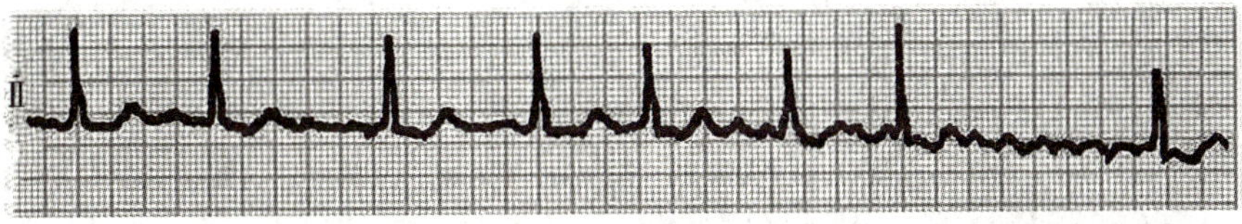

图 8－3　心房颤动

（4）室上性心动过速　心电图显示频率 160～250 次/分，节律规则；P 波形态异常；QRS 波群形态和时限正常，若伴有室内差异性传导、预激综合征等，QRS 波群可宽大畸形（图 8－4）。

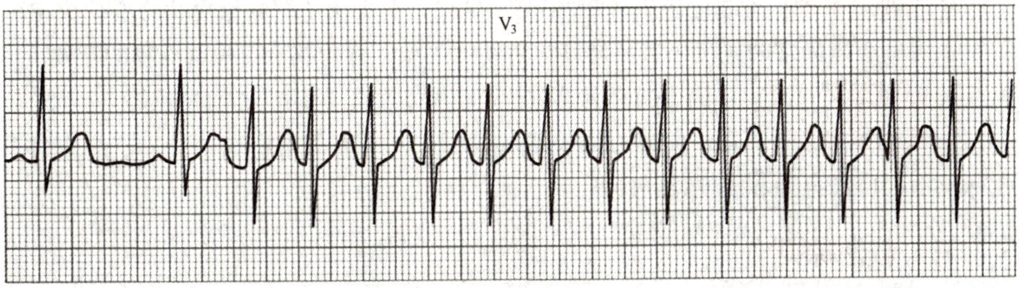

图 8－4　室上性心动过速

（5）尖端扭转型室性心动过速　心电图显示 QRS 波群的振幅与波峰周期性围绕等电位线上下扭转，频率 200～250 次/分，QT 间隙超出 0.5 秒，U 波明显（图 8－5）。

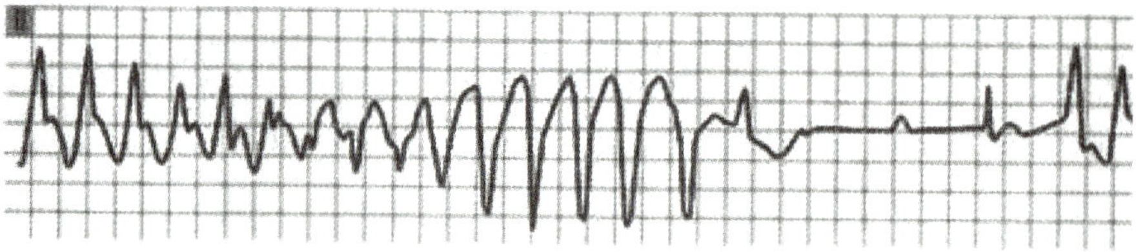

图 8-5　尖端扭转型室性心动过速

（6）二度Ⅱ型房室传导阻滞　心电图显示 P-R 间期恒定，周期性或间断出现 P 波后 QRS 波脱落，下传搏动的 PR 间期大多数正常；阻滞位于房室束-浦肯野系统，QRS 波群增宽，形态异常（图 8-6）。

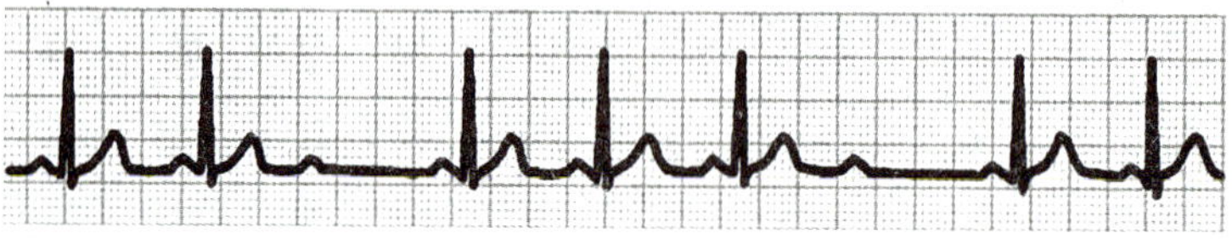

图 8-6　二度Ⅱ型房室传导阻滞

（7）三度房室传导阻滞　心电图显示 P-P 间期和 P-R 间期有各自规律性，P 波与 QRS 波群无传导关系；P 波频率较 QRS 波群频率快；心室起搏点位于房室束及近邻，QRS 波群正常，为交界逸搏心律，心室率低至 40 次/分以下，心室律不稳定（图 8-7）。

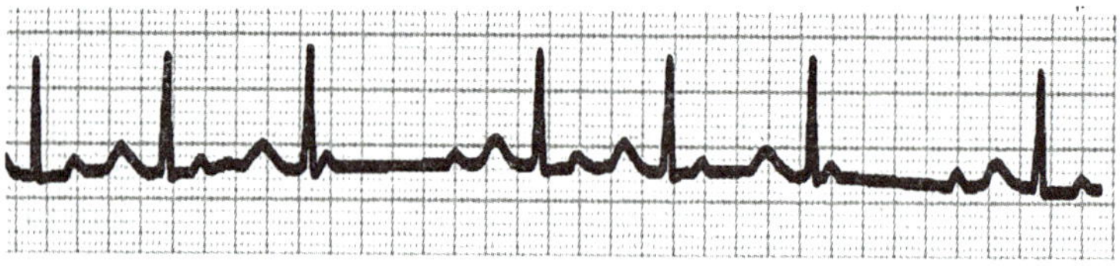

图 8-7　三度房室传导阻滞

2. 动态心电图　持续记录患者 24 小时心电图，有助于了解临床症状与心律失常的关系；明确心律失常的昼夜分布及与日常活动的关系；评价抗心律失常药物的疗效。

3. 心脏超声检查　协助诊断有无器质性心脏病，如心肌病、心肌梗死等。

4. 实验室检查　有助于明确心律失常的病因，判断有无电解质紊乱，监测心肌生化标记物，协助急性心肌梗死的诊断。

三、救治原则

尽早终止严重心律失常，同时改善血流动力学状态，积极治疗原发病。根据心律失常的类型、特点及血流动力学状态，给予呼吸、循环支持，必要时进行药物、起搏、电复律等处理。

四、护理措施

（一）急救护理

立即给予舒适、安静卧床休息；持续心电监护，描记12导联心电图，协助心律失常的诊断；保持气道通畅，吸氧，保持血氧饱和度≥94%；除颤器置于床旁，完好备用状态。

（二）一般护理

饮食清淡易消化；安静休息，避免刺激；保持良好的情绪状态。

（三）病情观察

密切观察患者的生命体征、临床表现及伴随症状，如当患者出现胸痛、胸闷、心绞痛发作时，说明冠状动脉灌注减少；如出现呼吸困难，说明可能伴有心力衰竭；如果出现恶心、头痛、肢体活动或语言障碍，可能发生了血栓栓塞。

（四）对症护理

1. 快速心律失常的护理

（1）血流动力学稳定的快速性心律失常　及时描记12导联心电图，确定QRS波群的时限，判断QRS波的宽窄。

1）规则的窄QRS波心动过速　多为室上性心动过速，可先尝试机械刺激患者迷走神经的方法。如颈动脉窦按摩（每次5～10秒，切禁双侧同时按摩），采取Valsalva动作（深吸气后屏气再用力做呼气动作）、刺激恶心反射或咽反射、压迫眼球等方法，如无效，则遵医嘱给予药物治疗。

2）不规则的窄QRS波心动过速　多为房颤。及时给予患者吸氧并建立静脉通路。该类患者治疗目标是减慢心率，可遵医嘱静脉注射β受体阻滞剂、维拉帕米或地高辛；发病48小时之内的患者可尝试心脏复律，包括电复律、药物复律及导管消融技术。发病48小时之后的患者遵医嘱给予肝素或者华法林抗凝治疗，预防栓塞。

3）规则的宽QRS波心动过速　多为室性心动过速。遵医嘱给予静脉注射抗心律失常的药物，首选胺碘酮，必要时可采用射频消融和埋藏式心脏复律除颤起搏器（用于猝死高危患者及药物治疗无效者）。

4）不规则的宽QRS心动过速　如出现尖端扭转型室速，立遵医嘱给予硫酸镁，并做好随时心肺复苏的准备。

（2）血流动力学不稳定的快速心律失常　如快速心律失常患者伴晕厥、持续胸痛、低血压或休克者，及时准备同步电复律。规则波，给予初始能量50～100J的双相同步电复律；不规则波，给予初始能量120～200J的双相同步电复律；房颤给予紧急电复律，另可用静脉肝素或皮下注射肝素抗凝。

（3）心室颤动　立即心肺复苏，尽早非同步直流电除颤，单相波首次除颤能量360J，双相波除颤能量选择120～200J，除颤后立即心肺复苏（CPR）5个周期，之后分析心律，必要时再次除颤，循环进行。

2. 缓慢心律失常的护理 心动过缓的患者，呼吸通畅的前提下，如果出现血流动力学不稳定的表现，遵医嘱静脉注射阿托品 0.5mg，可重复，最大剂量不超过 3mg，如效果不佳，应做好起搏治疗的准备，如果出现血压降低，遵医嘱静脉滴注肾上腺素、去甲肾上腺素或多巴胺等药物。用药期间，观察药物的疗效和不良反应。

（五）心理护理

给予患者心理支持和安慰，减少其焦虑和紧张。

第六节　高热患者的救护

PPT

案例分析

患者，女，26 岁，晚饭后 1 小时出现恶心、呕吐，后自觉怕冷，发热。家中自行测量体温为 38.2℃。遂急诊科就诊。查体：体温 38.6℃，脉搏 100 次/分，呼吸 23 次/分，血压 120/70mmHg。

问题

1. 可能的诊断是什么？
2. 如何评估？
3. 如何急救处理及护理？

高热是急诊科常见的症状，它是指各种原因引起体温调节中枢发生功能障碍引起体温明显超出正常范围。通常体表体温 >37.3℃可诊断为发热，体表温度 >39.1℃时为高热。持续高热对中枢神经系统有严重损伤，甚至可引起脑细胞的不可逆性损伤。临床上引起高热的原因复杂、病情变化快，因此护士应该仔细分析，全面评估，争分夺秒的救护患者。

一、病因与发病机制

（一）病因

引起发热的病因很多，可分为感染性发热和非感染性发热。感染性发热以细菌和病毒感染较常见，还有其他如支原体、衣原体、立克次体、螺旋体、真菌等感染；非感染性发热包括结缔组织病、过敏性疾病、变态反应性疾病、恶性肿瘤、创伤、烧伤、手术后发热等。

（二）发病机制

发热的基本机制包括三个环节：第一环节是信息传递，激活物作用于产致热原细胞，产生并释放内生性致热原，后者作为“信使”传递到下丘脑；第二环节是中枢调节，即内生性致热源改变下丘脑温敏神经元的化学环境，将体温调节中枢的调定点上移，正常血液的温度变为冷刺激，于是体温中枢发出冲动，引起调温效应器的反应；第三环节是效应环节，一方面是通过运动神经致骨骼肌紧张度增高或寒战，增加产热，另一方面是经交感神经系统致皮肤血管收缩，减少散热，于是产热大于散热，体温升至与调定点相适应的水平。

二、病情评估与判断

（一）健康史

了解患者近期有无感冒、有无传染病接触史，有无手术、分娩、用药史，有无急性、慢性疾病，有无创伤等；重点了解患者此次发热的持续时间、发热的特点及发热时的伴随症状等。

（二）身体状况

1. 发热的程度 按发热的高低可分为：低热，37.3～38℃；中度发热，38.1～39℃；高热，39.1～41℃；超高热，41℃以上。

2. 发热的过程 包括体温上升期、高热持续期和体温下降期。

（1）体温上升期 患者常感疲倦乏力、全身不适、肌肉酸痛伴寒战。①骤升型表现为体温快速上升达39～40℃，多见于疟疾、急性尿路感染、肺炎等；②缓升型表现为体温逐渐上升，常见于结核性疾病和伤寒等。

（2）高热持续期 患者常感灼热但不再出现寒战，皮肤潮红，呼吸加快、口唇干燥等。

（3）体温下降期 表现为多汗、皮肤湿润。①骤降型表现为体温迅速下降，伴大汗淋漓，多见于肺炎、肾盂肾炎和疟疾等；②渐降型表现为体温逐渐降低，如风湿热、伤寒等。

3. 发热的热型 发热患者在不同时间测得的体温数值分别记录在体温单上，将各体温数值点连接起来成体温曲线，该曲线的不同形状称为热型。不同病因所致发热的热型也常不同。临床上常见的热型有以下几种：稽留热、弛张热、间歇热、波状热、回归热和不规则热（表8－5）。

表8－5 常见热型

热型	表现及疾病
稽留热	体温保持在39～40℃达数日或数周，24小时体温波动不超过1℃，常见于伤寒、肺炎
弛张热	体温持续升高在39℃以上，24小时体温波动超过1℃，常见于败血症等
间歇热	高热与正常体温交替出现，常见于疟疾等
不规则热	发热在24小时内没有规则，常见于流行性感冒等

4. 发热的热程 热程是指发热病程持续的时间。分为急性发热和慢性发热，其中病程在2周内的发热为急性发热，是急诊科常见的发热类型。

5. 发热的伴随症状 发热伴寒战常见于细菌性肺炎、急性胆囊炎、急性肾盂肾炎、流行性脑脊髓膜炎、疟疾、输液反应等；伴结膜充血常见于麻疹、流行性出血热等；伴单纯疱疹见于细菌性肺炎、流行性感冒、疟疾、流行性脑脊髓膜炎等；伴淋巴结肿大见于传染性单核细胞增多症、淋巴结结核、白血病、淋巴瘤、转移癌等；伴肝脾肿大见于病毒性肝炎、疟疾、结缔组织病、白血病、淋巴瘤、急性血吸虫病等；伴出血见于急性传染病、急性白血病等；伴关节肿痛见于脓毒症、风湿热、痛风、猩红热等；伴皮疹见于麻疹、猩红热、风疹、水痘、药物热等；伴呕吐、腹痛、腹泻见于急性肠胃炎；伴呼吸困难见于肺炎、胸膜炎等；伴昏迷见于流行性乙型脑炎、流行性脑脊髓膜炎、斑疹伤寒、急性脑卒中、中毒等。

（三）辅助检查

1. 常规检查 血、尿、大便常规检查。血常规检查中，中性粒细胞升高常提示存在细菌感染，淋巴细胞升高可提示病毒感染；尿常规对泌尿系统感染的诊断具有重要的意义；大便常规有助于诊断急性肠道感染性疾病和疟疾等。

2. 胸部X线和CT检查 有助于诊断肺部感染性疾病和纵隔疾病；腹腔CT检查用于阑尾炎、胆囊炎或腹腔脓肿的诊断。

3. 超声检查 有助于肝、胆、胰、脾、肾、膀胱、子宫、附件等感染性疾病或者肿瘤性疾病的诊断。

4. 炎症标记物检查 降钙素原与细菌感染的相关性强，可用于细菌性感染和脓毒症的诊断、分层和预后评估。

5. 腰椎穿刺脑脊液检查 用于急性发热患者伴有头痛、恶心、呕吐或严重意识障碍时，以明确诊断。

6. 其他 根据病情还可以选择血清抗体检查、微生物培养和药敏试验等。

三、救治原则

高热和超高热患者给予积极降温和对症治疗，以稳定病情、缓解痛苦、防止并发症。

四、护理措施

（一）急救护理

（1）立即降温 高热患者需要立即给予降温处理。降温方法包括物理降温和遵医嘱药物降温。物理降温可采用温水擦浴法，药物降温可选择口服给药和静脉给药。退热过程中应密切监测患者的生命体征变化，尤其老年人会因为大量出汗而引起意识和血压的变化。

（2）保持气道通畅，吸氧，必要时给予呼机机支持治疗。

（3）持续心电监护。

（二）一般护理

给予患者高热量、高蛋白、高维生素的流质或者半流质饮食，鼓励患者多饮水，或者遵医嘱静脉补充液体和营养物质，防止水、电解质紊乱；嘱患者卧床休息，体温上升时注意保暖。

（三）病情观察

密切观察患者的生命体征和意识，尤其是体温的变化；准确记录患者24小时出入量；观察患者皮肤的表现，防止脱水。

（四）对症护理

对感染性疾病引起发热的患者，遵医嘱完成培养标本的采集工作；对休克患者应快速建立中心静脉通路，给予液体复苏并检测血流动力学变化，必要时遵医嘱使用血管活性类药物；对发热并出现呼吸衰竭的患者及时建立人工气道，或者给予机械通气治疗；小儿高热惊厥者，遵医嘱使用镇静剂，如地西泮、巴比妥类药物等；高热引起脑水肿者，遵医嘱给予20%甘露醇加地塞米松快速静脉滴注，有利于降低体温和减轻脑水肿。

（五）心理护理

给予患者心理支持和安慰，满足其合理需要，积极配合医疗护理工作。

目标检测

1. 心绞痛发作时最重要的缓解方式是（　）。
   A. 医院就诊　B. 立即含服硝酸甘油
   C. 减少饮食摄入量　D. 吸氧
   E. 建立静脉通路
2. 心绞痛发作时疼痛持续时间一般为（　）。
   A. 3～5分钟　B. 15～20小时　C. 30分钟内
   D. 1小时内　E. 2小时内
3. 急性心肌梗死最突出的症状是（　）。
   A. 休克　B. 心前区疼痛　C. 心律失常
   D. 心力衰竭　E. 脉压减小
4. 急腹症观察时最主要的腹部体征是（　）。
   A. 肠鸣音变化　B. 腹膜刺激征的产生　C. 腹式呼吸运动的大小
   D. 腹臂静脉的曲张　E. 腹腔移动性浊音
5. 急腹症诊断不明时不需要禁止的是（　）。
   A. 灌肠　B. 止痛　C. 用泻药
   D. 饮食　E. 吸氧

6. 吸气性呼吸困难最主要的特点是（　）。

A. 呼吸不规则　B. 发绀明显　C. 呼吸深慢

D. 三凹征　E. 呼吸浅快

7. 夜间阵发性呼吸困难最常见于（　）。

A. 急性左心功能不全　B. 右心功能不全　C. 胸腔大量积液

D. 呼吸中枢衰竭　E. 呼吸道肿瘤

8. 引起混合性呼吸困难的疾病是（　）。

A. 气胸　B. 喉痉挛　C. 气管异物

D. 支气管哮喘　E. 慢性阻塞性肺疾病

9. 缺氧伴二氧化碳潴留患者的吸氧浓度为（　）。

A. 31%　B. 33%　C. 38%

D. 45%　E. 26%

10. 某脑出血患者，处于熟睡状态，压迫眶上神经可勉强使其转醒，醒时对答模糊，答非所问，很快又再入睡，该病例的意识状态为（　）。

A. 嗜睡　B. 意识模糊　C. 昏睡

D. 浅昏迷　E. 深昏迷

11. 患者，女，22岁，不能唤醒，呼吸不规则。血压70/40mmHg，小便失禁，两侧瞳孔扩大，角膜反射消失，对针刺无反应，其意识状态是（　）。

A. 嗜睡　B. 意识模糊　C. 昏睡

D. 浅昏迷　E. 深昏迷

12. 患者，男，48岁。因受凉体温升高至39℃，24小时体温波动不超过1℃，请问属于哪种热型（　）。

A. 稽留热　B. 间歇热　C. 弛张热

D. 波状热　E. 回归热

13. 患者，男，55岁。一周以来，体温持续39～40℃之间。查体：面色潮红，呼吸急促，口、唇轻度发绀，意识清楚。该患者发热的热型是（　）。

A. 弛张热　B. 回归热　C. 稽留热

D. 间歇热　E. 不规则热

14. 患者，男，29岁。以脑膜炎收入院。入院后查体：口唇发绀，呼吸呈周期性，由浅慢变为深快，再由深快变为浅慢，经过一段呼吸暂停后，重复上述过程。该患者的呼吸属于（　）。

A. 潮式呼吸　B. 间断呼吸　C. 鼾声呼吸

D. 蝉鸣样呼吸　E. 呼吸困难

15. 高热患者退热期提示发生虚脱症状的是（　）。

A. 头晕、恶心、呕吐

B. 脉搏细速、四肢湿冷、血压下降、出汗

C. 脉搏细速、面色潮红、血压上升、无汗
D. 脉搏呼吸浅慢、无汗
E. 皮肤苍白、寒战、无汗

16. 患者，男，28 岁。在高温环境下工作时突然体温上升至 40.5℃左右，约 3 小时，面色潮红，皮肤灼热，无汗，呼吸、脉搏增快。判断此时的临床表现属于（　）。
A. 过高热持续期　B. 中度热上升期　C. 体热上升期
D. 高热上升期　E. 高热持续期

17. 持久性心房颤动最常见的并发症是（　）。
A. 房室传导阻滞　B. 室性期前收缩　C. 肺感染
D. 感染性心内膜炎　E. 动脉栓塞

18. 诊断心律失常最有效的检查方法是（　）。
A. 心电图　B. 心电向量图　C. 心尖搏动图
D. 超声心动图　E. 心脏磁共振

19. 患者，男，70 岁。突然意识丧失，血压测不清，颈动脉搏动消失。心电监测 P－QRS－T 波消失，代之以形态、频率和振幅均不规则的颤动波。此时最有效的治疗是（　）。
A. 心脏按压　B. 人工呼吸
C. 非同步直流电复律　D. 静脉滴注利多卡因
E. 心内注射肾上腺素

20. 患者，男，56 岁，因三度房室传导阻滞入院治疗。入院查体发现心室率为 35 次/分。根据患者病情，其根本的治疗方法是（　）。
A. 安装心脏起搏器　B. 行射频消融术　C. 给予胺碘酮
D. 给予阿托品　E. 给予异丙肾上腺素

（徐小娜）

书网融合……

微课　本章小结　自测题

第九章 灾难救援

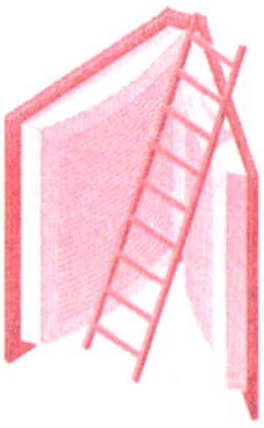

【学习目标】

知识目标

1. **掌握** 灾难现场检伤分类的原则和方法以及灾难现场的救护要点。

2. **熟悉** 各种不同灾难类型的特点和灾难伤员的转送原则。

3. **了解** 灾难医学的定义和灾难护理的概念；灾难现场检伤分类标志。

素质目标

培养良好的团队合作和沟通能力，树立以人为本、生命至上的理念具有良好的职业道德，重视护理伦理，保护患者隐私，珍视生命，关爱患者，减轻患者痛苦，维护健康。

第一节 概 述

PPT

案例分析

某高速公路上两辆汽车相撞致 18 人受伤，“120” 接到报警电话后派出急救团队到现场急救。急救人员在现场发现：1 人股骨开放性骨折，1 人疑有颈椎损伤，1 人张力性气胸，1 人右手掌离断伤，1 人肠脱出，12 人皮肤擦伤及裂伤，1 人死亡。

问题

1. 应如何对这些伤员进行检伤分类与标识？
2. 怎样对这些伤员实施现场救护？

各种类型灾难的频繁发生，造成了大量的人员伤亡和财产损失，灾难是除自然死亡以外人类生命与健康的第一杀手。护士作为灾难医疗救援队伍中的主力军，掌握灾难医学救援的知识和技术，是灾难救援成功、减少灾难所致人员伤亡的重要保证之一。

一、灾难的定义与分类

（一）灾难的定义

2002 年，世界卫生组织（WHO）将灾难（disaster）定义为“一个对社区或社会功能的严重损害，包括人员、物资、经济或环境的损失和影响，这些影响超过了受灾社区或社会应用本身资源应对的能力”。由此可见，只要破坏的严重性超过了发生地区资源所能应对的限度，需要外部援助来应对的突发事件均属于灾难。

（二）灾难的分类

根据不同的分类方法，可对灾难进行分类。

按发生原因分类可分为自然灾难和人为灾难。

（1）自然灾难　包括地震、火山活动、海啸、滑坡、风暴、龙卷风、水灾、旱灾、沙尘暴等。

（2）人为灾难　包括火灾、爆炸、交通事故、工伤事故等所致灾难，矿山灾难、卫生灾难、科技事故灾难，以及战争及恐怖袭击所致灾难等。

另外，按发生的顺序可以分为原生灾难、次生灾难和衍生灾难；按发生方式可以分为突发灾难和渐变灾难。

二、灾难救护

灾难救护是研究在各种灾难所造成的损害条件下实施的紧急医学救援护理、疾病防治和卫生保健。有效的灾难救护能拯救受灾人民生命，最大程度地降低死亡率和残疾率，尽早恢复伤员的工作和生活能力，控制灾后疾病的发生和流行。

（一）灾难救护的检伤分类

1. 检伤分类的目的　在灾难救护现场，多采用大规模伤员分类，其目的是在资源有限的情况下分配急救优先权和确定需转送的伤员，让尽可能多的伤员获得最佳的治疗效果，是分级救治的基础。

2. 检伤分类的原则　检伤分类时应遵循简单快速、分类分级、救命优先、自主决策、重复检伤、公平有效等原则，同时，兼顾公平性和有效性是救护现场检伤分类的基本伦理原则。

3. 检伤分类的种类

（1）收容分类　快速识别需救护的伤病员，同时帮助其到安全的区域接受进一步检查和治疗。

（2）救治分类　评估伤病员的伤情，将轻、中、重度伤病员分开，确定救治实施顺序及相应的救护措施。

（3）后送分类　结合伤病员伤情及救护现场资源，确定伤病员转运到医疗机构的顺序。

4. 检伤分类的标志 灾难救护现场通常用红、黄、绿、黑四种颜色的卡片区分伤病员。

（1）红色 即刻优先（第一优先），表示患者生命体征不稳定，伤情危及生命，需立即给予基本生命支持，并在 1 小时内转运到确定性医疗单位救治。

（2）黄色 紧急优先（第二优先），表示患者生命体征稳定，有潜在生命危险，救护后应优先后送，并在 4 ~6 小时内得到有效治疗。

（3）绿色 延期优先（第三优先），表示不紧急，较小的损伤，能自主活动的伤病员，不需要立即入院治疗。代表轻伤。

（4）黑色 零优先，指没有生还可能、已经死亡的伤病员。

（二）伤病员的现场救护

1. 灾难现场救护的原则 应充分利用现场资源，紧急救治危及生命的伤情，使其稳定或好转，为转送创造条件，尽最大可能确保伤病员的生命安全。

2. 现场救护的范围

（1）对心跳骤停者，立即开放气道，必要时行心肺复苏术。

（2）对昏迷者，应取侧卧位，防止窒息，保持呼吸道畅通。

（3）对张力性气胸者，在锁骨中线第 2、3 肋间用带有单向引流管的粗针头穿刺排气。

（4）对有活动性出血者，采取有效止血措施。

（5）对有伤口者行有效包扎，对肠脱出、脑膨出者行保护性包扎，对开放性气胸者做封闭包扎。

（6）对骨折者，可用夹板固定，也可就地取材，做临时性固定或借助躯干、健肢固定。

（7）对休克或有休克先兆者行抗休克治疗。

（8）对大面积烧伤者，给予创面保护。

（9）对有明显疼痛者，给予止痛药；伤口污染严重者，给予抗菌药物，防治感染中毒者，及时注射解毒药或给予排毒处理。

（三）伤病员的转送护理

1. 转送指征

（1）转送指征 符合下列条件之一者可转送。伤情需要，现场不能提供确定治疗或处理后出现并发症者；现场救治已完成，并且评估确认伤病员不会因搬动和转送使伤情恶化甚至危及生命。

（2）暂缓转送指征 有下列情况之一者应暂缓转送。休克未纠正，病情不稳定者；颅脑外伤疑有颅内高压，有发生脑疝可能者；颈髓损伤有呼吸功能障碍者；胸、腹部损伤后病情不稳定者；骨折固定不确定或未经妥善处理者；被转送人员或家属依从性差。

2. 转送注意事项

（1）转送顺序　危及生命需立即治疗的严重创伤者 > 需急诊救治可能有生命危险者 > 需要医学观察的非急性损伤者 > 不需要医疗帮助或现场已死亡者。

（2）保持通讯畅通　转送方及接收方保持联系，及时沟通转送及接收要求与注意事项。

（3）转送安全性评估　转送前再次全面评估并记录气道、呼吸、心率、脉搏、氧饱和度和血压以及神经系统检查结果等，确保转送安全。

（4）知情同意　向患者及家属交代病情，告知转送的必要性和途中可能出现的风险，征得同意并签字后实施转送。

3. 转送途中护理要点

（1）担架转送伤病员的护理　①安置合理体位：一般取平卧位，如有特殊情况，可根据病情采取不同体位；②防止坠床：妥善系好固定带，行进过程中担架平稳，防止颠簸；上下坡时担架保持水平状态；③注意舒适护理：注意保暖、防雨、防暑，2 小时翻身一次；④加强病情观察：使伤病员的头部向后、足部在前，方便观察病情，发现异常，及时处理。

（2）卫生车辆转送伤病员的护理　①准备车辆和器材：对汽车或列车车厢统一编号，备好各种物资、器械、药材、护理用具和医疗文件等；②伤病员的准备：根据病情及有无晕车史等，遵医嘱给予止痛、止血、镇静、防晕车等药物；③妥善安排登车：将出血、骨折、截瘫、昏迷等重伤员安排在下铺，每台车或每节车厢安排 1 ~2 名轻伤员，协助观察和照顾重伤员；④安置合理体位，防坠床；⑤加强病情观察，保证途中治疗；⑥下车时的护理：安排危重伤病员先下车，清点伤员总数，做好交接。

（3）卫生船转送伤病员的护理　①防晕船：晕船者预先服药；②防窒息：有昏迷、晕船呕吐者头转向一侧，随时清除呕吐物；③妥善固定：使用固定带将伤病员固定于舱位上；④保持自身平稳，妥善实施护理操作；⑤病情观察及其他护理措施：同陆路转送的护理。

（4）空运伤病员的护理　①合理安放伤病员的位置：大型运输机可横放两排，中间留出过道，休克者应头部朝向机尾。若为直升机，应从上至下逐层安置担架，重伤员应安置在最下层；②加强呼吸道护理：空中温度和湿度均较低，应加强气道湿化，对使用气管插管者，应减少气囊中注入的空气量，或者改用盐水充填，以免在高空中气囊过度膨胀压迫气管黏膜造成缺血性坏死；③特殊伤情的护理：外伤致脑脊液漏者，因气压低漏出量会增加，需用多层无菌纱布保护，及时更换敷料，防止逆行感染。中等以上气胸或开放性气胸者，空运前应反复抽气，或做好胸腔闭式引流，使气体减少至最低限度；④其他护理工作同陆路转送的护理。

第二节　常见灾难的特点与救护

PPT

一、交通事故救护 e 微课

交通事故伤是指交通事故时机械力作用于机体造成的组织损伤和功能障碍。交通事故一般分为机动车事故、自行车事故和行人事故。全球每年因交通事故死亡的人数逐年上升，公路交通事故已成为全球意外伤害中最常见的事件。

（一）危害特点

1. 发生频率高　受路况、车况以及自然、人为因素的影响，公路交通事故随时随地都可能发生。根据有关数据显示，我国现在每年发生交通事故 20 多万起。

2. 人员伤亡大　公路上发生的交通事故，往往造成数辆汽车首尾相撞，直接导致驾驶员和乘客伤亡。若翻车堕入江河或者悬崖，就加大了群死群伤的可能性，直接造成严重的交通事故。

3. 伤情复杂　交通事故损伤往往可以造成多发性创伤、复合伤，伤情复杂、救治困难。

（二）救援要点

交通事故伤可造成多种损伤类型，如撞击伤、烧伤、碾压伤、切割伤、跌落伤、撕裂伤、骨折等，以头面部及四肢损伤比例最高，其次为胸腹部和脊柱伤。

1. 快速检伤分类　救援人员到达现场后应快速评估现场环境，评估伤员的数量和严重程度，正确判断伤情，及时抢救。如出现大量患者时，必须进行伤情分类，分清轻重缓急，有计划、有组织地进行抢救。

2. 现场救护

（1）创伤出血　外出血时对伤口进行加压包扎止血，如果伤口内有碎骨片、玻璃碎片或插入异物、腹腔脏器脱出等情况，则包扎时可不加压；四肢出血可使用止血带临时止血，注意醒目标识止血带的应用时间及放松时间；深部组织出血，可采用敷料填塞加压包扎止血；喷射状出血可采用钳夹止血。内出血时，应迅速建立静脉通道，立即送往附近医院手术止血。

（2）损伤性窒息　取半卧位、头偏向一侧，松解颈部衣扣，清除口腔异物及分泌物；舌后坠影响呼吸时，设法将舌牵拉至口外固定，必要时可行环甲膜穿刺或气管切开。

（3）头部损伤　注意观察有无颅内出血及颅骨骨折等情况。

（4）胸腹损伤　胸骨损伤时，可因肋骨骨折刺破胸膜或肺脏引起气胸、血胸，多发性肋骨骨折可引起反常呼吸运动，不要用力搬运；有张力性气胸时可放置单向引流，解除胸腔内压力；开放性气胸者，用厚敷料在伤员呼气末将伤口暂时封闭，并做加压包扎；腹部脏器脱出时可用洁净敷料覆盖固定于腹壁上，不可把已脱出脏器送回腹腔，以免加重污染；多发性损伤时，创伤范围大，要注意对隐蔽严重的创伤，在损伤部位不明确之前，不使用止痛剂，尽快建立静脉通路，以维持基本生命体征。

（5）骨折 四肢骨、关节伤可采用夹板固定，也可利用躯干或健肢固定，固定时不要过分牵拉伤肢，不要求断端准确复位；如有肢体离断，止血包扎残端，离断肢体用无菌纱布包裹并低温保存，迅速随伤员送往医院；如脊柱损伤时需妥善固定，尽量不使脊柱扭曲或用力，采取轴线搬运，防止继发性损伤。

3. 转送护理 根据伤员的检伤分类情况，对伤员实施正确、及时的搬运与转送。

二、地震救护

地震灾害是指地震造成的人员伤亡、财产损失、环境和社会功能的破坏，具有突发性、不可预测性、频度较高、次生灾害严重和社会影响大等特点。我国是地震灾害严重的国家之一，20 世纪死亡人数在 20 万人以上的两次特大地震均发生在我国。

（一）危害特点

1. 突发性 由于地震预报还处于研究阶段，绝大多数地震还不能做出临震预报，地震的发生往往出乎预料。地震的突发性使人们毫无思想准备和防护措施，造成的人员伤亡非常惨重。

2. 瞬时性 地震在瞬间发生，地震作用的时间很短，最短十几秒，最长两三分钟就造成山崩地裂，房倒屋塌，使人猝不及防、措手不及。地震爆发的当时人们无法在短时间内组织有效的抗御行动。

3. 伤亡惨重 我国以前的房屋抗震能力差，人口密集。统计表明，约百分之六十的死亡是抗震能力差的砖石房屋倒塌造成的，尤其一些地震发生在人们熟睡的夜间。

4. 次生灾害多 地震次生灾害是指强烈地震发生后，自然以及社会原有的状态被破坏，造成的山崩、滑坡、泥石流、地裂、海啸、瘟疫、火灾、爆炸、毒气泄漏等一系列因地震引起的各类灾害。

5. 地域性和周期性 地震的发生呈现一定的地域性分布和周期性。

（二）救援要点

1. 检伤分类 由经验丰富的医护人员按照程序迅速对所有伤员进行检伤，分清轻重缓急。根据分类结果将伤员安置到不同区域以便快速处置，注意对伤员的动态评估和再检伤。

2. 现场救护

（1）对埋在瓦砾中的幸存者，应先建立通风孔道，以防窒息。

（2）挖出后应立即清除口鼻异物和压在伤者头面部、胸腹部的泥土。蒙上双眼，避免强光刺激。

（3）从缝隙中将伤员救出时，应保持脊柱呈中立位，以免伤及脊髓。

（4）救出患者后，及时检查伤情，判断意识、呼吸、循环体征等。遇神志不清、大出血等危重急症者优先救护。外伤、出血给予包扎、止血，予以固定，脊柱骨折要正确搬运。

（5）要避免伤员情绪过于激动，给予必要的心理援助。

（6）挤压综合征的伤员要迅速建立静脉通道，尽早补充液体，注意在解除挤压前尽快进行扩容治疗；如不能立即静脉补液，可口服补充含碳酸氢钠的液体，必要时在局部进行止血带短期结扎直至给予静脉补液；监测血压、尿量和受压局部情况。

（7）危重患者的现场救护。呼吸、心跳停止者，在现场立即行心肺脑复苏；休克伤员取平卧位，对伴有颅脑、胸、腹外伤者，要迅速护送转至医疗单位；对严重的开放性污染的创伤面，要除去泥土秽物，用无菌敷料或其他干净物覆盖包扎。

3. 转送护理 根据伤员的情况选择转送的方式，医护人员做好转送途中的监护。

三、水灾救护

水灾是指一个流域内因集中大暴雨或长时间降雨，导致该流域的水量迅猛增加，水位急剧上涨，超过其泄洪能力而造成堤坝漫溢或溃决，出现洪水泛滥的自然灾害。据联合国统计，全球因水灾造成的人员伤亡和经济损失占自然灾害首位。

（一）危害特点

1. 受灾面积大 我国受洪涝灾害威胁的地区总面积达73.8万平方千米，长江、黄河、淮河、海河、珠江、松花江、嫩江、辽河等八大江河的周边地区均受洪涝灾害的严重威胁。

2. 水灾人员伤亡重大 洪涝灾害往往造成江、河、水库堤坝溃决，造成遍地汪洋。堤坝溃决时，水量大，水势凶猛，往往导致大量城乡居民因无法及时逃生而遇难。

3. 经济损失大 水灾造成粮食大量减产，甚至绝收；冲塌房屋，吞没财产；工矿企业单位被淹，被迫停产停业；毁坏铁路、公路和城镇基础设施；破坏水利设施等。

4. 道路桥梁损坏，交通中断 水灾造成铁路、公路以及桥梁等毁坏，使地面交通基本陷于瘫痪，直接影响政治、经济以及人民的正常生活秩序。

5. 破坏性强，引发次生灾害 洪涝灾害还常常伴随泥石流、滑坡、山崩，以及化工设施毁坏后所发生的化学事故和灾后出现的瘟疫、饥荒等次生灾害，使灾情趋于复杂化、扩大化。

6. 抗洪排险，救援困难 由于洪涝灾害涉及地域广、受灾人数多、灾害周期长，道路交通、通信中断等，给救援工作带来了极大困难。

（二）救援要点

1. 检伤分类 在较宽敞的场所进行伤情评估，快速识别需紧急救治的伤员，现场进行生命支持的干预并组织转送。注意对可疑传染病伤员的防护与隔离。

2. 现场救护 针对水灾中出现的各种伤员实施有效的救治。如淹溺者，从水中救出后，迅速清除口鼻内的污泥、杂草，保持呼吸道通畅，有呼吸心跳停止者立刻实施心肺复苏，注意保暖，去除湿衣物；遇电击伤的伤员，应迅速关闭电源，将伤员平卧，解开衣扣，保持呼吸道通畅，若心跳停止者立刻实施心肺复苏；遇到毒蛇咬伤的伤员，立即用绷带在伤口近心端5cm处缚扎，包扎时以能放入一个手指为宜，以减少毒素扩散与吸收，再用清水、双氧水冲洗伤口，口服和外敷一些蛇药片，尽早应用抗蛇毒血清；为预防传染性疾病暴发，对传染源、传播途径以及易感人群实施防控措施。

3. 转送护理 水灾险情变化较大，应尽早把伤员转送到安全地区的医院治疗。水灾伤员的转送原则是尽早、尽快、就近。

四、火灾救护

火灾是一种不受时间、空间限制，发生频率最高的灾害。火灾严重威胁人们的生命和财产安全，影响经济发展和社会稳定。全球每年发生火灾约600万起，造成数万人死亡和数以亿计的经济损失。发生火灾必备三个条件：可燃物、助燃物、引火源。

（一）危害特点

1. 火场烟雾蔓延迅速 火灾发生后，火场烟雾的蔓延速度是火的5～6倍，烟气流动的方向就是火势蔓延的途径。

2. 通气不畅、视线不良 火灾现场由于大量的高温热烟，人的视线受到很大影响，污染的空气夹带着有毒物质，给逃生和救援都带来极大的困难。

3. 人员逃生困难，伤亡惨重 火灾往往突然发生，难以预料，人们在惊慌之下，现场秩序混乱拥挤，甚至造成踩踏损伤。加上由于浓烟烈火，严重影响人们的视线，使人看不清逃离的方向而陷入困境。因此，火灾事故现场常常造成群死群伤情况的发生。

（二）救援要点

1. 检伤分类 初步估计烧伤面积和深度判断伤情，注意有无吸入性损伤、窒息、骨折、中毒等情况。

2. 现场救护

（1）火焰烧伤　伤员迅速脱离火场，脱去燃烧的衣服，用水喷洒着火的衣服；保持呼吸道通畅，给氧；对烧伤的创面现场不做特殊处理，保护好创面；给予镇痛剂，口服淡盐水；化学性烧伤者，立即脱掉污染的衣裤，用清水持续冲洗创面30分钟以上。

（2）中毒　迅速将伤员转移至通风处，清除口鼻分泌物和炭粒，保持呼吸道通畅，给氧；呼吸心跳停止者，立即开放气道，行心肺复苏术，并送往医院进一步救治。

（3）机械性损伤　对于砸伤、刺伤或者高处坠落伤的患者可能合并多发性创伤，按照相应医疗救援程序予以处理。

3. 转送护理 对于现场急救处理后的伤员，应尽早转送至医院接受治疗。转送途中做好病情观察，尤其关注大面积烧伤的患者，防止发生低血容量性休克。

五、矿难救护

矿难是指在采矿过程中发生的事故，常见的矿难有瓦斯爆炸、煤尘爆炸、透水事故、矿井失火、板顶坍塌等。全球每年至少有数千人死于矿难，而我国作为一个产煤大国，矿难更为严重。

（一）危害特点

目前，煤矿事故具有突发性、破坏性、灾难性和继发性的特点，对矿区作业人员造成极大的生命威胁，同时造成较大的经济损失。煤矿事故的危害性之所以这么大，与事故发生后应急能力不足、救援不及时有关。

1. 影响范围大、伤亡人数多 我国的煤矿均为瓦斯矿井，瓦斯爆炸是矿山最严重、破坏性最强的群体伤亡事故。一旦发生瓦斯爆炸，产生的瞬间温度可以高达几千摄氏度，爆炸会产生巨大的冲击波和反射冲击波，也会产生大量有毒的气体，对井下作业的工人是致命性的损伤。

2. 救援条件有限 这是煤矿重大灾害事故不同于其他行业事故的最明显特征。矿工在矿区作业时人员分布广泛，互相之间有一定的距离间隔。而且当重大事故发生时，井下的生产系统会遭到破坏，巷道被堵，搜寻与运送至地面比较困难，而被困人员在无新鲜风流或其他供给的条件下存活时间较短。

3. 伤员伤势重 矿难发生时，工人多会因为矿山的冒顶、塌方等导致砸伤、挤压伤、坠落伤等；也可能因为瓦斯爆炸引起爆炸伤、烧伤，还有窒息和中毒的危险；也有一部分透水事故而导致淹溺。

（二）救援要点

1. 检伤分类 按检伤分类的原则对伤员进行快速评估和分类处置。

2. 现场救护

（1）爆炸伤/烧伤　保持呼吸道通畅，给氧；包扎止血、保护创面、固定骨折部位；镇痛、补液、抗休克治疗及防治感染。

（2）窒息、中毒　立即将患者转运至通风良好处，保持呼吸道通畅，给氧；根据中毒情况采取相应救护措施。

（3）淹溺、机械性损伤　按照相应医疗救援程序实施救护。

3. 分流转送 根据伤员的数量和严重程度进行分流转送至医院，进行进一步的救治。

六、突发公共卫生事件救护

突发公共卫生事件是指对公众健康造成或者可能造成重大损失的传染病疫情、不明原因的群体性疾病，还有重大食物中毒和职业中毒，以及其他危害公共健康的突发公共事件。

（一）危害特点

1. 成因的多样性　许多公共卫生事件与自然灾害有关，如地震过后会引发大的疫情。也有的公共卫生事件跟环境的污染、生态的破坏等有关。社会安全事件也是形成公共卫生事件的一个重要原因，如生物恐怖等。另外，还有动物疫情、致病微生物、药品危险、食物中毒、职业危害等。

2. 分布的差异性　在时间分布上有差异性，不同季节传染病的发病率不同。如严重急性呼吸综合征（SARS）往往发生在冬、春季节，肠道传染病则多发生在夏季。分布差异性还表现在空间分布差异上，传染病的区域分布不一样，如我国南方和北方的传染病就不一样，此外还有人群的分布差异等。

3. 传播的广泛性　传染病一旦具备传染源、传播途径以及易感人群，就可能在毫无国界的情况下广泛传播。

4. 危害的复杂性　重大卫生事件不仅对人的健康有影响，对环境、经济乃至政治都有影响。如新型冠状病毒肺炎的全球大流行。

5. 频繁多发、新发事件多　近些年公共卫生事件发生率越来越频繁，与忽视生态保护、有毒有害物质滥用、公共卫生事业建设投入经费不足和管理不善有关，导致新发事件不断发生，如艾滋病发病率越来越高、SARS 疫情、禽流感疫情、手足口病、新冠疫情等都威胁着人类的健康。

（二）救援要点

1. 及时上报　突发公共卫生事件情况紧急，必须及时向上级领导汇报。由有关部门成立突发事件应急处理指挥部，实行统一领导、统一指挥。

2. 做好应急预案　包括对突发事件的监测和预警；突发事件信息的收集、分析、报告与通报制度事件的分级、应急工作方案；现场控制、应急设施、设备、救治药品和医疗器械等储备和调度。

3. 现场处理原则　突发公共卫生事件情况紧急，应及时将传染病患者和中毒患者送往有条件的专科医院就诊，或采取就地隔离、就地观察、就地治疗的措施，减少危险因素的扩散。

4. 现场调查　开展流行病学调查，主要对突发公共卫生事件的发病情况、分布特征等进行调查分析，以便于提出有针对性的预防控制措施。同时要根据疫情的线索对传染病患者、疑似患者及其密切接触者进行追踪调查，以期查明事件发生的原因，确定性质。

5. 现场预防　对健康人群进行健康教育和卫生防病知识宣传，提高公众自我保护意识和能力，采取应急接种和预防服药等措施，保护健康人群。

知识拓展

抗击新冠肺炎疫情的中国行动

新型冠状病毒肺炎是近百年来人类遭遇的影响范围最广的全球性大流行病，对全世界是一次严重危机和严峻考验。

2019 年 12 月，湖北省武汉市监测发现不明原因肺炎病例后，中国第一时间报告疫情，迅速采取行动，开展病因学和流行病学调查，阻断疫情蔓延；及时主动向世界卫生组织以及美国等国家通报疫情信息，向世界公布新型冠状病毒基因组序列。

全国新增确诊病例快速增加，防控形势异常严峻。中国采取阻断病毒传播的关键一招，坚决果断关闭离汉离鄂通道，武汉保卫战、湖北保卫战全面打响。中共中央成立应对疫情工作领导小组，并向湖北等疫情严重地区派出中央指导组，全国集中资源和力量进行驰援。各地启动重大突发公共卫生事件应急响应。最全面最严格最彻底的全国疫情防控正式展开，疫情蔓延势头初步遏制。

2020 年 3 月，本土疫情传播基本阻断，中国疫情防控阻击战取得重大战略成果。境外疫情快速扩散蔓延，境外输入病例造成关联病例传播。中共中央把握疫情形势发展变化，确定了“外防输入、内防反弹”的防控策略，巩固深化国内疫情防控成效，及时处置聚集性疫情，分类推动复工复产。

在全力做好疫情防控的同时，中国以对生命负责、对人民负责、对历史负责、对国际社会负责的态度，建立最严格且专业高效的信息发布制度，第一时间发布权威信息。持续、权威、清晰的疫情信息，有效回应了公众关切、凝聚了社会共识，为其他国家提供了参考和借鉴。疫情发生以来，中国始终同国际社会开展交流合作，加强高层沟通，分享疫情信息，开展科研合作，力所能及地为国际组织和其他国家提供援助，为全球抗疫贡献中国智慧、中国力量。

目标检测

1. 某车祸现场，一患者出现休克征象，如果给予检伤分类，应该是（　）。

   A. 黑色　　B. 红色　　C. 黄色

   D. 绿色　　E. 蓝色

2. 灾难现场救治的原则不包括（　）。

   A. 先抢后救　　B. 先重后轻　　C. 分级救护

   D. 即刻入院　　E. 整体治疗

3. 下列患者符合暂缓转送指征的是（　）。

A. 休克纠正血流动力学稳定者
B. 颅脑外伤轻伤者
C. 现场不能提供确定治疗或处理后出现并发症者
D. 胸腹部损伤后伤情稳定，没有生命危险者
E. 颈髓损伤有呼吸功能障碍者

4. 交通事故后现场救护措施不包括（ ）。
A. 通气 B. 止血 C. 包扎
D. 固定及转运 E. 输血

5. 现场急救开放性气胸患者的首要措施是（ ）。
A. 吸氧，输液 B. 镇静镇痛 C. 清创缝合
D. 封闭胸壁伤口 E. 应用抗生素

6. 地震灾害主要伤情包括（ ）。
A. 劳累性损伤 B. 失用性损伤 C. 动物咬伤
D. 火器伤 E. 挤压综合征

7. 下列属于缓发性灾难性事故的是（ ）。
A. 环境污染 B. 地震 C. 车祸
D. 坠机 E. 洪灾

8. 不属于突发公共卫生事件特点的是（ ）。
A. 成因的多样性 B. 分布的差异性 C. 传播的广泛性
D. 危害的复杂性 E. 局部性

9. 火灾现场施救错误的是（ ）。
A. 保持镇静，迅速脱去燃烧的衣服
B. 用清水冷敷或浸泡创面
C. 若化学烧伤，立即剥除污染的衣物，用清水反复冲洗创面
D. 保护创面
E. 口服大量白开水补液

10. 车祸发生现场，某患者出现肠管脱出，此时首先要做的是（ ）。
A. 进行保护性包扎 B. 把肠管回纳腹腔 C. 暂时不予处理
D. 马上紧急处理 E. 给予止痛药

（刘鸿业）

书网融合……

微课1 本章小结 自测题

第十章 常用急救技术

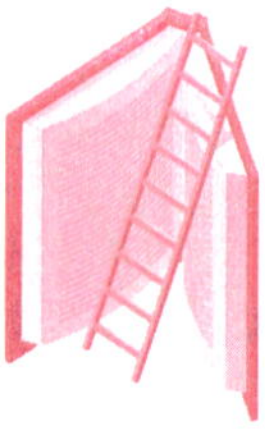

【学习目标】

知识目标

1. **掌握** 常用急救技术的操作方法。

2. **熟悉** 常用急救技术的适应证、注意事项和禁忌证。

3. **了解** 常见急救技术的概述。

技能目标

熟练掌握止血、包扎、固定、搬运、人工气道的建立、机械通气、球囊－面罩通气术、心脏电除颤术、静脉穿刺置管术、动脉穿刺置管术的操作技术，学会配合医生实施止血、包扎、固定、搬运、人工气道的建立、机械通气、球囊－面罩通气术、心脏电除颤术、静脉穿刺置管术、动脉穿刺置管术。

素质目标

具有良好的职业道德，重视护理伦理，保护患者隐私，珍视生命，关爱患者，减轻患者痛苦，维护健康。

第一节 创伤急救技术

PPT

案例分析

患者，男，45岁，因车祸受伤，诉右下肢疼痛难忍，无法活动，其右前臂可见一长约6cm左右的出血伤口，暂不能排除骨折。

问题

1. 你作为救护者，对该患者如何实施急救？
2. 在急救时要注意哪些事项？

止血、包扎、固定与搬运是院前急救的四项基本技术，是抢救患者生命的首要措施之一，是自救互救能力的必备技能。

一、止血 微课

（一）概述

出血是各类创伤最常见的并发症。创伤后如果出血过快、过多会导致休克，危及患者的生命，因此，争取时间采取有效止血措施，是挽救患者生命的一项重要技术。

1. 根据出血部位分类

（1）外出血　体表可见到。血管破裂后，血液从伤口流出。

（2）内出血　体表见不到。血管破裂后，血液由破裂的血管流入组织、脏器或体腔内。

2. 根据出血的血管分类

（1）动脉出血　血液鲜红色，出血呈喷射状，出血量大、速度快。

（2）静脉出血　血液暗红色，出血呈持续状态，出血速度慢，危险性比动脉出血相对要小。

（3）毛细血管出血　血液鲜红色，呈水珠状或片状渗出，一般不易找到出血点，常可自动凝固止血，危险性相对较小。

（二）适应证

凡是出血的伤口均需要进行止血，以四肢及头面部出血较为多见。

（三）物品准备

现场急救常采用无菌纱布、绷带、三角巾、充气止血带或橡皮止血带等物品，在紧急情况下，现场清洁、合适的物品都可临时用作止血用物，如毛巾、布料等，但不可用绳索、电线或铁丝等物。

（四）操作方法

1. 指压止血法　是一种简单有效的应急止血措施，适用于头、面、颈部和四肢的外出血。

（1）头顶部出血　用拇指压迫同侧耳前方颧弓根部的颞浅动脉搏动点，将动脉压向颞骨（图 10－1a）。

（2）颜面部出血　用拇指或示指压迫同侧下颌骨下缘与咬肌前缘交界处的面动脉搏动点，将动脉压向下颌骨（图 10－1b）。

（3）头颈部出血　用拇指或其他四指压迫同侧气管外侧与胸锁乳突肌前缘中点之间的颈总动脉搏动点，将动脉用力向后压向第 5 颈椎横突处（图 10－1c）。禁止同时压迫两侧颈总动脉，以免造成脑缺血缺氧。

（4）头后部出血　一手固定患者头部，另一手用拇指或其他四指压迫同侧耳后乳突下稍后方的枕动脉搏动点，将动脉压向乳突。

（5）肩部、腋部、上臂出血　用拇指压迫同侧锁骨上窝中部的锁骨下动脉搏动点，将动脉压向第 1 肋骨（图 10－2a）。

（6）前臂出血　用拇指压迫上臂肱二头肌内侧沟中部的肱动脉搏动点，将动脉压向肱骨干处（图 10－2b）。

（7）手部出血　用两手的拇指分别压迫伤侧手腕横纹稍上处的内、外侧的尺、桡动脉搏动点，将动脉分别压向尺骨和桡骨（图 10－2c，图 10－2d）。

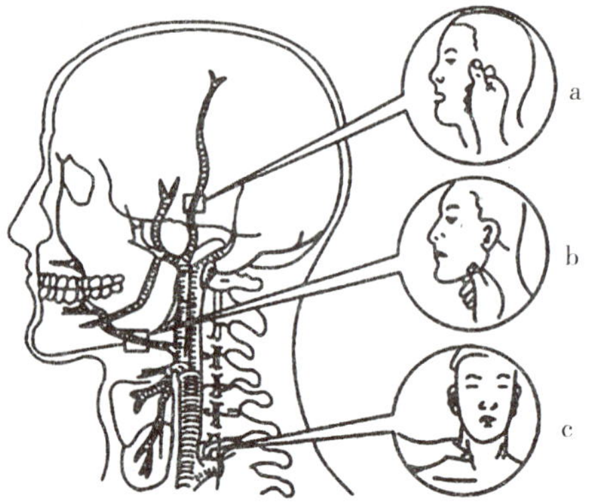

图 10－1　头颈部出血常用的指压部位

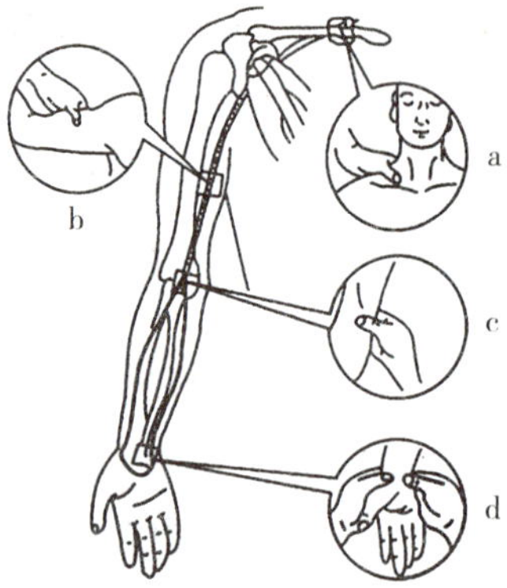

图 10－2　上肢出血常用指压部位

（8）大腿出血　用拳头或两手拇指重叠用力压迫同侧腹股沟韧带中点稍下方的股动脉搏动点（图 10－3a）。

（9）小腿出血　用拇指压迫腘窝中部的腘动脉搏动点（图 10－3b）。

（10）足部出血　用两手拇指分别压迫足背中部近脚踝处的胫前动脉搏动点及足跟与内踝之间的胫后动脉搏动点（图 10－3c，图 10－3d）。

（11）手指（脚趾）出血　用拇指和示指分别压迫手指（脚趾）两侧的指（趾）动脉。

2. 加压包扎止血法　多适用于体表及四肢的小动脉，中、小静脉或毛细血管出血。先用无菌敷料盖于伤口上，再用三角巾或绷带加压包扎，包扎范围应大于伤口，其松紧度以能达到止血目的为宜。

3. 填塞止血法　适用于较大而深不易加压包扎的伤口出血，以及实质性脏器的广泛渗血等。先用无菌敷料塞入伤口压住破裂的血管，再用大块的敷料加压包扎。

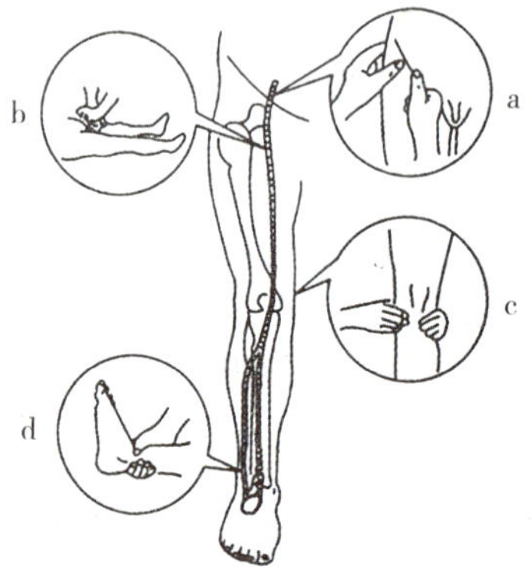

图 10－3　下肢出血常用指压部位

4. 止血带止血法　适用于四肢大动脉出血或采用加压包扎或其他止血方法后不能有效控制的大出血。

（1）橡皮止血带止血法　在需要结扎的部位加好衬垫，救护者用左手的拇指与示、中指持止血带的一端（A 端）约 10cm 处，右手拉紧止血带缠绕伤侧肢体两周，然后用左手示指、中指夹住另一端（B 端），从两圈止血带下拉出一半，使其成为一个活结。注明止血时间。放松止血带时，只将尾端拉出即可（图 10－4）。

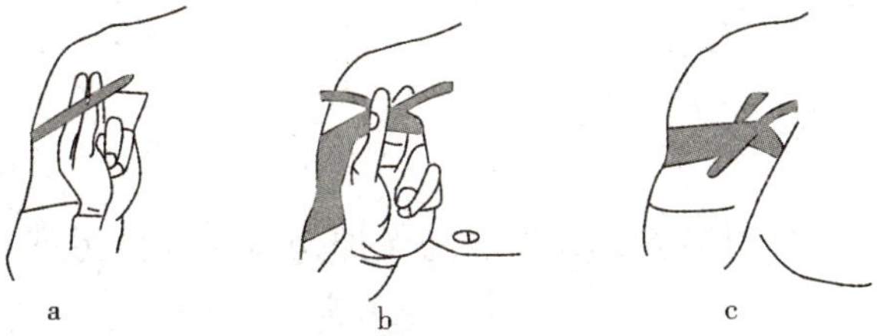

图 10－4　橡皮止血带止血法

（2）充气止血带止血法　根据血压计原理，用压力表指示压力的大小，压力均匀，止血效果较好。使用前检查充气气囊是否漏气，在肢体上加衬垫，把袖带绕在伤口的近心端，充气至伤口停止出血即可。充气所需压力一般上肢为 300mmHg，下肢为 600mmHg。

（3）表带式止血带止血法　在需要结扎的部位加好衬垫，将止血带缠绕在肢体上，一端穿进扣环并拉紧，以伤口停止出血为度，最后注明时间。放松时用手按压开关即可。

（4）布带止血带止血法　利用三角巾、围巾、领带、衣服、床单等作为布带止血带进行止血，但禁用细铁丝、电线、绳索等。具体操作方法是先将叠成带状的布料或三角巾缠绕肢体一周，做一活结，再用一短棒、笔杆、筷子等做绞棒，将其一端插入活结一侧的止血带下，并旋转绞紧至出血停止，再将绞棒的另一端插入活结套内，将活结拉紧，最后注明时间。

（五）注意事项

（1）指压止血法属于应急救护，必须掌握出血处血管走行和体表标志。

（2）为避免止血带勒伤皮肤，应先用棉垫、三角巾、毛巾或衣服等垫好，不要直接扎在皮肤上。严禁使用电线、铁丝、绳索等作为止血带。

（3）止血带要扎在伤口的近心端，尽量靠近伤口处。上肢出血止血带应绑在上臂（肱骨）中上 1/3 处，避免扎在中段，以免损伤桡神经。下肢出血止血带应绑在大腿（股骨）的中下 1/3 处。

（4）止血带绑扎时，松紧要适宜，一般以不能摸到远端动脉搏动或出血停止为度。如使用充气性止血带，上肢标准压力为 250～300mmHg，下肢为 300～500mmHg。

（5）扎止血带的时间一般小于 1 小时为宜，必须延长时，需每隔 40 分钟至 1 小时放松止血带一次，每次 2～3 分钟，总时长不宜超过 5 小时。放松期间，应用指压法暂时止血，然后在比原来位置稍高的平面上扎止血带，不可在同一水平面反复绑扎。

（6）做明显标记，注明绑扎止血带的时间和原因等。

（7）关节脱位、骨折或伤口内有碎骨存在的患者不适合用加压包扎止血法。

二、包扎

（一）概述

包扎是创伤救护的常用措施，其目的是保护伤口、减少污染，固定敷料及夹板，压迫止血及减轻疼痛等。

（二）适应证

体表各部位的伤口除采用暴露疗法的患者以外，经止血处理后均应包扎。

（三）物品准备

常用的包扎材料有无菌纱布、绷带、三角巾等。急救现场也可使用干净的毛巾、衣物、被单、布带等代替。

（四）操作方法

根据损伤的部位、环境条件采取合适的包扎方法。

1. 绷带包扎法　绷带包扎是包扎技术的基础，一般用于头部及四肢伤口的包扎。

（1）环形包扎法　适用于绷带包扎开始与结束或粗细大致相等部位的小伤口包扎，如手腕、额部、胸腹等。操作时先将第一圈绷带斜置，环绕第二圈时将斜出圈外的绷带角反折到圈内再做环形重叠缠绕，每一圈均要将上一圈的绷带完全覆盖。包扎完毕将绷带尾端用扣针固定或将尾端从中间分成两条进行打结固定（图 10－5）。

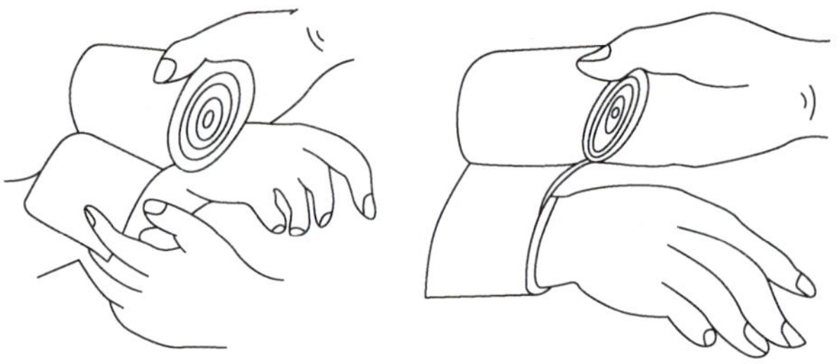

图 10－5　环形绷带包扎法

（2）蛇形包扎法　适用于需将绷带由一处快速延伸到另一处时，或用于固定夹板、维持敷料。操作时先将绷带从伤口远心端开始做环形缠绕两圈，然后以绷带宽度为间隔斜形向上缠绕，各圈互不遮盖，包扎完毕将绷带环形缠绕两圈后用扣针固定或将尾端从中间分成两条进行打结固定（图 10－6）。

（3）螺旋包扎法　适用于直径基本相同部位的包扎，如上臂、大腿等。操作时先将绷带在伤口远心端开始做环形缠绕两圈，然后压住前一圈 1/2～1/3，斜行向上螺旋状环绕肢体，包扎完毕将绷带环形缠绕两圈后用扣针固定或将尾端从中间分成两条进行打结固定（图 10－7）。

（4）螺旋反折包扎法　适用于粗细差别较大部位的包扎，如前臂、小腿等。操作时先将绷带从伤口远心端开始做环形缠绕两圈，然后压住前一圈 1/2～1/3 的同时反折成一等腰三角形，反折时用左手拇指按住反折处，右手将绷带反折向下拉紧，斜行向上螺旋状环绕肢体，包扎完毕将绷带环形缠绕两圈后用扣针固定或将尾端从中间分成两条进行打结固定（图 10－8）。

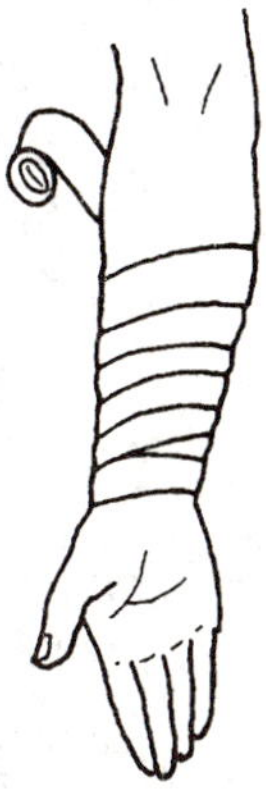

图10－6　蛇形绷带包扎

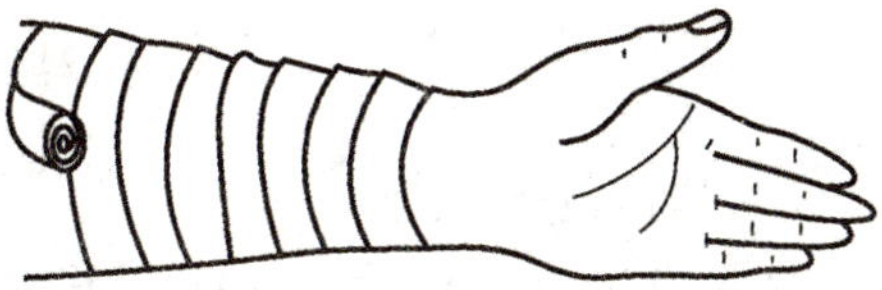

图 10－7　螺旋形绷带包扎法

（5）“8”字包扎法　适用于手掌、手背、关节部位的伤口包扎。操作时先将绷带从伤口远心端开始做环形缠绕两圈，然后压住前一圈的 1/2～1/3，由下而上，再由上而下，重复做“8”字形旋转缠绕，包扎完毕将绷带环形缠绕两圈后用扣针固定或将尾端从中间分成两条进行打结固定（图 10－9）。

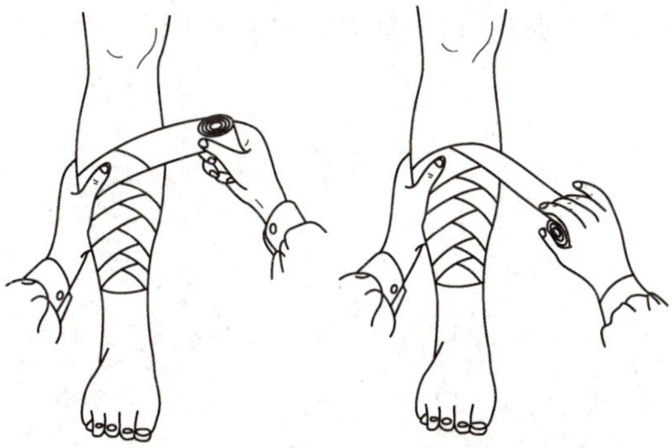

图 10－8　螺旋反折形绷带包扎

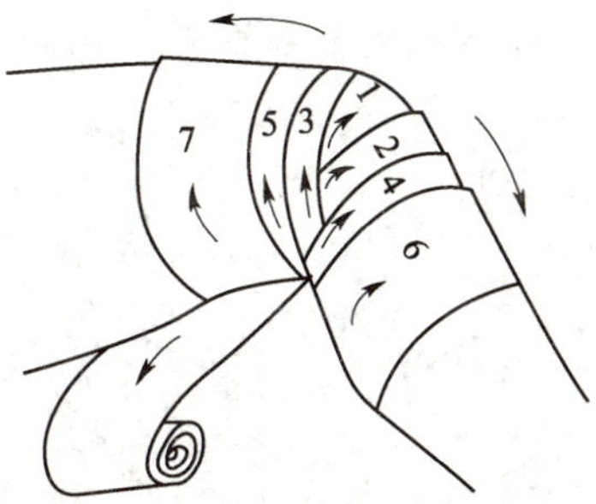

图 10－9　“8”字形绷带包扎

（6）回返包扎法　适用于有顶端部位的包扎，如头部、断肢残端等。操作时先将绷带做环形缠绕两圈至中央部位，然后从中央向两边做来回返折，后一圈压住前一圈的 1/2～1/3，包扎完毕将绷带做环形缠绕后固定（图 10－10）。

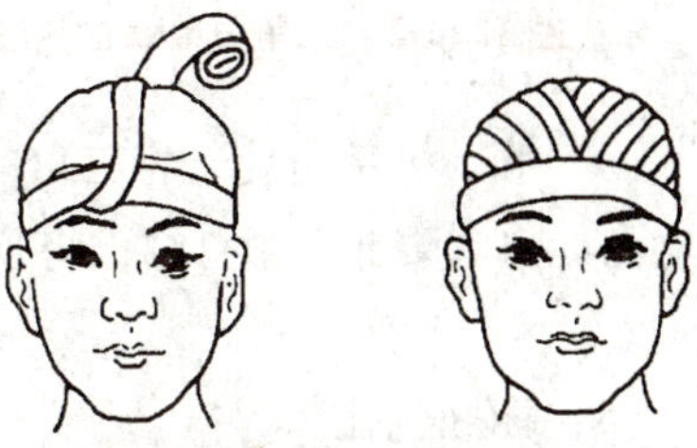

图 10－10　回返形绷带包扎法

2. 三角巾包扎法　三角巾应用方便、快捷，操作方法容易掌握，主要用于创伤后的现场包扎。

（1）头顶部包扎　操作者站于患者身后，将三角巾底边向外向上翻折两横指，置于患者前额眉弓上缘，包住其头部，顶角垂于其枕后，把两底角经耳朵向后拉紧，压住顶角在枕后交叉，再回前额中央打一平结，最后将顶角向下拉紧后向上塞入（图 10－11）。

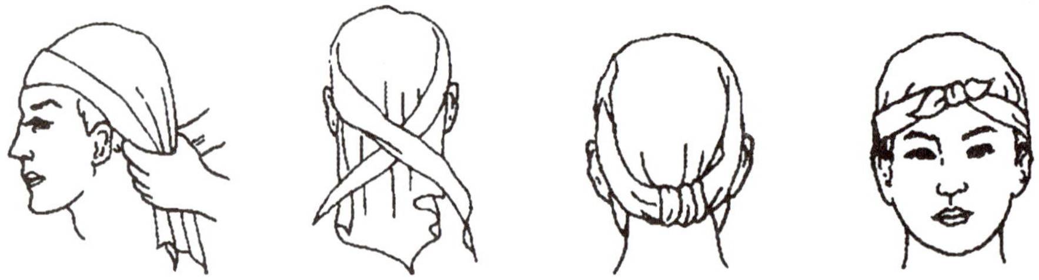

图 10－11　头部三角巾包扎法

（2）肩部包扎

1）单肩包扎　将三角巾对折形成燕尾状，燕尾夹角向上，放在患者伤侧肩上，大片向上盖住其肩部及上臂上部，燕尾底边两角包绕上臂的上 1/3 并打结，两燕尾角分别经胸背部于对侧腋下打结（图 10－12）。

2）双肩包扎　将三角巾对折形成燕尾角等大的燕尾巾，夹角朝上对准患者的项后中正，燕尾披在其两肩上，两燕尾角分别经其左右肩拉至腋下与燕尾底角打结。

（3）胸（背）部包扎　将三角巾对折形成燕尾状，底边反折 2 横指，横放于患者胸前，两顶角分别置于患者左右两肩，将两底角在患者背后拉紧打结，再将两顶角带子分别经左、右肩拉至背后与底角结打在一起。背部包扎法和胸部包扎相同，只是位置相反，结打于患者胸前（图 10－13）。

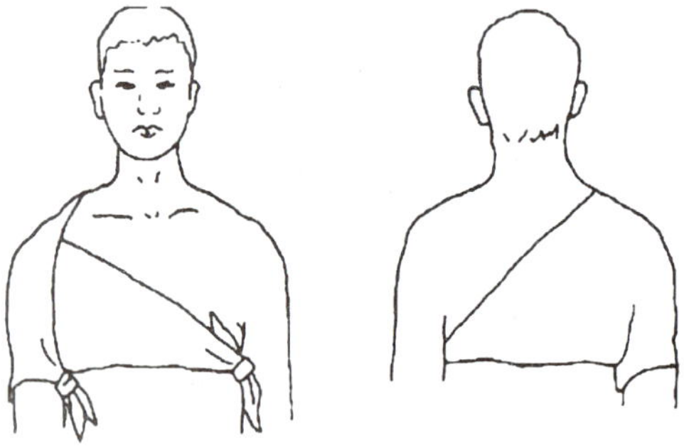

图 10－12　三角巾单肩包扎法

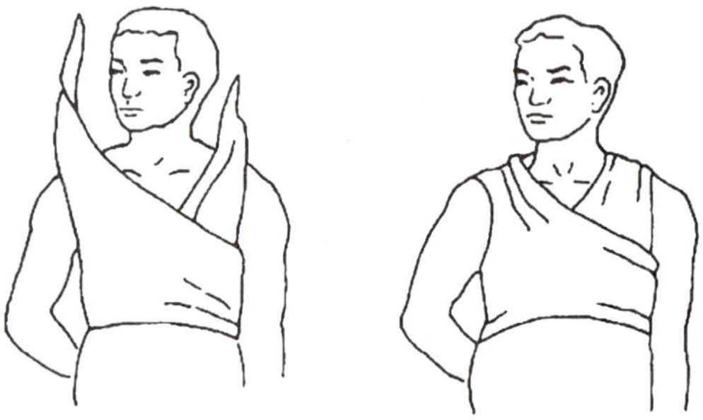

图 10－13　三角巾胸部包扎法

（4）腹、臀部包扎　将三角巾顶角朝下，底边外翻 10cm 宽，横放于患者脐部，将两底角在患者腰部拉紧打结，将顶角经会阴拉至臀部上方并将顶角带子与底角结打在一起。

（5）四肢包扎

1）上肢包扎　将三角巾一底角打结后套在患者伤侧手上，结的余头留长备用，另一底角沿手臂后方拉至对侧肩上，将顶角包裹伤肢并简单固定后，将前臂屈曲至胸前，最后将两底角拉紧打结（图 10－14）。

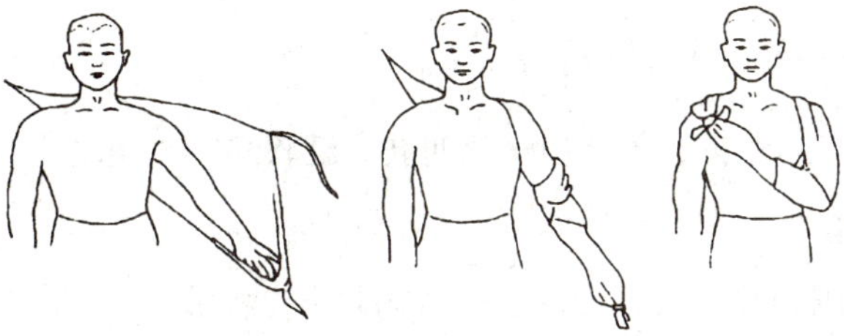

图 10－14　三角巾上肢包扎法

2）手、足包扎　将患者受伤的手（足）平放在展开的三角巾的中央，手指（脚趾）尖对准三角巾的顶角，将三角巾顶角反折盖在患者手背（足背）上达到腕关节（踝关节）以上，然后将三角巾两底角交叉再围绕手腕（踝部）打结（图 10－15）。

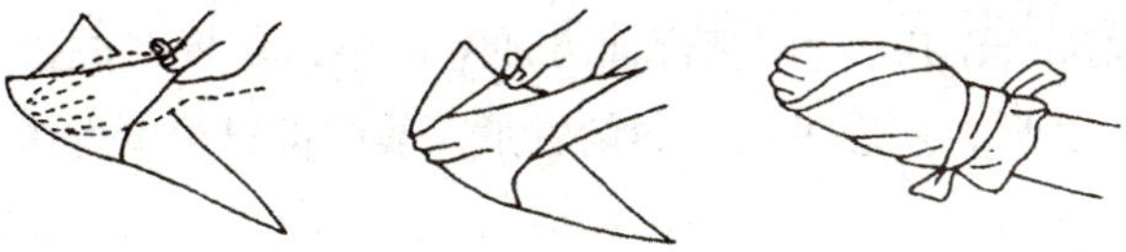

图 10－15　三角巾手、足包扎法

（五）注意事项

包扎要求牢靠快速、舒适美观，且肢体的包扎必须维持在功能位。使用包扎法应注意以下事项。

（1）根据伤口大小及部位选择宽度适宜的绷带和大小合适的三角巾等包扎材料。

（2）操作时动作要轻、快、准、牢，不要触及伤口，以免加重患者的疼痛或导致伤口出血及感染。

（3）包扎伤口时应先清创并覆盖无菌纱布再包扎。

（4）包扎时要使患者保持舒适的体位，需要抬高肢体时，应给予适当的托扶物。皮肤皱褶处如腋下、乳下、腹股沟等，应加衬垫保护。

（5）包扎的肢体务必保持功能位。

（6）包扎方向应自下而上、由内向外，从远心端向近心端包扎。

（7）包扎时要松紧适宜，过松易导致敷料滑脱，过紧会影响局部血液循环。

（8）包扎四肢时要将指（趾）端露在外面，以便于观察末梢血运情况。

（9）包扎打结时应将结打在肢体外侧面，伤口的上方，禁止在伤口、骨隆突处或易于受压的部位打结，以免增加患者的痛苦。

三、固定

（一）概述

固定是救护的一项基本技术。良好的固定可以限制骨折部位的移动，减轻患者的疼痛，避免骨折断端再移位或摩擦而损伤血管、神经及重要脏器，同时便于患者的转运。

（二）适应证

院前发生的所有的骨折、关节损伤及四肢广泛软组织创伤均应进行固定。

（三）物品准备

（1）夹板　常用的有木质、金属、塑料或树脂夹板等。

（2）敷料　纱布、棉垫、绷带或三角巾等物品。

（3）固定器　颈椎固定器、脊椎固定板等。

（4）紧急情况下可就地取材，如木棍、厚纸板、报纸卷、毛巾、衣服等，也可以直接用患者的健侧肢体或躯干进行临时固定。

（四）操作方法

1. 锁骨骨折固定　先在患者两腋窝前方加上衬垫，将折叠成带状的三角巾的两端分别绕两肩呈“8”字形，使患者两肩尽量后张，最后将三角巾的两端在其背后拉紧打结（图 10－16）。

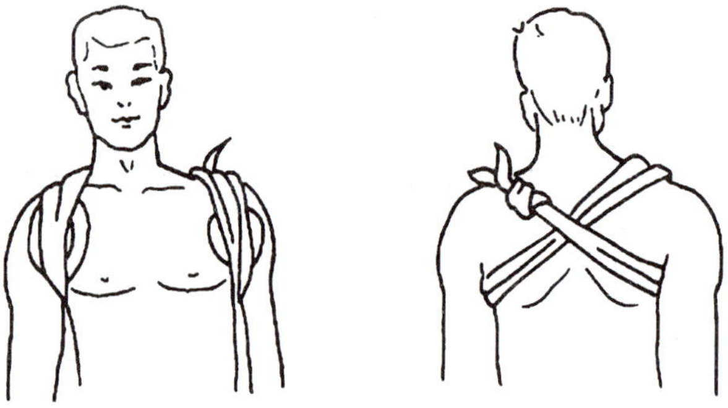

图 10－16　锁骨骨折固定

2. 上臂骨折固定　取两块夹板，将长夹板放于患者上臂后外侧，短夹板放于上臂前内侧，加衬垫后用绷带固定骨折部位上下两端，使患者肘关节屈曲成 90°，用三角巾（或绷带）将其上肢悬吊，固定于胸前。现场无夹板时可用三角巾先将患者上臂固定于胸前，然后使患者肘关节屈曲成 90°，用另一条三角巾（或绷带）将其上肢悬吊于胸前。

3. 前臂骨折固定　使患者肘关节屈曲成 90°，拇指向上。取两块夹板（长度以超过肘关节和腕关节为宜）分别放于其前臂的掌、背两侧，然后用绷带将夹板两端固定，最后用三角巾将前臂悬吊于胸前。

4. 大腿骨折固定　取两块夹板，长夹板（长度自腋下或腰部至足跟）放于患者伤腿外侧，另一夹板（长度自大腿根部至足跟）放于伤腿内侧，在空隙、关节、骨隆突处加上衬垫，用绷带或三角巾分别在骨折两端、腋下、腰部和关节上下打结固定。无夹板时，也可用自体固定法，将伤侧肢体与健侧肢体并紧，中间加衬垫，分段固定

（图 10－17）。

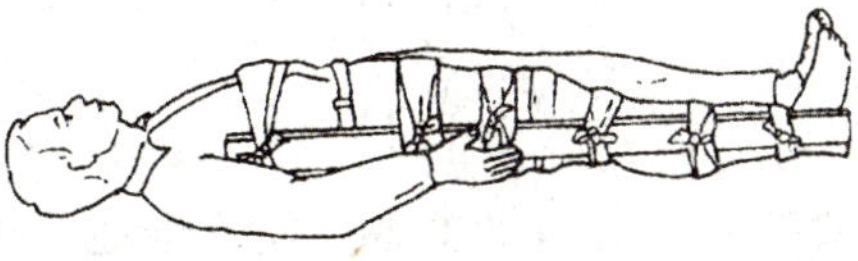

图 10－17　大腿骨折固定

5. 小腿骨折固定　取两块夹板（长度自大腿至足跟）分别放于患者伤腿内、外侧，在空隙、关节、骨隆突处加上衬垫，用绷带或三角巾分别在骨折两端和关节上下打结固定。

6. 颈椎骨折固定　患者取仰卧位，尽快给患者上颈托，无颈托时可在头、颈两侧用枕头、沙袋或衣服卷暂时固定。

7. 脊椎骨折固定　将患者俯卧于硬板上，在胸部与腹部各垫一棉垫，不可移动，必要时用布带固定（图 10－18）。

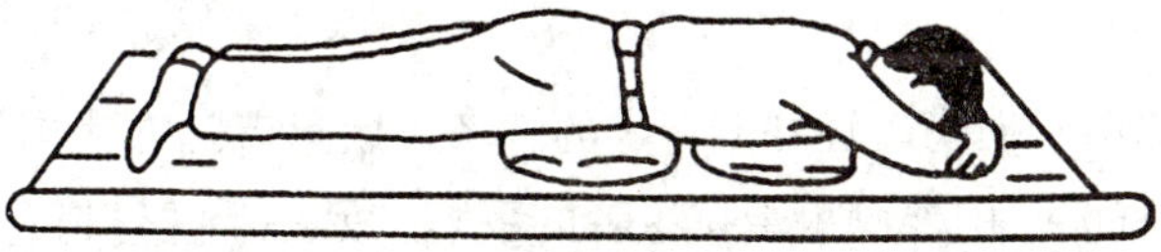

图 10－18　脊椎骨折固定

（五）注意事项

（1）若有伤口和出血，应先止血、包扎，然后再固定，若患者休克或心跳呼吸骤停，应立即抢救。

（2）若有骨折端刺出皮肤，不可将骨折断端送回伤口内，以免发生感染。若骨折后造成畸形的，院前固定时禁止整复。

（3）夹板长度与宽度要与骨折的肢体相称，长度要超过骨折的上、下两个关节。要将骨折部位的上、下两端及上、下两个关节固定牢固。

（4）夹板与皮肤之间要加棉垫，尤其在夹板两端、悬空部位和骨隆突处应加厚垫，这可使各部位受压均匀且易固定。

（5）对四肢骨折固定时，应先固定骨折上端，后固定下端。若次序颠倒，容易导致再次错位。固定上肢时，肢体要屈着绑（屈肘状）；固定下肢时，肢体要伸直绑。

（6）固定肢体时，要露出手指或脚趾，以便观察末梢血液循环情况。若发现指（趾）端苍白、发冷、麻木、疼痛、肿胀或青紫，说明血运不良，应立即松开检查并重新固定。

（7）固定要牢固可靠，松紧适宜，肢体应处于功能位。固定后尽可能减少不必要的搬动。

四、搬运

（一）概述

搬运是院前急救的重要技术，是指把患者迅速安全地脱离危险环境和转运到医院所采取的方法和技术。正确的搬运方法能防止患者再次损伤。

（二）适应证

受伤后需要转移到安全地带和转运到医院进一步救治的患者。

（三）物品准备

最常用的工具为各种类型的担架、平车、轮椅及约束带。紧急情况下多为徒手搬运，也可将床板、门板、椅子、被服、绳索等用作简单的搬运工具。

（四）操作方法

1. 徒手搬运

（1）单人徒手搬运

1）扶持法　适用于损伤较轻并能行走的患者。搬运者站在患者一侧，让患者的手臂揽住自己的颈、肩部，用外侧手牵拉患者的手腕，另一手扶住患者的腰部行走。

2）背负法　适用于老幼、体轻、清醒的患者。搬运者站在患者前面，微弯背部，将患者背起。胸部损伤的患者不宜采用此方法（图 10－19）。

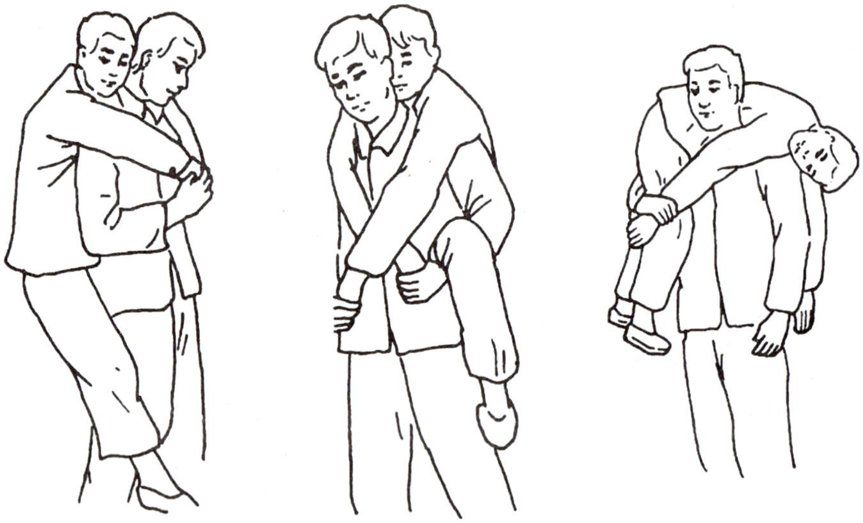

图 10－19　背负法

3）抱持法　适用于体重轻，不能行走的患者。搬运者一手托患者背部，一手托其大腿，将患者抱起。能配合的患者可让其抱住搬运者颈部。

4）拖行法　适用于体重较重，不便于直接抱、扶、背，需要紧急离开危险环境的患者。搬运者站在患者背后，两手从其腋下伸至胸前交叉并握紧，使患者背部紧靠在搬运者胸前，慢慢向后退到安全的地方。如为昏迷患者，也可借助床单、大浴巾等进行拖拽。拖拽时不要弯曲或旋转患者的颈部和背部。

（2）双人徒手搬运

1）椅托法　两名搬运者对立站于患者两侧，各以左或右膝跪地，并以一手伸入患者大腿下互相紧握，另一手交叉扶住患者背部将其抬起（图 10－20）

2）拉车法　一名搬运者站于患者身后，两手插到腋前，将其抱在胸前，另一名搬运者站在患者足部，跨在其两腿中间，用两臂环抱住两膝部，两人步调一致的将患者慢慢抬起并同步前行（图 10－21）。

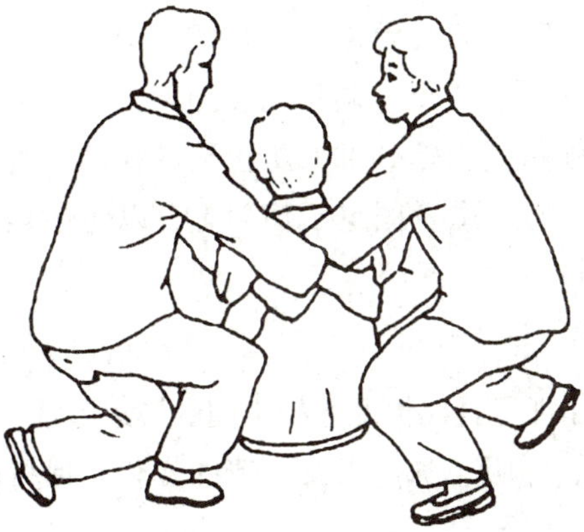

图 10－20　椅托法

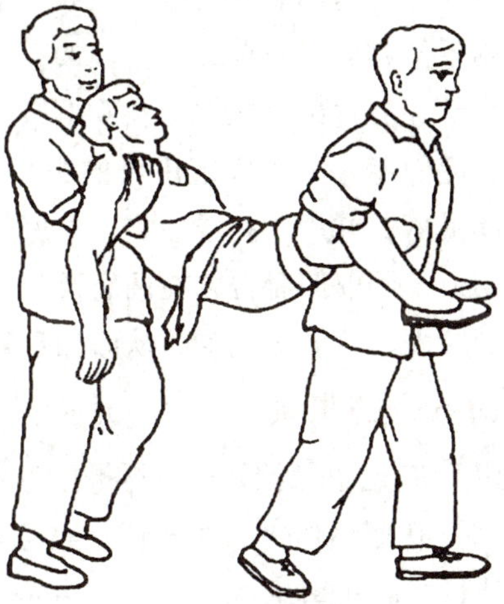

图 10－21　拉车法

3）平抬法　两名搬运者一前一后或一左一右将患者平抬，齐步平行走。注意此法不适用于脊柱损伤的患者。

（3）三人或多人徒手搬运　适用于路程较近但体重较重的患者。三名搬运者并排站于患者的一侧，将患者同时水平抬起。若搬运的患者有四人或以上，可面对面站在患者两侧，步调一致地将患者平抱搬运。

2. 担架搬运　担架是院前急救搬运中最常见的工具，适用于病情较重，不宜徒手搬运的患者。担架种类很多，有四轮担架、铲式担架、帆布折叠式担架、楼梯担架、脊柱板担架、船式担架等。具体操作方法：由 2～4 名搬运者组成一组，将患者水平托起轻轻放入担架上并妥善固定；搬运时，患者应脚在前，头在后，这利于患者头部的血流供应，也利于后面的搬运者随时观察患者的病情变化；搬运者抬担架时，要步调、行动一致，平稳前进；向高处抬时（如上台阶），前面的搬运者要放低，后面的搬运者要抬高，以使患者保持在水平状态；向低处抬（如下台阶）时则相反。

3. 特殊患者的搬运

（1）昏迷患者的搬运　使其侧卧或俯卧于担架上，头偏向一侧，以利于呼吸道分泌物排出，保证呼吸道通畅。

（2）腹部损伤患者的搬运　使其仰卧于担架上，下肢屈曲以放松腹部，膝下加垫，注意腹部保暖。若患者腹腔脏器脱出，严禁回纳腹腔，以免感染，可用大小适当的容器（如清洁的碗、盆）扣于其上，包扎固定后再搬运。

（3）身体带有刺入物患者的搬运　先包扎伤口，固定好刺入物，并对异物刺入深度做好标记后再搬运。刺入物外露部分较长的患者，应有专人负责保护。搬运过程中应避免挤压碰撞，尽量减少震动，以防刺入物深入或脱出。

（4）骨盆骨折患者的搬运　包扎固定后，使其仰卧于硬质担架或有脊椎固定板的担架上，微屈膝，腘窝处加垫后再搬运。

（5）脊柱损伤患者的搬运　对疑有脊髓损伤的患者，不可随意搬动其头部和躯体。搬运时先将患者四肢伸直，两上肢放于身体两侧，将担架放于患者一侧。由 2～3 人扶患者躯干使其成一整体滚动至担架上，注意不要使躯干扭转。或由 3～4 人同侧托起患者的头部、肩背部、腰臀部及双下肢，平放于硬质担架或硬板上。对疑有颈椎损伤的患者，应由专人手锁固定患者的头颈部，使头、颈、躯干一同移动至担架上，保证患者平起平落，并用颈托或沙袋、衣服卷等放在颈两侧固定颈部，防止头部移动。若背部有伤口，则取俯卧位，在两肩及腹部加软垫，再将患者固定于担架上，以防搬运途中因颠簸而导致肢体摆动，从而加重脊髓的损伤。

（五）注意事项

（1）应先做急救处理，再根据患者的伤情和现场具体情况选择不同的搬运方法。

（2）在搬运途中，要密切观察患者的神志、呼吸、脉搏以及病情的变化，保持呼吸道通畅，防止窒息。

（3）搬运脊柱骨折的患者，要保持患者身体的固定。颈椎骨折的患者，还要有专人牵引固定头部，避免移动。

（4）用担架搬运患者时，一般头略高于脚，休克的患者则脚略高于头。行进时患者的头在后，脚在前，便于随时观察患者的情况。

（5）搬运绑有止血带的患者，要注意上止血带和放松止血带的时间。

（6）用汽车运送时，要固定好床位，防止汽车启动、刹车时再次损伤患者。

（7）寒冷的季节应注意保暖。

第二节　人工气道的建立

PPT

案例分析

患者，男，30 岁，破伤风患者，频繁抽搐，呼吸道分泌物多，呼吸困难，有窒息的可能，需行气管切开术。

问题

1. 气管切开术的适应证有哪些？
2. 气管切开术需要注意哪些事项？

气道梗阻和缺氧是危重患者死亡的主要原因之一。因此，及时建立有效的人工气道是抢救急危重症患者的重要措施。

一、口咽通气管置入术

（一）概述

口咽通气管置入术是一种经口置入患者口咽部的人工气道，可防止昏迷患者舌后坠引起的气道堵塞、避免舌咬伤以及便于吸痰。因不能封闭气道，不能连接呼吸机辅助通气（图 10－22）。

（二）适应证

（1）缺乏咳嗽或咽反射丧失的患者。

（2）舌后坠导致呼吸道梗阻的患者。

（3）手法开放气道无效的患者。

（4）气道分泌物增多时需行吸引的患者。

（5）癫痫发作或抽搐时保护舌、牙齿免受损伤的患者。

（6）同时有气管插管时，取代牙垫作用。

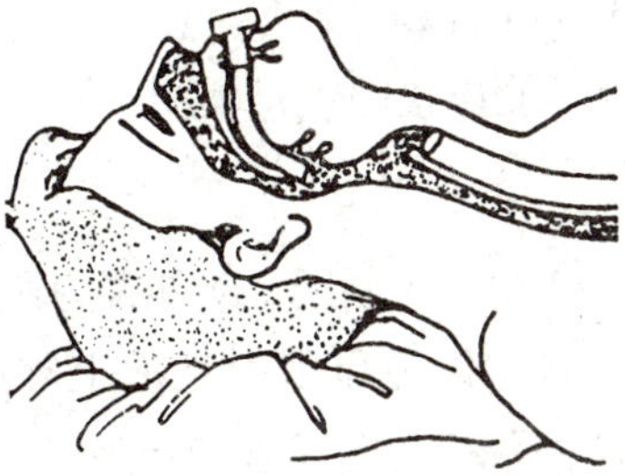

图 10－22 口咽通气管置入术

（三）禁忌证

（1）喉头水肿的患者。

（2）气管内有异物的患者。

（3）咽部有占位性病变的患者。

（4）咽反射亢进的患者。

（5）中切牙有折断或脱落危险的患者。

（6）频繁呕吐的患者。

（四）操作方法

选择合适的口咽通气管。协助患者取平卧位，头后仰，清除口腔和咽部的分泌物，保持呼吸道通畅。操作者右手持口咽通气管，使其凹面面向腭部插入口腔，直至接近舌根时，将其旋转 180°，当患者吸气时顺势向下推送至会厌上方。将手掌放于通气管外口，感觉有气流呼出，即成功插入。

（五）注意事项

（1）要选择合适型号的口咽通气管。口咽通气管太短不能经过舌根，起不到开放气道的作用，口咽通气管太小容易误入气管。

（2）及时清除分泌物，保持管道通畅，防止误吸、窒息。

（3）置入口咽通气管后立即检查自主呼吸，若无自主呼吸，应使用适当装置辅助通气。

（4）如果患者吞咽反射比较强，可适当固定口咽通气管，但不能将出口堵住，以防影响通气。

（5）口咽通气管放置失败或无效，应选择气管插管或气管切开。

（6）密切观察患者病情变化，备好各种抢救物品和器械，必要时配合医生行气管内插管。

二、鼻咽通气管置入术

（一）概述

鼻咽通气管术是将鼻咽通气管从患者鼻腔插入咽腔，使患者在数秒钟内迅速获得有效通气，具有刺激性较小、患者耐受性好的优点，放置时间可稍长。因不能封闭气道，不能连接呼吸机辅助通气（图 10－23）。

（二）适应证

（1）牙关紧闭，不能经口吸痰的患者。

（2）各种原因引起的上呼吸道不完全性梗阻，不能耐受口咽通气管的患者，无法放置口咽通气管的患者。

（3）防止反复经鼻腔吸引，引起鼻腔黏膜损伤的患者。

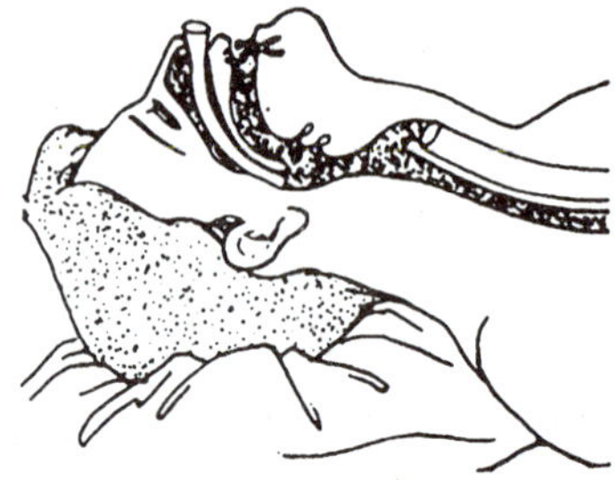

图 10－23　鼻咽通气管置入术

（三）禁忌证

（1）鼻腔内有病变的患者。

（2）颅底骨折、脑脊液耳鼻漏的患者。

（四）操作方法

选择合适的鼻咽通气管，协助患者取仰卧位，清洁并润滑一侧通畅的鼻腔，滴入 1～2 滴 1% 麻黄碱。用含利多卡因的润滑剂外涂鼻咽通气管，将其缓慢插入鼻腔，插入深度为患者鼻翼至耳垂的长度。若患者鼾声消失、呼吸顺畅、舌后坠解除说明置管成功。妥善固定鼻咽通气管，防止滑脱。

（五）注意事项

（1）导管不可插入过深，以免进入食管，出现胃胀气，或刺激咽喉部引起喉痉挛。

（2）操作时动作要轻柔，避免损伤鼻黏膜。

（3）做好鼻腔护理，保持气道湿化，预防鼻黏膜干燥出血。

（4）定期更换鼻咽通气管，预防鼻腔黏膜压伤。

（5）鼻咽通气管放置失败或无效，应选择气管插管或气管切开。

（6）密切观察患者病情变化，备好各种抢救物品和器械，必要时配合医生行气管内插管。

三、喉罩置入术

（一）概述

喉罩是安置于咽喉腔，用气囊封闭食管和咽喉腔，经喉腔通气的人工气道，具有操作简便、损伤小、患者耐受好等优点。

（二）适应证

（1）心肺复苏时急救的患者。

（2）插管困难的患者。

（3）气管镜检查、头颈部手术，头面部烧伤换药时常规通气道。

（三）禁忌证

（1）饱食、腹内压过高、有胃内容物反流误吸危险的患者。

（2）咽喉部病变导致张口度小而难以置入的患者。

（3）肺顺应性降低或气道阻力增高需正压通气的患者。

（4）呼吸道出血的患者。

（四）操作方法

根据年龄与体重选择合适的喉罩，协助患者取仰卧位，清除口腔分泌物。操作者左手向下推下颌，右手持喉罩，罩口朝向下颌，沿口腔中线向下置入，贴咽后壁继续插入直至不能再推进，最后气囊充气封闭。

（五）注意事项

（1）使用喉罩前应禁食。

（2）术中应及时清除气道内分泌物，密切观察有无呼吸道梗阻表现。

（3）术后要密切观察患者呼吸情况，及时发现并发症，如呼吸道梗阻、反流或误吸、喉罩周围漏气、气囊压力过高引起的神经损伤等。

（4）拔出喉罩前尽量避免咽喉部刺激。

四、环甲膜穿刺术

（一）概述

环甲膜穿刺术是在紧急情况下开放气道的急救技术之一，它简便、快捷、有效，能为后续的救治赢得时间。

（二）适应证

（1）急性上呼吸道严重梗阻，需要快速开放气道的患者。

（2）牙关紧闭，经鼻气管插管失败的患者。

（3）经口或经鼻气管插管失败的患者。

（4）需行气管切开，但缺乏必要的器械。

（三）禁忌证

（1）已明确呼吸道梗阻发生在环甲膜水平以下的患者。

（2）有出血倾向的患者慎用，但患者窒息时也可操作。

（四）操作方法

协助患者取去枕仰卧位，肩部垫一小枕，头部保持正中，尽量后仰。确定颈正中线甲状软骨下缘与环状软骨弓上缘之间为穿刺部位，局部消毒、麻醉。穿刺者消毒左手手指，用示指和中指固定环甲膜两侧，右手持环甲膜穿刺针从环甲膜处垂直下刺（图 10－24），当针头刺入气道时，可感到有落空感，将穿刺针芯取出，穿刺针管口有空气排出，患者可出现咳嗽反射，连接上呼吸装置，持续给氧。术后整理好用物，做好记录。

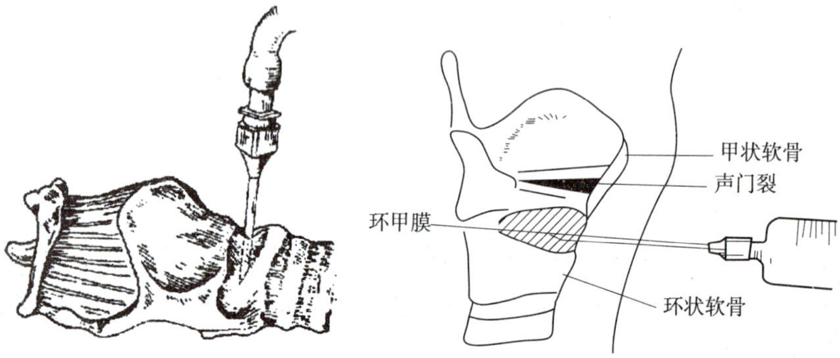

图 10－24　环甲膜穿刺

（五）注意事项

（1）穿刺针不宜进针过深，避免损伤咽喉后壁黏膜。

（2）穿刺部位如有明显出血，应及时止血，以防血液流入气管内。

（3）如有血凝块或分泌物堵塞穿刺针头，可用注射器注入空气，或用少许生理盐水冲洗，以保证其通畅。

（4）穿刺完成后，必须回抽空气，确认针头在喉腔内。

（5）本技术属应急措施，实施时应争分夺秒，但穿刺针留置时间不宜太长，一般不超过 24 小时。有条件时尽早行气管切开。

（6）穿刺针留置期间，应妥善固定，防止脱出。

五、气管内插管术

（一）概述

气管内插管术是将特制的气管导管插入气管内的一项急救技术。它是解除呼吸道梗阻、保持呼吸道通畅，短时间内进行辅助呼吸的有效途径，为吸氧、加压人工呼吸、气管内给药等提供条件。

（二）适应证

（1）呼吸功能不全或呼吸困难综合征。

（2）心搏骤停行心肺脑复苏的患者。

（3）呼吸道分泌物不能自行排出，需行气管内吸痰的患者。

（4）各种全身麻醉或静脉复合麻醉手术的患者。

（5）颌面部、颈部等部位大手术，呼吸道无法保持通畅的患者。

（6）气管切开前需行气管插管定位的婴幼儿。

（三）禁忌证

（1）喉头水肿、急性喉炎、喉头黏膜下血肿、插管创伤导致严重出血的患者。

（2）喉部烧伤、肿瘤或存留异物的患者。

（3）下呼吸道分泌物潴留所致呼吸困难的患者。

（4）主动脉瘤压迫气管的患者。

（5）颈椎骨折、脱位，或怀疑有颈椎骨折、脱位不能经口行气管内插管的患者。

（四）操作方法

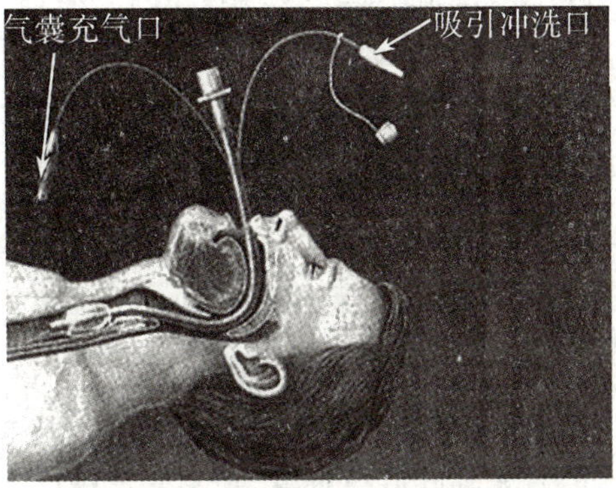

图 10－25 经口腔气管插管

根据插管的路径可分为经口腔气管插管（图 10－25）和经鼻腔气管插管，根据插管时是否利用喉镜显露声门分为明视插管和盲探插管，本节主要介绍经口明视插管术。协助患者取仰卧位，肩背部或颈部垫一小枕，头尽量后仰，使口、咽、气管 3 条轴线尽量一致。呼吸困难或呼吸停止的患者，插管前用简易呼吸器充分供氧，以防插管费时而加重缺氧。操作者位于患者的头顶侧，用右手拇指、示指将其口腔打开，并清除口腔内异物。左手持喉镜柄将喉镜片由右侧口角斜形置入口腔，将舌体推向左侧，使喉镜片移至正中位，暴露悬雍垂（此为声门显露的第 1 个标志），然后慢慢推进使其达舌根，即可看到会厌（此为声门显露的第 2 个标志）。如用弯镜片，使喉镜片继续深入至会厌与舌根交界处，上提起喉镜，撬起会厌即可暴露声门；如用直镜片插管，直接挑起会厌即可暴露声门。暴露声门后，左手固定喉镜，右手持气管导管，将其前端对准声门，在患者吸气末轻柔地插过声门而进入气管内。轻压胸部，导管口有气流，接简易呼吸器人工呼吸时，两肺可听到对称、清晰的呼吸音，确认导管在气管内，之后将牙垫置于上、下磨牙之间，退出喉镜，用长胶布固定牙垫与导管，并向气囊内注入 5～10ml 空气，以恰好封闭气道不漏气为准。充分吸引气道分泌物并连接人工通气装置。术后整理用物，做好详细记录。

（五）注意事项

（1）术前检查喉镜是否明亮，套囊是否漏气。

（2）对呼吸困难或呼吸停止的患者，插管前应先行人工呼吸、吸氧等，以免因插管而加重患者缺氧。

（3）插管动作要轻柔、迅速，减少由操作耗时而加重患者缺氧。30 秒内插管未成功应给予 100% 氧气吸入后再重新尝试。

（4）应根据患者的性别、体重、身高等因素选择合适的导管。紧急时，男女均可选 7.5mm 气管导管。

（5）导管插入深度为鼻尖至耳垂外加 4 ~ 5cm（小儿 2 ~ 3cm），太深易插入右主支气管，导致单侧肺通气，太浅易脱出。

（6）导管插入气管后，应检查两肺呼吸音是否对称，防止误入一侧支气管导致对侧肺不张。

（7）要加强对患者的口腔护理和面部清洁护理。

（8）妥善固定气管插管，每日更换固定带，监测导管深度，判断是否发生移位。

（9）适时吸痰，保持气道通畅，同时注意吸入气体要湿化，以防分泌物稠厚结痂堵塞气道而影响通气。

（10）随时检查导管是否通畅。吸痰时每次时间不超过 15 秒，必要时，先予吸氧片刻后再吸痰，以免加重缺氧。

（11）插管留置时间一般不宜超过 72 小时，超过 72 小时病情仍不见改善的患者，应考虑行气管切开术。

（12）每 4 ~ 6 小时放气一次（每次 5 分钟），再充气 10ml。当发现套囊破损漏气时，可临时用盐水纱布条填塞在喉头气管导管周围以作弥补。

（13）拔管后，应注意观察患者对拔管的反应，保持呼吸道畅通。重症患者拔管后 1 小时复查动脉血气变化。

六、气管切开置管术

（一）概述

气管切开是指切开颈段气管，放入气管套管，保证有效通气的一项急救技术，它可以解除喉源性呼吸困难、呼吸机能失常或下呼吸道分泌物潴留所导致的呼吸困难，也便于加压给氧、吸痰、气管内给药等。

（二）适应证

（1）需迅速解除呼吸道梗阻的患者。

（2）下呼吸道分泌物潴留的患者。

（3）需要长时间应用呼吸机辅助呼吸的患者。

（4）预防性气管切开的患者。

（三）禁忌证

（1）轻度呼吸困难通过常规非手术治疗可缓解的患者。

（2）气管切开部位以下病变引起的呼吸道梗阻。

（3）有出血性疾病的患者。

（四）操作方法

协助患者取仰卧位，垫高肩部，头后仰并固定于正中位，充分暴露气管。常规消毒颈部皮肤，局部行浸润麻醉，沿颈前正中线，自甲状软骨下缘至接近胸骨上窝间切开皮肤、皮下组织及颈前浅筋膜，用血管钳沿中线分离胸骨舌骨肌及胸骨甲状肌，暴露气管。确定气管后，于第 2 ~4 气管环处，用尖刀片自下向上挑开 2 个气管环。挑开气管软骨环后立即撑开气管切口，插入大小适合，带有管芯的气管套管，插入外管后，立即拔出管芯放入内管，吸净分泌物，检查有无出血，固定好气管套管，包扎伤口。术后整理用物，做好详细记录。

（五）注意事项

（1）严格掌握气管切开的适应证和禁忌证。术前慎用镇静剂，以免加重呼吸抑制。

（2）皮肤切口要保持在前正中线上，防止损伤颈部两侧大血管而引起出血。

（3）根据患者的年龄、性别选择合适的气管套管。

（4）套管要固定牢固，固定带和皮肤之间以能伸进 1 指为宜，套管太松容易脱出，太紧会影响局部血液循环。

（5）保持套管通畅，每隔 1 ~4 小时要将内套管更换，清洗、消毒一次。从拔出内套管到重新放回，每次间隔时间不可超过 30 分钟。

（6）保持呼吸道通畅湿润。无机械通气的患者，用生理盐水湿纱布覆盖气管套管，每 2 ~4 小时向呼吸道内滴入湿化液。

（7）室内温度保持在 18 ~22℃左右，相对湿度 60% ~70% 以上。

（8）防止伤口感染。每日至少换药一次，遵医嘱应用抗生素。

（9）对无法配合的患者应约束肢体。防止自行拔管造成窒息、大出血等意外情况的发生。

（10）若患者病情好转后，可考虑拔管。拔管前先试行堵管，若患者呼吸正常、排痰功能良好，即可拔管。拔管后，消毒伤口周围皮肤，覆盖无菌纱布并固定。

（11）床旁备好吸引器、氧气、气管切开包、备用气管套管、照明灯等抢救物品。

（12）给氧时不可将导管直接插入内套管内，应该用面罩法给氧。

第三节　机械通气

PPT

案例分析

患者，男，76 岁，因“反复咳嗽咳痰 10 年，活动后气促 3 年，急性加重 1 天”急诊入院。患者10年前开始出现反复咳嗽咳痰，3年前出现活动后气促，诊断为“肺气肿、COPD”，反复入院治疗。1天前受凉后出现咳嗽、咳痰、呼吸困难加重。查体：体温38.6℃，呼吸31次/分，心率92次/分，血压135/85mmHg，呼吸急促，半卧位，口唇皮肤发绀，颈静脉怒张，桶状胸，双肺可闻及湿啰音。辅助检查：胸部X结提示慢性支气管炎，肺气肿，血气分析：pH值7.28，$PaCO_2$ 103mmHg，PaO_2 53mmHg，[HCO_3^-] 31mmol/L，BE ⁻5。

问题

1. 患者应该选择有创通气还是无创通气？
2. 请为患者连接呼吸机。

一、概述

机械通气（MV）是应用呼吸机进行人工通气，来代替、控制或改变机体呼吸运动，予以呼吸功能不全患者呼吸支持的一种有效的通气方法。机械通气在临床中用于各种原因导致的呼吸衰竭、麻醉过程及手术后呼吸支持等，挽救或延长患者生命，但若使用不当可导致病情恶化。

（一）机械通气的目的

1. 改善通气功能　气管插管或气管切开能够保持呼吸道通畅，呼吸机正压通气能够维持患者足够的潮气量，使肺泡通气量满足机体的需要。

2. 改善换气功能　使用呼气末正压等方法使肺内气体分布均匀，肺内血流增加，改善了通气/血流比例，有利于氧向血液弥散，改善了换气功能。

3. 减少呼吸功耗　使用机械通气后，机体呼吸肌做功减少，减少氧耗。

（二）机械通气分类

根据呼吸机与患者的连接方式分为有创机械通气和无创机械通气。

1. 有创机械通气　呼吸机通过经口或鼻气管插管、喉罩、气管切开插管等人工气道与患者连接。

2. 无创机械通气　呼吸机通过口鼻罩、鼻罩等方式与患者连接。

（三）机械通气模式选择

1. 控制通气（CV）　又称指令通气，呼吸机完全代替患者的自主呼吸，提供全部的呼吸功。适用于严重呼吸抑制或呼吸停止的患者，如呼吸心搏骤停、严重颅脑外伤等患者。

2. 辅助通气（AV）　患者自主吸气触发呼吸机，呼吸机按预置的潮气量及吸气压力将气体送给患者，呼吸功由患者和呼吸机共同完成。该模式保留了自主呼吸，能够减轻呼吸肌萎缩。适用于呼吸中枢驱动正常的患者，如COPD急性发作、重症哮喘等患者。

3. 辅助/控制通气（A/C） 是AV和CV两种模式的结合。当吸气不能触发或触发通气频率低于预置频率时，呼吸机取代自主呼吸以预置参数正压通气，即CV模式；当吸气能触发呼吸机时，呼吸机按预置模式送气，即AV模式。A/C为ICU常用模式，随病情好转，允许患者自主呼吸。

4. 同步间歇指令通气（SIMV） 是自主呼吸与CV相结合的呼吸模式，呼吸机按指令对患者提供间歇正压通气（IPPV），在间歇期允许患者自主呼吸。SIMV能与患者的自主呼吸同步，减少患者与呼吸机的对抗，利于呼吸机的锻炼，用于长期带机患者的撤机。

5. 压力支持通气（PSV） 在自主呼吸基础上，患者吸气时触发呼吸机，呼吸机提供恒定的气道正压，以克服气道阻力，增强患者吸气能力，减少呼吸肌用力。主要用于撤机过渡。

6. 持续气道正压通气（CPAP） 在自主呼吸基础上呼吸机持续正压通气，气道压在吸气期及呼气期始终高于大气压。CPAP可防止气道和肺泡的萎陷，增加氧合，降低呼吸功，适合用于通气功能正常的低氧患者，如左心衰肺水肿、ARDS等。

7. 呼气末正压通气（PEEP） 在间歇正压通气的前提下，使呼气末气道内保持一定压力。PEEP可增加肺泡内压和功能残气量，有利于氧向血液弥散，改善通气/血流比，常用于以ARDS为代表的Ⅰ型呼吸衰竭。

（四）机械通气参数设置

1. 潮气量（V_T） 在容量控制通气模式下依据体重设置潮气量，通常5～12ml/kg，为防止发生气压伤，要求气道平台压力不超过35～40cmH_2O。压力控制模式下潮气量由预置的吸气力量、压力水平及气道阻力决定，一般情况下不应高于8～12ml/kg。

2. 呼吸频率（RR） 成年人12～16次/分，根据分钟通气量及目标$PaCO_2$水平调节。

3. 吸气时间（Ti）与吸呼比（I∶E） 通常设置吸气时间为0.8～1.2秒，吸呼比为1∶（1.5～2）。

4. 吸入氧浓度（FiO_2） 治疗初期可设置为100%，以后根据目标PaO_2、PEEP水平、血流动力学状态等，降至50%以下，但必须保证SaO_2>90%。

5. 触发灵敏度 压力触发设定为－2～－0.5cmH_2O，流速触发成人设定为1～3L/min。

6. 吸气压力（PI） 一般成人预设为15～20cmH_2O水平，小儿12～15cmH_2O，根据潮气量进行调节。

7. 呼气末正压（PEEP） 最初将PEEP设定为3～5cmH_2O，然后根据氧饱和度进行调节，保持在5～20cmH_2O。

8. 报警界限的设置 每分通气量报警的上、下界限一般分别设置在患者预置值的上、下30%；气道压力报警上、下界限一般分别设置在吸气峰压上、下5～10cmH_2O；吸入氧浓度报警的上、下界限一般分别设置在患者预置值的上、下5%～10%。

（五）常见报警原因及处理

1. 气道高压报警 肺顺应性降低（如肺水肿、肺不张、肺气肿等）、气道阻力增加（如分泌物增多、气道内血块、痰栓、导管打折扭曲、咳嗽、烦躁等）可导致气道高压报警，可以通过胸腔闭式引流、吸痰、解除支气管痉挛、使用药物镇静等对症治疗来增加肺顺应性、降低气道阻力。呼吸机因素（如管道内积水、管道打折、高压报警限设置过低、导管移位或脱出、传感器失灵等）导致的气道高压报警可以通过检查呼吸回路、导管位置、传感器，调整报警上限及呼吸参数等解除报警。

2. 气道低压报警 支气管胸膜瘘、胸腔闭式引流导管漏气、患者吸气力量过强等可引起气道低压报警，需予以对症处理解除报警。呼吸机回路漏气（如患者与呼吸机脱节、回路连接处松动等）、气道漏气（如气管导管移位、气囊漏气、气囊充气不足等）、呼吸机工作异常（如压力传感器异常，呼吸机内部漏气等）、报警下限值设置不当等导致的气道低压报警可通过查找并处理漏气原因及漏气位置，检查传感器，重新设置报警下限值等解除报警。

3. 呼吸增快 疾病因素（如低氧血症患者、代谢性酸中毒、发热、疼痛、烦躁等）导致的呼吸增快可以通过纠正缺氧及酸中毒、镇静、镇痛等病因治疗解除报警。呼吸机因素（如呼吸机管路积水、呼吸频率上限报警设置过低、呼吸机参数设之不当、呼吸阀单向活瓣失灵等）导致呼吸增快可通过检查呼吸机、调节呼吸机参数设置等解除报警。

4. 分钟通气量过高 病情变化（如换气功能障碍、呼吸增快、烦躁不安、发热等）可导致分钟通气量增高，需针对原发病积极治疗，必要时镇痛、镇静。呼吸机原因（呼吸机管路内积水、呼吸机参数设置不当、分钟通气量上限报警设置过低、PEEP设置过高、传感器失灵等）导致分钟通气量过高，可通过重新检查呼吸机并调整参数等解除报警。

5. 分钟通气量过低 病情变化（自主呼吸减弱等）可导致分钟通气量过低，可以根据病情增加通气量。呼吸机因素（气囊漏气或注气不足、呼吸机管道连接松动、分钟通气量下限警报值设置过高、呼吸气阀故障、压力传感器失灵等）可导致分钟通气量过低报警，可以通过调节呼吸机模式及参数，调整下限警报值，检查呼吸机管道保证连接紧密及通畅，检查传感器等解除报警。

6. 潮气量过高报警 潮气量上限报警设置过低、呼吸机参数设置不当、传感器失灵等可导致潮气量过高报警，可以通过检查传感器、调整报警上限、调节呼吸机参数等解除报警。

7. 窒息报警 病情改变（自主呼吸减弱或消失）可引起窒息报警，需及时寻找病因对症治疗。呼吸机因素（如设置窒息报警时间过短、脱管等）引起窒息报警，可以根据患者病情调整呼吸机参数，检查呼吸机连接管道等解除报警。

8. 电源报警 停电、电源插头接触不良、呼吸机电源故障、蓄电池电量低等可引起电源报警，需将呼吸机与患者断开，予以患者人工通气，检查修复电源，必要时更换主机。

9. 气源报警　空气压缩机电源未接或未开，氧气、空气压缩机故障等可引起气源报警，需将呼吸机与患者断开，予以患者人工通气，调整或更换气源。

二、适应证

1. 有创机械通气　严重缺氧或二氧化碳潴留患者，胸心外科手术后患者，严重胸部创伤患者。

2. 无创机械通气　各种原因引起的呼吸衰竭，如 COPD 急性发作、急性心源性肺水肿等。

三、禁忌证

1. 有创机械通气相对禁忌证　肺大疱和未经引流的气胸患者，低血容量性休克未纠正患者，严重肺出血患者，气管－食管瘘患者等。

2. 无创机械通气相对禁忌证　气道分泌物多或排痰障碍患者，昏迷患者，严重感染患者，近期有头面颈、食管以及胃部手术史患者等。

3. 无创机械通气绝对禁忌证　自主呼吸微弱或停止患者，上呼吸道机械性梗阻患者，误吸患者，面部创伤、烧伤或畸形患者、严重脑部疾病患者，严重心律失常患者，严重不合作患者等。

四、操作方法

1. 建立人工气道　根据病情可以予以面罩、经口气管插管、气管切开、气管插管等。

2. 连接呼吸机　呼吸机主机、管路、氧源、气源连接后开机，连接模拟肺。

3. 设置呼吸机模式　根据患者的病情及全身情况选择合适的通气模式。

4. 设置呼吸机参数及报警界限　根据病情及全身情况等设置呼吸机参数及报警界限。

5. 调节湿化器　湿化器温度控制在 32～36℃，湿度 98%～99%，湿化液只能用灭菌蒸馏水。

6. 调节触发灵敏度　根据患者自主吸气力量调整。

7. 连接患者　观察模拟肺的胀缩情况，检测呼吸机是否正常通气。若正常通气将模拟肺替换至患者的人工气道。

8. 观察上机情况　呼吸机连接患者，观察患者的意识、面色、生命体征、血氧饱和度、潮气量、每分钟通气量、气道压等。上机半小时行血气分析，根据结果调整呼吸机参数设置。以后每 2 小时检测一次血气分析，以免发生通气过度或通气不足情况。患者吸氧浓度小于 40%，血氧分压大于 60mmHg 时，可 24 小时行一次血气分析。

五、注意事项

（1）严格掌握呼吸机使用适应证及禁忌证，熟练掌握使用方法、故障排除等，以免影响治疗效果或损坏机器。

（2）操作过程中注意各管道连接正确，加强气道管理，注意保护导管，防止导管脱出。

（3）严格无菌操作，操作前后给予氧气吸入。

（4）湿化器内灭菌蒸馏水必须保证在所需刻度。

（5）集水杯底朝下，并及时清空，避免集水杯内的水反流。

（6）调节呼吸机机臂时先取下呼吸机管道再行安装，以防将气管导管拔出。

（7）及时清除呼吸道分泌物，做好呼吸道湿化，保持气道通畅。

（8）一旦发现呼吸机与自主呼吸不协调（人机对抗）的现象，立刻报告医生，紧急处置。人机对抗表现：突然出现的气道高压或低压报警，表现为气道压力表指针摆动明显；潮气量忽大忽小；患者清醒后出现躁动不安，不能耐受呼吸机等。

（9）使用呼吸机患者须专人护理，密切观察病情变化，做好相关记录。如生命体征、意识、瞳孔、血氧饱和度、出入液量、呼吸机参数、气道护理情况等。

（10）及时处理呼吸机的报警，如遇到无法处理情况及时报告医生。

（11）根据病情指导患者加强自主呼吸的锻炼，早日撤机。

（12）呼吸机使用完毕应进行终末处理，防止交叉感染。

第四节　球囊-面罩通气术

PPT

案例分析

患者，男，43岁，因“胸痛伴出汗3小时”就诊于某医院急诊科，行心电图检查提示急性前壁心肌梗死，立即予以心电监护、吸氧、溶栓等治疗，诊治过程中患者突然意识丧失，颈动脉搏动消失，胸廓无起伏，考虑心梗导致心跳呼吸骤停，急诊医生立即予以心肺复苏。

问题

如何使用球囊-面罩协助医生进行心肺复苏？

一、概述

球囊-面罩又称简易呼吸器或加压给氧气囊，是进行人工通气的简易工具，具有便捷、无创、易于操作、无需氧源等优点。适用于心肺复苏及需人工呼吸急救的场所，尤其是病情危急来不及气管插管时，使用球囊-面罩加压给氧，使患者得到氧气供应，增加通气。

球囊-面罩由面罩、单向阀、球囊（弹性呼吸囊）、安全阀、氧气储气袋等组成。其工作原理为按压球囊时产生正压，进气阀闭合，推动鸭嘴阀打开并堵住出气阀，气体送入患者；球囊松开后，鸭嘴阀闭合，患者吐出气体由出气口放出，同时进气阀开放，氧气储气袋中氧气进入球体；安全阀释放出过量气体，以保证低压的氧气供应，保证患者安全。

二、适应证

（1）临时或现场代替呼吸机或转运患者的人工通气。

（2）呼吸暂停或呼吸抑制患者的抢救。

（3）手术麻醉期间的呼吸管理。

三、禁忌证

（1）大量胸腔积液患者。

（2）中等以上活动性咯血患者。

（3）颌面部严重损伤患者。

四、操作方法

1. 开放气道 操作者位于患者头侧，托起患者下颌使头向后仰。

2. 连接装置 连接好面罩、呼吸囊及氧气，调节氧气流量为 8～10L/min（供氧浓度为 40%～60%）。

3. 固定面罩 将面罩罩于患者口鼻，按紧不漏气，正确使用“E-C”手法。

（1）单人操作手法　一手拇指和食指呈“C”形按压面罩，中指无名指置于下颌，小拇指置于下颌角处，呈“E”形，另一只手挤压球囊，送气时间 1 秒，观察胸部起伏情况。

（2）双人操作法　一人双手置于面罩及下颌，呈“E-C”形，另一人缓慢挤压球囊，大于 2 秒/次。

4. 挤压球囊

（1）潮气量 400～600ml，有条件测定二氧化碳分压，避免通气过度。

（2）成人频率 10～12 次/分，婴儿及儿童 12～20 次/分。

（3）成人呼吸比为（1∶1.5）～2。

5. 观察评估 观察患者对呼吸器的适应性、意识、胸腹起伏情况、皮肤颜色、生命体征等情况。

6. 安置患者 发现患者有自主呼吸时，边挤压边指导患者呼吸，根据患者呼吸加以辅助。抢救成功后遵医嘱予以吸氧，做好患者心理护理。

7. 记录 记录抢救过程及病情变化。

8. 处理用物 将球囊、接头、面罩等拆开清洗、消毒浸泡。

五、注意事项

（1）选择合适尺寸的面罩，面罩应紧贴口鼻，不应该压住眼睛。

（2）复苏过程中，心脏按压与呼吸按照 30∶2 的比例进行。

（3）避免通气速度过快或太用力，以挤压球囊的（1/3～1/2）为宜。

（4）挤压球囊过程中，密切观察患者的胸廓起伏、面色以及血氧饱和度的变化。球囊－面罩不宜使用时间过长，必需及时行气管插管。

第五节　心脏电除颤术

PPT

案例分析

患者，男，55 岁，以“胸闷 24 小时，加重 1 小时”于急诊科就诊，患者自诉于睡眠中出现心前区憋闷不适，1 小时前疼痛加剧。入院查体：血压 92/60mmHg，半卧位，两肺满布湿啰音，心率 115 次/分，心电图示：急性广泛前壁心肌梗死，既往有糖尿病史，否认心脏病、高血压。入院后给予抗血小板、抗凝、控制心衰等治疗，病情好转收入心内科，1 周后行冠脉造影并置入支架，术后 7 天病情逐渐好转，准备出院时因精神兴奋失眠，晨起 8∶00 突发抽搐，心电监护示室颤。

问题

护士如何配合医生对患者进行除颤及抢救？

一、概述

心脏电除颤，是指以较强的脉冲电流使全部或大部分心肌瞬间同时除极，消除心律失常，恢复窦性心律的方法。

心脏电除颤的设备称为电除颤仪，当患者发生严重快速心律失常时，如心房扑动、心房颤动、室上性心动过速、室性心动过速等，可造成血液循环障碍，尤其当患者出现心室颤动时，心脏射血和血液循环终止，可导致心博骤停，如不及时抢救，可因脑部缺氧时间过长而死亡，电除颤是最有效的治疗手段。室颤导致的心搏骤停单纯心肺复苏后并不能将室颤转为正常心律，故应在心肺复苏同时配合使用自动体外除颤器（AED），可显著增加患者存活机会。

心脏电除颤分为同步电除颤和非同步电除颤，同步电除颤是指除颤仪由 R 波的电信号激发放电，非同步电除颤是指除颤仪在心动周期的任何时间都可放电，无需考虑患者的自主节律。

二、适应证

1. 同步电除颤　心房颤动、心房扑动、室上性心动过速、室性心动过速等快速心律失常。

2. 非同步电除颤　心室颤动，在不了解心搏骤停性质的情况下，立即行非同步电除颤，称盲目除颤。

三、禁忌证

（1）慢性心房颤动患者或心房颤动患者病因未得到纠正（如甲状腺功能亢进、心肌梗死等）。

（2）洋地黄中毒引起的心律失常患者（除室颤外）。

（3）患者患病态窦房结综合征（已安装起搏器者除外）或伴有高度或完全性传导阻滞。

（4）左房巨大（左心房内径 >45mm）或者严重心功能不足患者。

（5）严重低钾血症患者。

（6）患者处于风湿活动期或者心肌炎急性期。

（7）有心房内血栓或栓塞史，不能接受抗凝治疗患者。

四、操作方法

1. 评估　评估患者年龄、体重、意识状态、颈动脉搏动，分析患者心电图为心室颤动。确认需要电除颤。呼叫医生、护士进行抢救，记录抢救时间。

2. 除颤准备　打开除颤仪电源开关，设置状态为“非同步”状态。将两个电极板涂导电糊（如无导电糊将生理盐水纱布置于导电部位）。根据不同的除颤仪选择能量，单向波除颤仪的电功率 360J，双向波除颤仪的电功率 200J，儿童 2J/kg，第二次可增加到 4J/kg。

3. 充电　按充电按钮，除颤仪自动充电。

4. 放置电极板　将负极电极板置于患者右锁骨中线第 2 肋间，正极电极板置于患者左侧腋中线第 5 肋间（图 10 - 26），电极板紧贴皮肤，压力适当（电极板指示灯显示绿色）。

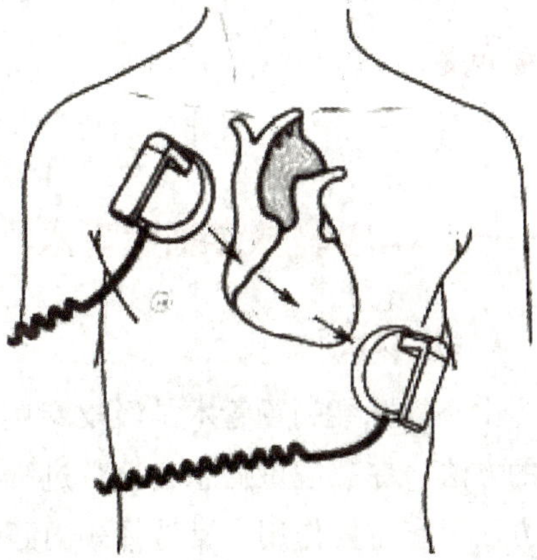

图 10 - 26　电极板放置位置

5. 放电　再次确认心电图为室颤，嘱他人离开床边，确保操作者及周围人与病床及患者无接触，两手拇指同时按下电极板放电按钮，双手在放电结束之前不能松动。

6. 观察　放电后观察心电图是否恢复窦性心律。如果未能复律，立即给予 5 个循环胸外心脏按压，再观察心律，必要时再次进行电除颤。如心电图示窦性心律，给予心电监护，观察生命体征。

7. 除颤后处理 除颤完毕移开电极板，擦干患者胸壁皮肤，整理床单位。关闭除颤仪电源，将电极板清洁、消毒后收存备用，最后记录除颤抢救情况。

五、注意事项

（1）除颤前必须准确识别心电图，选择正确的除颤方式。

（2）如患者安装起搏器，应避开起搏器部位至少10cm。

（3）准确放置除颤电极板，注意正负两电极板之间至少相隔10cm。两电极板与患者皮肤紧贴，保证患者胸部皮肤干燥，以免引起灼伤。导电糊涂抹均匀，避免两电极板互相摩擦涂抹。如使用盐水纱布以浸湿不滴水为宜，以免灼伤皮肤。

（4）放电前操作者及周围人与患者及病床无直接或间接接触，以免触电。

第六节　静脉穿刺置管术

PPT

案例分析

患者，女，32岁，因“停经2月余，下腹痛1天，加重1小时”入院，入院B超示腹腔大量积液，以“异位妊娠?”收住院，查体：体温36.5℃，血压80/50mmHg，心率112次/分，神志不清，脉细弱，皮肤湿冷，下腹压痛（+），反跳痛（+），腹肌紧张，移动性浊音阳性。立即剖腹探查，术中行“右侧输卵管切除术”，清除积血约2500ml，输血1200ml，输液3500ml，尿量300ml，术毕转入ICU治疗。

问题

如何对患者正确实施“锁骨下静脉穿刺置管术”?

一、中心静脉穿刺置管术

（一）概述

中心静脉穿刺置管术是经皮穿刺将导管留置静脉内，患者经此通路进行补液或监测的方法。在急危重症患者抢救过程中、快速输血补液、静脉营养支持、血容量监测等方面具有重要作用。常选择颈内静脉、锁骨下静脉、股静脉等深静脉进行穿刺。

（二）适应证

（1）急救时对患者快速输血、输液、用药等。

（2）用于特殊的检查或治疗，如心血管造影、安装起搏器、血液透析等。

（3）胃肠外营养治疗、输入对血管有刺激性的液体（如高渗液体、强酸强碱类药物、化疗药物等）。

（4）外周静脉穿刺困难，需要建立静脉通路患者。

（5）进行血流动力学监测，如中心静脉压、肺动脉压、肺动脉楔压、心排血量测定等。

（三）禁忌证

（1）有出血倾向患者。

（2）穿刺区域皮肤有感染患者。

（3）不合作、躁动不安无法约束患者。

（4）重症肺气肿患者。

（四）操作方法

1. 穿刺点定位

（1）锁骨下静脉穿刺点　首选右侧锁骨下静脉，因其较短能够提供更直接的通路。锁骨下路穿刺点位于锁骨中内1/3交界处下方约1cm（图10－27）；锁骨上路穿刺点位于胸锁乳突肌锁骨头外侧缘、锁骨上方约1cm。

（2）颈内静脉穿刺点　首选右侧颈内静脉。前路进路位于胸锁乳突肌前缘中点，距中线约3cm；中路进路位于胸锁乳突肌三角的顶端，距锁骨上缘2～3横指；后路进路位于胸锁乳突肌外缘中下1/3交界处。

（3）股静脉穿刺点　位于腹股沟韧带中、内1/3交界处的外下方两横指，股动脉搏动点内侧1cm处。

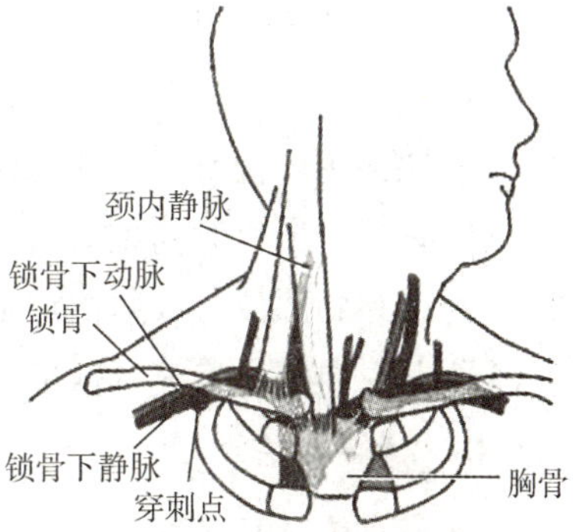

图10－27　锁骨下静脉穿刺点

2. 消毒、铺无菌巾、必要时局部麻醉

3. 穿刺　穿刺针与身体呈45°，缓慢向前推进，边进针边回抽，直至抽出明显暗红血液，提示进入静脉，取下注射器。

4. 置管　轻轻将导丝自针头置入，导丝置入后拔出穿刺针，留导丝于血管内，扩张器扩开皮肤置入导管，退出导丝和扩张器，插入深度为12～15cm。固定导管，消毒穿刺周围皮肤，覆盖封闭辅料。

（五）注意事项

（1）严格无菌操作，防止感染发生。

（2）避免多次反复穿刺，以免造成局部组织严重创伤或血肿。

（3）导管固定要牢固，以防脱出。

（4）经常用肝素冲洗导管，防止血液在导管凝固堵塞导管。

（5）锁骨下静脉穿刺后应多次听诊呼吸音或行胸部X线检查，以排除气胸。

二、经外周静脉穿刺中央静脉置管术

（一）概述

经外周静脉穿刺中央静脉置管术（PICC）是指经外周静脉（贵要静脉、肘正中静脉、头静脉等）穿刺，导管末端置于上腔静脉末端的静脉置管术。其优点是操作简单、成功率高、并发症少、留置时间长，可减轻患者疼痛并保护患者上肢静脉，主要适用于中期至长期输液的患者。

（二）适应证

（1）外周静脉条件差、不易穿刺成功患者，需长期静脉输液的患者。

（2）需每日多次静脉抽血检查患者。

（3）长期输入高渗透性或黏稠度较高的药物，如高糖、20%甘露醇、TPN等。

（4）需使用输液泵输液患者。

（5）需反复输入刺激性药物，如化疗药物。

（6）需反复输入血液制品，如全血、血小板、血浆等。

（三）禁忌证

（1）拟穿刺部位有感染或损伤患者。

（2）有严重出血倾向患者。

（3）拟穿刺部位有放射治疗史、外伤史、血栓栓塞史、血管外科手术史等。

（4）上腔静脉压迫综合征患者。

（四）操作方法

1. 测量定位 从预穿刺点沿静脉走向量至右侧胸锁关节，再垂直向下量至第3肋间，一般为45～50cm。

2. 建立无菌区 穿隔离衣、戴无菌手套、无菌治疗巾垫于患者手臂下方。

3. 消毒 以穿刺点为中心，消毒直径为上下各10cm，铺洞巾及无菌治疗巾，扩大无菌区。

4. 预冲导管 打开PICC穿刺包，用肝素钠溶液冲洗导管、穿刺针、连接器及肝素帽等，检查导管完整性及是否通畅，将导管浸泡在生理盐水中。

5. 穿刺 扎止血带，一手固定皮肤，另一手以15°～30°进针，见回血后放低穿刺角度使之与静脉平行，再进1～2mm，松止血带，左手拇指固定导入鞘避免移位，示指及中指轻压鞘尖端处的血管以减少血液流出，然后从导入鞘管中抽出穿刺针。

6. 置入PICC导管 用镊子轻轻夹住导管，均匀缓慢地将导管自导入鞘送入静脉，当导管到达患者肩部时，让患者把头转向穿刺侧，下颌贴在肩部，以防止导管进入颈内静脉。

7. 拔出插管鞘及导引钢丝 当导管置入预计长度，拔出导入鞘，移除时固定好PICC导管。将导管与导丝的金属柄分离，固定好导管，轻柔地拔出导丝，体外留出导管至少5cm，剩余剪除，安装连接器。

8. 封管　用生理盐水注射器抽吸回血并注入生理盐水，确定通畅后用生理盐水20ml脉冲式冲管，连接肝素帽或者正压接头，用肝素钠溶液正压封管。

9. 固定　撤去洞巾，消毒皮肤，将体外导管放置呈“S”状，无菌胶布固定PICC导管的连接器，贴透明敷料贴膜，标注穿刺置管日期。

10. 检查　行胸部X线检查确认导管位于正确位置。

（五）注意事项

（1）穿刺前评估好静脉情况，熟悉静脉走向，避免损伤动脉及神经。

（2）严格无菌操作，防止感染发生。

（3）必须松开止血带，导入鞘尖端处的血管加压后再抽出穿刺针。

（4）导管定位后，妥善固定，防止导管脱落。

（5）将导管放置呈“S”状，降低导管张力，避免导管在体内移动。

（6）需对导管进行脉冲式正压封管，防止血液反流进入导管导致堵塞。

第七节　动脉穿刺置管术

PPT

案例分析

患者，男，67岁，退休工人，因“阵发性咳嗽、气短6年，尿少、浮肿2年，加重3天”入院。患者自述于6年前开始每年冬春季节变化时出现咳嗽、气短、咳痰等，反复住院治疗，近2年来患者上述症状加重，同时出现呼吸困难、活动受限、浮肿、尿量减少等，诊断为“肺心病”，反复住院治疗。患者3天前受凉后病情加重，轻微活动后即胸闷，入院查体：体温36℃，心率92次/分，呼吸23次/分，血压90/60mmHg，颜面部皮肤苍白，口唇发绀，颈静脉怒张，双肺呼吸音粗，可闻及湿啰音，双下肢膝关节以下凹陷性水肿。

问题

如何正确地抽取动脉血？

一、概述

动脉穿刺置管又称动脉通路，是经皮穿刺将细导管留置动脉，用于重症单元或麻醉时行动脉压监测及采集动脉血进行血气分析。常选择颈动脉、桡动脉、股动脉等进行穿刺。

二、适应证

（1）经动脉注射高渗溶液或输血患者。

（2）实施某些治疗，如注射溶栓剂治疗动脉栓塞、病灶局部注射化疗药物等。
（3）需监测动脉血压监测患者，如危重症、心脏手术后等。
（4）实施特殊检查，如左心室造影、选择性动脉造影患者。
（5）需反复抽血行动脉血气分析患者。

三、禁忌证

（1）穿刺区域有动脉手术史患者。
（2）Allen 试验阳性患者。
（3）存在凝血障碍或服用抗凝剂患者。
（4）穿刺区域皮肤有感染患者。

知识拓展

Allen 实验

Allen 实验用于检查手部的血液供应，桡动脉与尺动脉之间的吻合情况。检查者用双手拇指分别按压桡动脉、尺动脉，患者受检前臂抬高至心脏水平以上，做握拳和松拳动作数次直至手部变苍白，松开尺动脉压迫，观察手掌颜色变化，10 秒内手掌变红提示桡尺动脉间侧支循环良好；若大于 15 秒仍为苍白，Allen 实验阳性，侧支循环不良，禁忌此侧桡动脉穿刺。

四、操作方法

（1）定位触摸脉搏，确定搏动最强部位。桡动脉穿刺点（图 10－28）位于桡骨茎突近端 1cm 处，肱动脉穿刺点位于肘横纹上方约 2 横指，股动脉穿刺点位于约在腹股沟韧带下 2cm 股动脉搏动处。

（2）消毒、戴无菌手套，铺洞巾，必要时局部麻醉。

（3）穿刺　若仅单次采血不置管，执笔式紧握注射器，针尖斜面朝上呈 45°～60°轻轻刺入动脉（股动脉呈 90°），血液自动流入注射器内，抽取 1～2ml 血液拔针，立即用纱布按压穿刺部位至少 5 分钟（根据病情可适当延长按压时间）。

（4）置管　摸准动脉博动最明显处，以左手示指和中指固定，两指间隔 1cm，右手持针使针体与皮面呈 15°～30°，将导管插入动脉并抽出内芯，使导管充满血液，将压力管与导管连接，开启冲洗装置清除导管内血液。固定导管，消毒穿刺周围皮肤，覆盖封闭辅料。

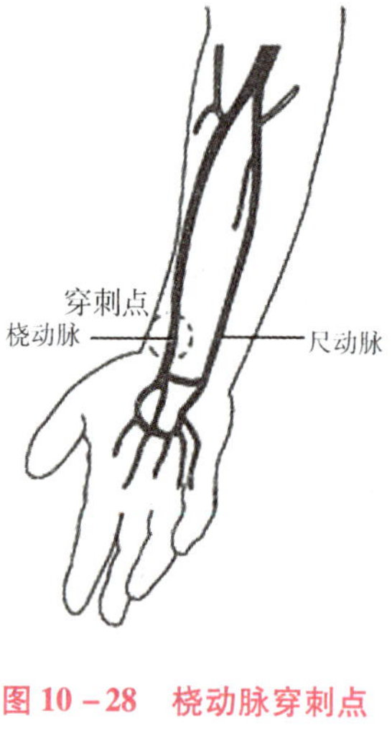

图 10－28　桡动脉穿刺点

五、注意事项

（1）严格遵守无菌操作原则，以防感染。

（2）严格掌握穿刺适应证和禁忌证。

（3）穿刺肢体末梢循环不良时及时更换穿刺置管部位。

（4）原则上置管时间为3~4天，以预防感染。

（5）用肝素持续冲洗导管，不能有任何气泡和血凝块，条件不允许则2小时冲洗一次。

目标检测

1. 患者右前臂伤口应选用的绷带包扎方法是（　）。
   A. 环形　B. 螺旋形　C. 螺旋返折形
   D. “8”字形　E. 蛇形
2. 以下材料不可以用来急救现场止血的是（　）。
   A. 洁净的毛巾　C. 洁净的手绢　B. 绳子、铁丝
   D. 干净的三角巾　E. 绷带
3. 气管切开的部位是（　）。
   A. 第1~2气管软骨环　B. 第3~4气管软骨环
   C. 第5~6气管软骨环　D. 第7~8气管软骨环
   E. 第9~10气管软骨环
4. 经口气管插管的适应证为（　）。
   A. 上呼吸道梗阻　B. 呼吸衰竭　C. 全身麻醉
   D. 实施机械通气　E. 以上全部
5. 患者，男，50岁，术后行气管内插管吸氧术，插管后每次吸痰时间不应大于（　）。
   A. 5秒　B. 10秒　C. 15秒
   D. 20秒　E. 25秒
6. 气管插管过深可引起（　）。
   A. 肺部感染　B. 肺部损伤　C. 肺气肿
   D. 肺不张　E. 下颌关节脱位
7. 对创伤患者进行现场急救时，下列最好的次序是（　）。
   A. 妥善固定、包扎伤口、抢救生命、平稳运送
   B. 抢救生命、包扎伤口、妥善固定、平稳运送
   C. 平稳运送、包扎伤口、妥善固定、抢救生命
   D. 包扎伤口、妥善固定、抢救生命、平稳运送

E. 平稳运送、包扎伤口、妥善固定、初步检查

8. 气管插管留置时间不宜超过（　）。

A. 24小时　B. 72小时　C. 48小时

D. 36小时　E. 96小时

9. 以下不属于急救现场止血技术的是（　）。

A. 加压包扎法　B. 缝合法　C. 填塞法

D. 直接按压止血法　E. 指压止血法

10. 担架搬运患者时，患者应（　）。

A. 头在左，足在右　B. 头在右，足在左　C. 头在后，足在前

D. 头在前，足在后　E. 头在上，足在下

11. 下列情况不宜行机械通气治疗的是（　）。

A. 严重肺水肿　B. $PaCO_2$进行性升高

C. 气胸未行引流患者　D. 自主呼吸微弱或消失

E. COPD患者急性发作

12. 呼吸机完全替代自主呼吸的通气方式为（　）。

A. PSV　B. A/C　C. SIMV

D. CV　E. CPAP

13. 电除颤的适应证不包括（　）。

A. 心室颤动　B. 心房颤动

C. 心房扑动　D. 心肌缺血

E. 药物及其他方法治疗无效的阵发性室上性心动过速、室性心动过速

14. 关于电除颤说法错误的是（　）。

A. 两电极片位置距离 >15cm　B. 放电前有人接触患者也无妨

C. 注意擦干皮肤　D. 电极板位置正确，贴紧皮肤

E. 如患者安装起搏器，应避开起搏器部位至少10cm

15. 经锁骨上路锁骨下静脉穿刺术的穿刺点在（　）。

A. 胸锁乳突肌的锁骨头、胸骨头和锁骨三者所形成的三角区顶部

B. 锁骨中点内侧1~2cm处

C. 胸锁乳突肌前缘中点或稍上方

D. 胸锁乳突肌后缘中、下1/3交界处

E. 胸锁乳突肌锁骨头外侧缘、锁骨上方约1cm处

16. 深静脉穿刺置管的适应证不包括（　）。

A. 长期输液治疗　B. 重复动脉采血　C. 心功能不全

D. 血液净化　E. 大量、快速扩容

17. 颈内静脉穿刺置管时，通常选择右侧颈内静脉而非左侧，其原因不包括（　）。

A. 右颈内静脉与无名静脉和上腔静脉几乎成一直线

B. 右侧胸膜顶低于左侧
C. 右侧无胸导管
D. 右侧颈内静脉容易暴露
E. 右肺尖稍低于左肺尖

18. 动脉穿刺置管术的适应证为（　）。
A. 经动脉注射高渗溶液或输血者　　B. 长期输液患者
C. 监测动脉血压　　D. 反复动脉采血
E. 实施左心室造影、选择性动脉造影等检查

19. 使用球囊时氧流量应调至（　）。
A. 5～6L/min　　B. 8～10L/min　　C. 1～2L/min
D. 11～12L/min　　E. 3～4L/min

20. 球囊每次送气时间要求（　）。
A. 3 秒　　B. <1 秒　　C. >1 秒
D. 4 秒　　E. 5 秒

（姜晓静　罗文英）

书网融合……

微课　　本章小结　　自测题

实训指导

实训一　"120"急救中心见习

【实训目标】

（1）学会"120"电话接线方法。

（2）了解急救中心的工作任务及程序。

（3）培养学生"时间就是生命"的急救意识。

【实训准备】

1. 教师准备

（1）确定急救中心见习时间、见习内容及参与教学指导人员，给学生开会强调见习注意事项并布置见习任务。

（2）教学指导人员准备　集体备课，统一内容及标准要求。

2. 学生准备　分组，每组4～6人，选出小组负责人。

（1）模拟护士　①要戴口罩、衣帽整齐，仪表端庄，姿势规范，展示出护士良好的职业风采；②带齐教材、笔记本、笔。

（2）全组同学积极参与实训方案的设计、实施和调整，参与过程评价，自主学习国内、外EMSS模式对比，本地"120"急救中心情况和接听"120"电话的注意事项。

3. 环境用物准备　摄影、摄像设备。

【实训流程与方法】

（1）学生按小组进入"120"急救中心。

（2）小组成员按前期准备的相关知识细化模拟方案，指导教师给予指导建议。

（3）以小组为单位，参考流程模拟练习"120"电话接线服务。

（4）教师全程观察指导，对学生的表现给予总结点评。

（5）整理总结，进行实训评价，书写实训报告。

“120”急救中心见习操作流程

操作过程	操作要求	
“120”急救中心见习	急救中心基本情况介绍	历史沿革、EMSS 建设及运行
	“120”电话接线见习	观摩 120 接线服务现场，教学指导教师讲解接线工作流程及注意事项
	“120”总调度室见习	教学指导教师讲解调度室的设备及作用；现场演示即时监控和调度流程
	急救中心制度与培训	现场讲解急救中心相关制度与记录，观摩急救培训现场
操作后处置	用物处理	洗手、脱口罩、整理用物
总体要求	①严格执行“120”电话接线服务原则 ②操作熟练，流程合理 ③操作全过程中注意体现人性化服务	

【注意事项】

（1）列出“120”电话接线服务要求。

（2）学生熟悉本地“120”急救中心的工作任务及流程。

【实训评价】

（1）采取教师评价、小组互评与学生自评相结合。

（2）从学生参与的主动性、积极性、课前准备、操作的正确性和熟练程度、实训报告以及人文关怀与沟通礼仪等方面进行综合评价。

（刘鸿业）

实训二　急诊科见习

【实训目标】

（1）熟悉急诊科布局和设置。

（2）熟悉急诊科的工作任务和工作程序。

（3）认识急诊科工作的重要性及在 EMSS 中的地位。

（4）培养“时间就是生命”的急救意识；学习急诊科护士沉着冷静、紧张有序的工作作风。

【实训准备】

1. 教师准备

（1）联系当地综合医院急诊科，预约见习时间、见习内容、带教学生人数。

（2）联系见习用车。

（3）制订见习安排。

（4）组织学生召开会议，强调见习注意事项。

2. 学生准备

（1）划分见习小组，选出小组负责人。

（2）学生提前查阅相关资料，了解见习医院急诊科情况。

（3）复习相关理论知识，如急诊科的设置与布局、急诊科工作特点、急诊科工作任务与工作流程等。

（4）见习当天着装整齐，穿护士服、戴燕帽；注重护理礼仪。

（5）见习过程中，服从带教老师安排，遵守医院的各项规章制度和组织纪律。

（6）认真学习，做好学习笔记，见习结束后总结并写一份学习心得。

3. 环境用物准备 摄影、摄像设备。

【实训流程与方法】

（1）学生按小组进行见习。

（2）小组成员结合前期准备的相关知识在带教老师的讲解下认真参观学习。

（3）教师全程观察指导，对学生的表现给予总结点评。

（4）整理总结，书写学习心得。

急诊科见习流程

见习项目	学习内容
急诊科基本情况介绍	了解急诊科的设置和布局、认识各种急诊标志，了解急救绿色通道
预检分诊处见习	观摩急诊预检分诊工作；带教人员讲解如何分诊流程、注意事项
急诊抢救室见习	认识各种抢救仪器、常见抢救药品；学习常见急症的抢救流程和医护配合要点
急诊其他工作室参观	参观急诊各诊察室、急诊病房、EICU、留观室等
急诊科工作制度与培训	阅览急诊工作相关制度、患者收治及转出制度、“120”出诊规定等

【注意事项】

（1）教师应做好见习计划，做好各项衔接工作。

（2）确保学生见习过程中的安全。

（3）学生见习过程中要主动学习，做到五勤“嘴勤、腿勤、手勤、脑勤、眼勤”。

【实训评价】

（1）采取教师评价、小组互评与学生自评相结合。

（2）从学生参与的主动性、积极性、课前准备、操作的正确性和熟练程度、实训报告以及人文关怀与沟通礼仪等方面进行综合评价。

（师　思）

实训三　床旁监护技术

【实训目标】

（1）熟练掌握床旁多功能监护仪的操作流程。

（2）掌握常用监测指标的正常范围及临床意义。

（3）熟悉多功能监护仪的使用方法、保养与清洁。

【实训准备】

1. 教师准备　编写情境案例，下发到学生，准备好情境场所、用物、教学指导人员等。

（1）情境案例准备　患者，男，63岁，既往冠心病史3年，有高血压，此次因“心前区疼痛8小时”入院。拟急性心梗入急诊科。入院后查体：体温35.7℃，脉搏60次/分，呼吸18次/分，血压150/70mmHg。根据医嘱，请模拟对该患者的床旁心电监护。

（2）情境场所准备　可以选择理实一体化教室、模拟病房等，准备好模型。

（3）教学指导人员准备　确定人员、人数，集体备课，统一内容及标准要求。

2. 学生准备　分组，每组4~6人，选出小组负责人，确定情境角色。

（1）模拟护士　①要衣帽整齐，仪表端庄，姿势规范，展示出护士良好的职业风采；②七步洗手法洗手，戴好口罩、手套；③认真核对患者，评估其疾病情况，向家属解释床旁监护的目的和注意事项。

（2）模拟患者　了解操作目的并愿意配合，局部皮肤完好无破损。

（3）全组同学积极参与实训方案的设计、实施和调整，参与过程评价，可以交换角色，互谈收获感受，共同学习提高。

3. 环境用物准备

（1）环境准备　环境宽敞、明亮、无障碍，满足仪器安放和医护人员抢救患者的需要；调节室温，屏风遮挡患者，保护隐私。

（2）用物准备　心电监护仪、心电血压导联线、血氧饱和度探头、一次性电极片、血压袖带、酒精棉球、剃须刀等物品。

【实训流程与方法】

（1）学生按小组进入情境模拟场所。

（2）小组成员按前期准备的相关知识细化模拟方案，指导教师给予指导建议。

（3）以小组为单位，参考流程对患者实施床旁监护。

（4）教师全程观察指导，对学生的表现给予总结点评。

（5）整理总结，进行实训评价，书写实训报告。

床旁监护操作流程

操作过程	操作要求		
床旁监护操作流程	检查设备		检查监护仪各部件性能是否完好，正确连接各部件，设定各监护报警参数，如有必要依据患者情况重新调试
	认真核对		核对患者床号、姓名、住院号，取舒适体位
	协助患者配合		遮挡围帘，协助患者解开衣物，暴露胸部，清洁皮肤如有需要备皮，保证电极片与皮肤很好接触
	正确放置传感器	心电、呼吸监测	临床心电、呼吸监护通常采用胸部5导联法。具体位置为： ①右上（RA）在胸骨右缘锁骨中线第1肋间 ②右下（RL）在右锁骨中线剑突水平处 ③中间（C）在胸骨左缘第4肋间 ④左上（LA）在胸骨左缘锁骨中线第1肋间 ⑤左下（LL）在左锁骨中线剑突水平处 有时也用3导联法： ①左上（LA）在左锁骨中线下 ②右上（RA）在右锁骨中线下 ③（LL）在左锁骨中线第6、7肋间
		血压监测	将血压计袖带绑在患者上臂，松紧一横指为宜，袖带下缘距肘窝2～3横指。按下无创血压测量键，启动无创血压测量，设定无创血压测量间隔时间
		血氧饱和度监测	将血氧饱和度探头置于患者指（趾）甲背面、耳垂等部位
	查看参数		传感器安放完毕，监护仪自动显示各项参数指标数值
	整理用物		整理用物，嘱咐患者心电监护注意事项，同时观察各项参数指标并妥善固定导联线
	洗手记录		洗手、记录（监护时间、仪器运行情况，以及患者各项监测指标及体征变化、治疗效果等记录）
操作后处置	仪器、用物处理		①根据病情，医生下达停止床旁监护医嘱，护士即可结束监护 ②关闭电源，取下血压计袖带、探头，然后将导联线卸下，将传感器及其连接管、线从监护仪上取下，用物按医疗垃圾分类处理
总体要求	①严格执行床旁监护操作原则 ②操作熟练，流程合理，动作轻柔，保证安全 ③操作全过程中注意体现人性化服务		

【注意事项】

（1）心电导联要准确无误，贴电极片时要避开除颤、心电图胸导联、起搏器埋藏的位置。

（2）经常检查电极片、血压计袖带、血氧饱和度指套位置是否正常，仪器是否正常工作。

（3）监护期间不可关闭报警系统。

（4）持续监测可能导致皮肤发红，应每2小时观察一次并更换传感器位置。

【实训评价】

（1）采取教师评价、小组互评与学生自评相结合。

（2）从学生参与的主动性、积极性、课前准备、操作的正确性和熟练程度、实训报告以及人文关怀与沟通礼仪等方面进行综合评价。

（师　思）

实训四　心肺复苏术

【实训目标】

（1）关心爱护患者，培养科学严谨的学习态度、细致耐心的工作作风。

（2）熟练掌握现场心肺复苏术的操作方法。

（3）认识并学会现场心肺复苏。

【实训准备】

1. 教师准备　编写情境案例，下发到学生，准备好情境场所、用物、教学指导人员等。

（1）情境案例准备　患者，男，51 岁，冠心病病史 4 年余，因突发胸痛，持续加重半小时入院。入院诊断“急性前壁心肌梗塞”，经积极溶栓治疗，症状缓解，住院 1 周病情平稳准备出院。患者上厕所时突然倒地，呼之不应，叹息样呼吸，面色苍白。查体：无意识，颈静脉搏动消失，无呼吸，瞳孔散大，对光反射消失。

请模拟情境对患者实施现场心肺复苏术。

（2）情境场所准备　可以选择理实一体化教室、模拟病房等，准备好模型。

（3）教学指导人员准备　确定人员、人数，集体备课，统一内容及标准要求。

2. 学生准备　分组，每组 4 ~6 人，选出小组负责人，确定情境角色。

（1）模拟护士　①要衣帽整齐，仪表端庄，姿势规范，展示出护士良好的职业风采；②七步洗手法洗手，戴口罩、戴手套；③认真核对患者，评估其疾病情况；向家属解释患者病情和心肺复苏术的目的和可能预后。

（2）模拟患者　要熟悉角色，认真配合，展现出病情特点。

（3）全组同学积极参与实训方案的设计、实施和调整，参与过程评价，可以交换角色，互谈收获感受，共同学习提高。

3. 环境用物准备

（1）检查病房环境，调节室温，屏风遮挡患者。

（2）模拟人、纱布、弯盘、手电筒、手消毒液、除颤仪。

【实训流程与方法】

（1）学生按小组进入情境模拟场所。

（2）小组成员按前期准备的相关知识细化模拟方案，指导教师给予指导建议。

（3）以小组为单位，参考流程对患者实施现场心肺复苏术。

（4）教师全程观察指导，对学生的表现给予总结点评。

（5）整理总结，进行实训评价，书写实训报告。

现场心肺复苏操作流程

操作过程	操作要求	
心肺复苏	迅速评估	评估环境安全，确认患者意识消失，呼吸停止，颈动脉搏动消失，时间5～10秒 ①评估意识：轻拍患者双肩部，靠近患者两侧耳边大声呼叫，观察患者有无反应 ②评估呼吸：立即采取平卧体位，松开衣领及皮带，暴露胸腹部，观察胸腹部有无起伏 ③评估脉搏：观察呼吸的同时，一手食指和中指并拢，沿患者喉结旁移2～3cm至胸锁乳突肌内侧，轻触颈动脉搏动
	呼救	呼叫同事，启动急救反应系统，准备除颤仪
	安置体位	患者仰卧于硬板床或地面，头、颈、躯干呈一直线，充分暴露胸部。如需翻转体位，注意保护头颈部
	胸外心脏按压	立即进行30次快速、有力的胸外心脏按压 ①按压部位：胸骨中下1/3交界处，即两乳头连线与胸骨交界处 ②按压方法：救助者位于患者一侧，一手掌根部置于按压部位，另一手掌根部叠放其上，十指相扣，以掌根部为着力点，手指上翘离开胸壁。肩、肘、腕在同一轴线上，与患者身体垂直，双臂绷直，用上半身的重量和肩臂部的力量垂直下压 ③按压深度：胸骨下陷5～6cm ④按压频率：有节律、不间断地以100～120次/分的频率连续按压 ⑤按压/通气比值为30∶2，以每5组为一个周期，时间大致2分钟，每做一个周期检查一次脉搏
	打开气道	将患者头偏向一侧，清除口中分泌物、异物、活动的义齿 仰头抬颏法：患者仰卧，救助者位于患者头部一侧，一手小鱼际置于患者前额用力向下压，使头后仰，另一手食指和中指向上抬下颏，使下颌尖、耳垂连线与地面垂直
	人工呼吸	用压前额手的拇指和食指捏紧患者鼻孔，另一手掰开患者下唇，正常呼吸后用口包严患者的口唇，将气体吹入患者口中；连续缓慢吹气两次
	连续5个循环30∶2高质量的胸外心脏按压与人工呼吸，时间大致2分钟；快速评估脉搏和呼吸，时间<10秒 如大动脉搏动和自主呼吸恢复，散大的瞳孔缩小，说明复苏有效；如未恢复，继续5个循环CPR；对室颤患者，尽早实施电除颤术（见实训12）	
	复苏成功后	清理患者口鼻面部，整理衣物，保持复苏体位，继续观察生命体征，给予加强生命支持。记录抢救经过
操作后处置	用物处理	脱手套、洗手、脱口罩、整理用物
总体要求	①严格执行心肺复苏操作原则 ②操作熟练，流程合理，动作准确，保证安全 ③操作全过程中注意体现人性化服务	

【注意事项】

（1）评估患者意识时要注意“轻拍重喊”，不可摇晃患者。

（2）评估时专业人员 5～10 秒内未明确触摸到颈动脉搏动，按心搏骤停处理；非专业人员不检查颈动脉搏动，患者无意识、无呼吸，即按照心搏骤停处理。

（3）胸外按压时，不可冲击式或滚动式下压；按压与放松时间相等；放松时让胸廓充分回弹，避免倚靠在患者胸上，手掌不离开胸壁。

（4）打开气道时，抬颏部的手指置于颏部的骨性部位，避免压迫气道。

（5）人工呼吸时注意捏紧鼻孔、包严嘴唇，抢救者正常呼吸后吹气，避免过度通气。吹气时眼睛要观察患者胸廓，吹气至患者胸廓抬起。吹气毕，抢救者松开患者口鼻，转头观察胸廓下陷，感觉气流呼出。

（6）两人以上实施时，每隔 2 分钟交替，交替时动作要快，减少按压中断时间。因检查脉搏、分析心律或其他治疗措施需中断按压时，中断时间 <10 秒。

【实训评价】

（1）采取教师评价、小组互评与学生自评相结合。

（2）从学生参与的主动性、积极性、课前准备、操作的正确性和熟练程度、实训报告以及人文关怀与沟通礼仪等方面进行综合评价。

（张芝娟）

实训五　急性中毒的紧急救护

【实训目标】

（1）培养对于急性中毒患者紧急救护的意识。

（2）培养在急性中毒救护过程中的医护合作能力。

（3）熟练掌握急性中毒患者的病情评估、救治原则和护理措施。

（4）在教师指导下，学会整理、分析情境案例，根据病情评估、提出病情诊断、制定护理措施。

（5）学会对急性中毒患者进行心理护理，鼓励患者树立战胜疾病的信心。

【实训准备】

1. 教师准备　编写情境案例，下发到学生，准备好情境场所、用物、教学指导人员等。

（1）情境案例准备

1）患者，女，39 岁，昏迷 1 小时。患者 1 小时前与家人吵架，自服农药一瓶，7 分钟后出现腹痛、恶心，并呕吐一次，呕吐物有大蒜味，逐渐神志不清，家人发现后急诊来院，大小便失禁，大量出汗。既往体健，无心、肝、脾、肺病史，无糖尿病史，无药物过敏史，月经史、个人史及家族史无特殊。查体：体温 36.2℃，脉搏 65 次/分，呼吸 30 次/分，血压 110/80mmHg。神志不清，呼之不应，压眶上有反应。皮肤湿冷，肌肉颤动。巩膜无黄染，瞳孔呈针尖样，对光反射减弱，口角流涎。双肺叩诊音清，听诊闻及哮鸣音和散在湿啰音。心浊音界不大，心率65次/分，律齐，无杂音。腹平软，肝脾未触及。双下肢无水肿。实验室检查：血Hb 120g/L，WBC 7.2×10^9/L，N 68%，L 30%。请在案例中找出病情评估、提出病情诊断、制订护理措施。

2）患者，男，63岁，半小时前患者儿子晨起后发现其呼之不醒，无呕吐物，室内有一煤火炉，患者一人独住，昨晚一切正常，未服用任何药物，室内无异常药瓶。无心、肝、脾、肺病史，无糖尿病史，无药物过敏史。查体：体温36.9℃，脉搏98次/分，呼吸25次/分，血压155/94mmHg。昏迷，呼之不应。皮肤、黏膜无出血点，浅表淋巴结未触及，巩膜无黄染。瞳孔等大，直径3mm，对光反射灵敏。口唇樱桃红色，颈软，无抵抗，甲状腺（-）。心界不大，心率98次/分，律齐，无杂音。双肺叩诊音清，未闻及啰音。腹平软，肝未触及。克氏征（-），布氏征（-），双侧巴氏征（+），四肢肌力对称。实验室检查：血Hb 130g/L，WBC 6.8×10^9/L，N 66%，L 28%；尿常规（-）；COHb 60%。请在案例中找出病情评估、提出病情诊断、制订护理措施。

（2）情境场所准备　可以选择理实一体化教室、模拟病房等，准备好需要模型或模拟人。

（3）教学指导人员准备　确定人员、人数，集体备课，统一内容及标准要求。

2. 学生准备　认真阅读情境案例，查找相关资料，复习急性有机磷杀虫药中毒患者救护和CO中毒患者救护的相关知识（急性中毒救治原则、急性有机磷杀虫药中毒机制、病情评估、阿托品化表现、CO中毒表现与救护）；划分实训小组，每组6人，选出小组负责人，分配情境模拟角色；准备记录本和笔。

（1）模拟医生护士　①要衣帽整齐，仪表端庄，姿势规范，展示出医生、护士良好的职业风采。②七步洗手法洗手，戴口罩、戴手套。③认真核对患者，评估其疾病情况；向家属解释患者急性中毒的病情情况和需要进行的抢救治疗。

（2）模拟患者　要熟悉角色，认真配合，展现出病情特点。

（3）模拟患者家属　要熟悉角色，认真配合，展现出患者家属的焦急情绪。

（4）全组同学积极参与实训方案的设计、实施和调整，参与过程评价，可以交换角色，互谈收获感受，共同学习提高。

3. 环境用物准备

（1）检查病房环境，调节室温，屏风遮挡患者。

（2）床单元、模拟人、输液手臂、洗胃机、呼吸机、供氧设备、心电监护、静脉输液及留取血标本用物、相关药品、医疗护理记录单等。

【实训流程与方法】

（1）学生按小组进入情境模拟场所。

（2）小组成员按前期准备的相关知识细化模拟方案，指导教师给予指导建议。

（3）以小组为单位，参考急救流程对患者实施抢救。

（4）教师全程观察指导，对学生的表现给予总结点评。

（5）整理总结，进行实训评价，书写实训报告。

急性有机磷杀虫药中毒急救流程（医护配合）

抢救人员	抢救过程			
医生	快速评估 初始判断 中毒史 意识状态 急性症状	评估中毒程度 完成辅助检查（毒物检测，血、尿定性，测ECG，血、尿胆碱酯酶活性等）明确诊断	制订治疗方案 终止毒物吸收 促进已吸收毒物排出 应用特殊解毒药 维持呼吸与循环 保护重要器功能 对症支持治疗	动态评估治疗效果 及时调整治疗方案 完善医疗记录
护士A	体位：坐位或左侧卧位 立即清除尚未吸收的毒物：催吐、洗胃、导泻、灌肠 清除呼吸道分泌物，保持气道通畅	重症监测 连接心电监护仪 监测重点：血压、心率、呼吸、意识、氧饱和度 协助辅助检查：血、尿胆碱酯酶活性，ECG	病情观察 定时监测生命体征 做好气道管理 若出现低氧血症，进一步协助给予呼吸支持（无创或有创机械通气） 对症护理	做好心理护理，稳定患者情绪 完善相关护理记录
护士B	快速建立静脉通路 建议使用安全型留置针 留取血标本 留取毒物、吐物标本促进已吸收毒物排出 利尿、血液净化	遵医嘱给予解毒、对症、支持治疗 抗胆碱药：阿托品静脉注射至阿托品化 胆碱酯酶复能剂：碘解磷定、氯解磷定 复方制剂：解磷定注射液	评估中枢神经系统症状，预防特殊并发症发生 胆碱能危象 中间型综合征 迟发性多发性神经病变	完善相关护理记录 待病情稳定转至专科病房治疗

一氧化碳中毒急救流程（医护配合）

抢救人员	抢救过程			
医生	快速评估 初始判断 中毒史 意识状态 急性症状	评估中毒程度 完成辅助检查（COHb、心肌酶谱、头颅CT、脑电图） 明确诊断	制订治疗方案 纠正缺氧 防治脑水肿 促进脑细胞功能恢复 对症支持治疗 防治并发症	动态评估治疗效果 及时调整治疗方案 完善医疗记录
护士A	体位：平卧位 吸氧：鼻导管或面罩高流量、高浓度吸氧	重症监测 连接心电监护仪 监测重点：血压、心率、呼吸、意识、氧饱和度 协助辅助检查：ECG、脑电图、CT	动态评估呼吸功能若出现低氧血症，进一步协助给予呼吸支持（无创或有创机械通气） 做好气道管理 对症护理	做好心理护理，稳定患者情绪 完善相关护理记录

续表

抢救人员	抢救过程			
护士 B	快速建立静脉通路 建议使用安全型留置针 留取血标本 常规标本、血气分析 急查 COHb、心肌酶谱	遵医嘱给予中枢神经系统支持治疗 脑水肿：甘露醇快速静滴呋塞米、地塞米松 营养神经：促脑细胞代谢药	评估中枢神经系统症状，预防特殊并发症发生 防治肺部感染 感觉与运动早期干预	完善相关护理记录 待病情稳定转至专科病房治疗

【实训报告】

（1）列出有机磷杀虫药物中毒案例中的诊断依据。

（2）写出有机磷杀虫药物中毒的特效解毒剂及其原理。

（3）写出“阿托品化”与阿托品中毒的主要表现。

（4）写出急性一氧化碳中毒的紧急救护。

（5）制作一张预防一氧化碳中毒的宣传海报。

【实训评价】

（1）采取教师评价、小组互评与学生自评相结合。

（2）从学生参与的主动性、积极性、课前准备、操作的正确性和熟练程度、实训报告以及人文关怀与沟通礼仪等方面进行综合评价。

（许　可）

实训六　淹溺紧急救护

【实训目标】

（1）了解淹溺的发病机制。

（2）熟悉淹溺现场急救原则。

（3）熟练掌握淹溺三种倒水操作方法。

（4）关心爱护患者，培养科学严谨的学习态度、细致耐心的工作作风。

【实训准备】

1. 教师准备　编写情境案例，下发到学生，准备好情境场所、用物、教学指导人员等。

（1）情境案例准备

患者，男，10 岁，在人工湖边观赏水景，被后面打闹的儿童撞倒跌入水中，因该男孩不会游泳发生淹溺，被人救起后出现意识丧失、脉搏微弱、腹部膨隆、面色发绀、四肢厥冷。

请模拟情境对患者实施淹溺紧急救护。

（2）情境场所准备　可以选择理实一体化教室、模拟病房等，准备好模型。

（3）教学指导人员准备　确定人员、人数，集体备课，统一内容及标准要求。

2. 学生准备　分组，每组4～6人，选出小组负责人，确定情境角色。

（1）模拟护士　①要衣帽整齐，仪表端庄，姿势规范，展示出护士良好的职业风采；②七步洗手法洗手，戴口罩；③认真核对患者，评估其疾病情况；向家属解释采取相应救治措施的目的。

（2）模拟患者　要熟悉角色，认真配合，展现出病情特点。

（3）全组同学积极参与实训方案的设计、实施和调整，参与过程评价，可以交换角色，互谈收获感受，积极讨论，共同学习提高。

3. 环境用物准备

（1）检查病房环境，调节室温，屏风遮挡患者。

（2）模拟人、听诊器、血压计、气管切开包、呼吸气囊、气管导管、吸氧设备、注射器、棉签、石蜡油、牙垫等。

【实训流程与方法】

（1）学生按小组进入情境模拟场所。

（2）小组成员按前期准备的相关知识细化模拟方案，指导教师给予指导建议。

（3）以小组为单位，参考流程对患者实施淹溺紧急救护。

（4）教师全程观察指导，对学生的表现给予总结点评。

（5）整理总结，进行实训评价，书写实训报告。

淹溺紧急救护流程

操作过程	操作要求	
淹溺紧急救护	迅速脱离危险环境	溺水者筋疲力尽，救护者可从头部接近溺水者，若神志清醒，可从背后接近溺水者。一手托住溺水者的头颈部，让面部露出水面或者抓住腋窝仰泳
	保持呼吸道通畅	立即清除口鼻分泌物，松解内衣和腰带进行倒水处理，注意防止舌后坠
	倒水处理	膝顶法：单膝跪地，将淹溺者的腹部放在大腿上，头部下垂，平压溺水者背部，将水倒出。倒水时要注意保护头部，谨防返流误入气道造成呛咳
	心肺复苏	确认溺水者上岸后有无心跳呼吸，一旦心跳呼吸停止应立刻进行心肺复苏
	入院救治	维持呼吸功能，维持循环功能，复温，建立静脉通道，对症治疗
	观察记录	严密观察患者生命体征变化和意识状态，听诊肺部是否有啰音，有无咳嗽、咳痰，监测尿液的颜色和量
操作后处置	用物处理	医疗垃圾毁形与生活垃圾分类处理、脱手套、洗手、脱口罩、整理用物

续表

操作过程	操作要求
总体要求	①输液时严格执行无菌操作原则 ②操作熟练，流程合理，动作轻柔，不慌不乱、保证安全 ③操作全过程中注意体现人性化服务

【注意事项】

（1）救护者在帮助溺水者脱离危险环境时要注意自身安全，尽可能利用救生圈、木板等工具。

（2）协助溺水者脱离危险环境时，要注意防止被溺水者抱紧缠身而发生危险，如被抱住不要惊慌，不要互相挣扎拖拉，应放手自沉。

（3）建立静脉通道时，要注意溺水者溺水的环境是淡水还是海水，根据不同环境的淹溺输入不同的液体，海水淹溺应禁用氯化钠。

（4）在帮助患者体外复温时，虽然可以使用热水袋协助复温，但要注意防止烫伤。帮助患者体内复温时，输液的液体应加温至43℃，当肛温升到34℃应停止加温。

【实训评价】

（1）采取教师评价、小组互评与学生自评相结合。

（2）从学生参与的主动性、积极性、课前准备、操作的正确性和熟练程度、实训报告以及人文关怀与沟通礼仪等方面进行综合评价。

（熊　璐）

实训七　气管异物清除术——海姆立克手法

【实训目标】

（1）关心爱护患者，培养科学严谨的学习态度、细致耐心的工作作风。

（2）了解海姆立克手法的操作原理。

（3）熟悉对意识丧失的气管异物患者施行海姆立克手法的操作方法。

（4）熟练掌握对意识清醒的气管异物患者施行海姆立克手法的操作方法。

【实训准备】

1. 教师准备　编写情境案例，下发到学生，准备好情境场所、用物、教学指导人员等。

（1）情境案例准备

患者，女，25岁，经常在吃饭的同时用手机看视频。某天该女性在吃饭看视频时，放声大笑，忽然双手掐住咽喉部呈“V”字形，表情痛苦，无法说话伴有剧烈咳嗽，面色及口唇发绀。

请模拟情境对患者实施海姆立克手法。

（2）情境场所准备　可以选择理实一体化教室、模拟病房等，准备好模型。

（3）教学指导人员准备　确定人员、人数，集体备课，统一内容及标准要求。

2. 学生准备　分组，每组4~6人，选出小组负责人，确定情境角色。

（1）模拟护士　①要衣帽整齐，仪表端庄，姿势规范，展示出护士良好的职业风采；②七步洗手法洗手，戴口罩、戴手套；③认真核对患者，评估其疾病情况，向家属解释患者发病原因和病情。

（2）模拟患者　要熟悉角色，认真配合，展现出病情特点。

（3）全组同学积极参与实训方案的设计、实施和调整，参与过程评价，可以交换角色，互谈收获感受，共同学习提高。

3. 环境用物准备

（1）检查病房环境，调节室温，屏风遮挡患者。

（2）模拟人、弯盘、纱布、手套等。

【实训流程与方法】

（1）学生按小组进入情境模拟场所。

（2）小组成员按前期准备的相关知识细化模拟方案，指导教师给予指导建议。

（3）以小组为单位，参考流程对患者实施海姆立克手法。

（4）教师全程观察指导，对学生的表现给予总结点评。

（5）整理总结，进行实训评价，书写实训报告。

气管异物清除术—海姆立克手法操作流程

操作过程	操作要求	
管异物清除术——海姆立克手法	迅速评估	评估患者是否意识清楚，能否看见异物，如患者剧烈咳嗽可鼓励其自行排出，异物如在咽部可用手指抠出，当手指抠出无效或紧急情况时采用海姆立克手法
	安置体位	为患者取站立位，双腿分开与肩同宽，身体前倾，头部略低，嘱患者张嘴
	施行海姆立克手法	抢救者站在患者身后，双手分别从患者两侧腋下穿过环抱患者，一手握拳拇指朝向患者腹部，放置在脐上两横指的地方，另一手包住握拳的手，快速向内、向上冲击患者腹部，直到异物排出
	观察记录	观察患者是否将异物排出，如没有排出立刻重复海姆立克手法直至异物排出，排出后是否还有其他不适，面色、口唇有无恢复至正常颜色
操作后处置	用物处理	脱手套、洗手、脱口罩、整理用物
总体要求	①严格按照脐上两横指的位置施行海姆立克手法 ②操作熟练，流程合理，动作轻柔，保证安全 ③操作全过程中注意体现人性化服务	

【注意事项】

（1）海姆立克手法适用于成人和1岁以上的儿童。

（2）使用海姆立克手法时，要时刻观察患者是否将异物排出，若异物已排出后继续冲击腹部，会导致患者恶心、干呕或呕吐。

（3）施行海姆立克手法时，一定是一手包住另一只手，不可一手握拳另一手在下方托住拳头或以古人抱拳的形式进行。

（4）施行海姆立克手法后，尽量减少患者的一切活动，安静休息，减少机体耗氧量。

【实训评价】

（1）采取教师评价、小组互评与学生自评相结合。

（2）从学生参与的主动性、积极性、课前准备、操作的正确性和熟练程度、实训报告以及人文关怀与沟通礼仪等方面进行综合评价。

（熊　璐）

实训八　中心静脉压监测技术

【实训目标】

（1）熟练掌握中心静脉压的监测方法。

（2）观察中心静脉压的变化，判断有无异常，了解血容量变化和心脏功能。

（3）操作过程中关心爱护患者，培养学生科学严谨的学习态度和细致耐心的工作作风。

【实训准备】

1. 教师准备　编写情境案例，下发到学生，准备好情境场所、用物、教学指导人员等。

（1）情境案例准备

患者，女，65 岁，心肺复苏后 2 天，昏迷，多巴胺维持血压在 90～115mmHg/55～80mmHg 之间，遵医嘱给予中心静脉压监测，2 小时一次。

请模拟情境为患者实施中心静脉压监测技术。

（2）情境场所准备　可以选择理实一体化教室、模拟病房等，准备好模型。

（3）教学指导人员准备　确定人员、人数，集体备课，统一内容及标准要求。

2. 学生准备　学生认真分析情景案例，思考中心静脉压监测的适应证、禁忌证以及操作步骤。学生分组，每组 6～8 人，选出小组组长并确定角色分工。

（1）模拟护士　①要求衣帽整齐，仪表端庄，姿势规范，展现出护士良好的职业风采；②采取七步洗手法洗手，戴口罩、戴手套；③认真核对患者，评估疾病情况，并向患者及家属解释中心静脉压监测的目的和注意事项。

（2）模拟患者　要求熟悉角色，认真配合，充分展现出患者的病情特点。

(3) 全组同学积极参与实训方案的设计、实施和调整，参与过程评价，可以交换角色，互谈收获感受，共同学习提高。

3. 环境用物准备

(1) 环境安静、清洁、温湿度适宜、无明显对流风。

(2) 模拟人、压力传感器（或测压管和带标尺的固定架）、生理盐水、三通、弯盘、胶布、纱布辅料、输液器等。

【实训流程与方法】

(1) 学生按小组进入情境模拟场所。

(2) 小组成员按前期准备的相关知识细化模拟方案，指导教师给予指导建议。

(3) 以小组为单位，参考流程对患者实施中心静脉压监测技术。

(4) 教师全程观察指导，对学生的表现给予总结点评。

(5) 整理总结，进行实训评价，书写实训报告。

中心静脉压监测操作流程

操作过程	操作要求	
中心静脉压监测	病情评估	评估患者的基础生命体症及心电监护结果
	核对解释	向患者及家属做好解释工作，取得其积极的配合
	测压方法	压力传感器检测中心静脉压方法： ①将一次性传感器套件与生理盐水连接，排净气体后，将传感器另一端连接中心静脉导管 ②调节“0”点：压力传感器与右心房（第4肋间腋中线）同一水平，关闭传感器三通患者端，开放大气端。按调零键，仪器自动调零，监护仪显示“0” ③测压：关闭大气端，开放患者端，监护仪显示中心静脉压值 简易检测中心静脉压的方法： ①利用三通接头连接测压装置，前端连接中心静脉导管，尾端连接测压管，另一端连接输液器（不测压时可作为输液用） ②测压管固定于标尺上 ③调节“0”点与右心房位置（第4肋间腋中线水平）同一水平，或者通过水平仪标定右心房水平在测压管上的读数为“0”点 ④测压：转动三通，输液管与测压管相通，液面上升，但不能从管口流出；调节三通，关闭输液通路，静脉导管与测压管相通，液面下降至不再降时读数；调节三通，关闭测压管、打开输液通路或连接生理盐水冲管
	读出数值	从标尺或者监护仪中读出中心静脉压值
	观察记录	监测过程中，均须严密观察并记录患者的意识和生命体征
操作后处置	仪器、用物处理	脱手套、洗手、脱口罩、整理用物
总体要求	①严格执行中心静脉压监测技术的原则 ②操作熟练，流程合理，动作轻柔，保证安全 ③操作全过程中体现爱患精神和人性化服务	

【注意事项】

(1) 严格执行无菌操作，防止感染。

(2) CVP 监测应在平静状态下进行，若有咳嗽、烦躁、呕吐、吸痰时，应在安静 10 ~ 15 分钟后再测压；如患者体位改变，测压前应重新调整零点。

(3) 测压时，若测压管内有气泡应及时排出，以防气体进入静脉，造成血栓，影响 CVP 值。

(4) 保持测压管道通畅，液面随呼吸有明显波动，若液面无波动或液面过低，应及时处理。

(5) 测压路径应尽量避免输注升压药或其他急救药，以免测压时给药中断引起病情变化。

【实训评价】

(1) 采取教师评价、小组互评与学生自评相结合。

(2) 从学生参与的主动性、积极性、课前准备、操作的正确性和熟练程度、实训报告以及人文关怀与沟通礼仪等方面进行综合评价。

（徐小娜）

实训九　创伤急救技术

【实训目标】

(1) 关心爱护患者，培养科学严谨的学习态度、细致耐心的工作作风。

(2) 熟练掌握止血、包扎、固定、搬运的操作方法。

(3) 学会创伤急救技术在不同情景案例中的应用。

【实训准备】

1. 教师准备　编写情境案例，下发到学生，准备好情境场所、用物、教学指导人员等。

(1) 情境案例准备

患者，男，45 岁，下班途中被车撞伤，头顶部有一裂伤，右前臂有一长约 6cm 的创面，中央有喷射状出血，诉右小腿疼痛难忍，无法活动。

请模拟情境对患者实施救治。

(2) 情境场所准备　可以选择理实一体化教室、模拟病房、室外场地。

(3) 教学指导人员准备　确定人员、人数，集体备课，统一内容及标准要求。

2. 学生准备　分组，每组 4 ~ 6 人，选出小组负责人，确定情境角色。

(1) 模拟护士　①要衣帽整齐，仪表端庄，姿势规范，展示出护士良好的职业风采；②七步洗手法洗手，戴口罩、戴手套；③认真核对患者，评估其疾病情况。

(2) 模拟患者　要熟悉角色，认真配合，展现出病情特点。

(3) 全组同学积极参与实训方案的设计、实施和调整，参与过程评价，可以交换角色，互谈收获感受，共同学习提高。

3. 环境用物准备

（1）检查病房环境。

（2）绷带、衬垫、橡皮止血带、三角巾、夹板、纱布、铲式担架等。

【实训流程与方法】

（1）学生按小组进入情境模拟场所。

（2）小组成员按前期准备的相关知识细化模拟方案，指导教师给予指导建议。

（3）以小组为单位，参考流程对患者实施救治。

（4）教师全程观察指导，对学生的表现给予总结点评。

（5）整理总结，进行实训评价，书写实训报告。

创伤急救操作流程

操作过程	操作要求	
操作前	迅速评估	观察现场周围环境是否安全，检查受伤部位
	安置体位	安置患者取平卧位或坐位
止血	指压止血法	用拇指或其余四指将上臂肱二头肌内侧沟中部的肱动脉压向肱骨干
	加压包扎止血法	用无菌纱布压迫出血伤口，用绷带加压包扎
	橡皮带止血法	在患者上臂中上1/3处加好衬垫，用左手的拇指与示、中指持止血带的一端（A端）约10cm处，右手拉紧止血带缠绕伤侧肢体两周，然后用左手示指、中指夹住另一端（B端），从两圈止血带下拉出一半，使其成为一个活结。注明止血时间
包扎	三角巾帽式包扎	将三角巾底边向外向上翻折两指宽，置于眉上，盖住头部，顶角垂于枕后，把两底角经耳向后拉紧，压住顶角在枕后交叉，再回前额中央打平结，最后将顶角向下拉紧后向上塞入交叉处
固定	小夹板固定	充分暴露患肢，去除鞋袜，取两块夹板（长度自大腿至足跟）分别放于患者伤腿内、外侧，在空隙、关节、骨隆突处加上衬垫，用绷带或三角巾分别在骨折两端和关节上下打结将夹板固定于伤腿，捆扎后，检查伤肢末端的血液循环
搬运	铲式担架搬运	将担架放在患者身下，放置担架时应保持脊柱无扭曲，用约束带将患者固定。搬运者要配合默契并及时观察患者病情变化
操作后	整理用物	脱手套、洗手、脱口罩、整理用物
总体要求	①严格执行操作原则 ②操作熟练，流程合理，动作轻柔，保证安全 ③操作全过程中注意体现人性化服务	

【注意事项】

（1）指压止血法属于应急救护，必须掌握出血处血管走行和体表标志。

（2）为避免止血带勒伤皮肤，应先用棉垫、三角巾、毛巾或衣服等垫好，不要直接扎在皮肤上。

（3）止血带要扎在伤口的近心端，尽量靠近伤口处。上肢出血止血带应绑在上臂（肱骨）中上1/3处，避免扎在中段，以免损伤桡神经。

（4）止血带绑扎时，松紧要适宜，一般以不能摸到远端动脉搏动或出血停止为度。

（5）扎止血带的时间一般小于1小时为宜，必须延长时，需每隔40分钟至1小时放松止血带一次，每次2～3分钟，总时长不宜超过5小时。放松期间，应用指压法暂时止血，然后在比原来位置稍高的平面上扎止血带，不可在同一水平面反复绑扎。

（6）做明显标记，注明绑扎止血带的时间和原因等。

（7）根据伤口大小及部位选择宽度适宜的绷带和大小合适的三角巾等包扎材料。

（8）操作时动作要轻、快、准、牢，不要触及伤口，以免加重患者的疼痛或导致伤口出血及感染。

（9）包扎的肢体务必保持功能位。

（10）包扎方向应自下而上、由内向外，从远心端向近心端包扎。

（11）包扎时要松紧适宜，过松易导致敷料滑脱，过紧会影响局部血液循环。

（12）包扎四肢时要将指（趾）端露在外面，以便于观察末梢血运情况。

（13）包扎打结时应将结打在肢体外侧面，伤口的上方，禁止在伤口、骨隆突处或易于受压的部位打结，以免增加患者的痛苦。

（14）夹板长度与宽度要与骨折的肢体相称，长度要超过骨折的上、下两个关节。要将骨折部位的上、下两端及上、下两个关节固定牢固。

（15）夹板与皮肤之间要加棉垫，尤其在夹板两端、悬空部位和骨隆突处应加厚垫，这可使各部位受压均匀且易固定。

（16）固定肢体时，要露出手指或脚趾，以便观察末梢血液循环情况。如发现指（趾）端苍白、发冷、麻木、疼痛、肿胀或青紫，说明血运不良，应立即松开检查并重新固定。

（17）固定要牢固可靠，松紧适宜，肢体应处于功能位。固定后尽可能减少不必要的搬动。

（18）应先作急救处理，再根据患者的伤情和现场具体情况选择不同的搬运方法。

（19）在搬运途中，要密切观察患者的神志、呼吸、脉搏以及病情的变化，保持呼吸道通畅，防止窒息。

（20）搬运绑有止血带的患者，要注意上止血带和放松止血带的时间。

【实训评价】

（1）采取教师评价、小组互评与学生自评相结合。

（2）从学生参与的主动性、积极性、课前准备、操作的正确性和熟练程度、实训报告以及人文关怀与沟通礼仪等方面进行综合评价。

（姜晓静）

实训十　人工气道建立

【实训目标】

（1）关心爱护患者，培养科学严谨的学习态度、细致耐心的工作作风。

（2）熟练掌握气管插管的操作方法。

（3）认识并学会气管导管、喉镜的应用。

【实训准备】

1. 教师准备　编写情境案例，下发到学生，准备好情境场所、用物、教学指导人员等。

（1）情境案例准备

患者，女，50岁，因急性心肌梗死入院，患者既往有冠状动脉粥样硬化。入院后2天突然意识丧失，呼吸不规则，医生准备气管插管，请你进行配合，进行相关护理。

请模拟情境对患者实施人工气道建立。

（2）情境场所准备　可以选择理实一体化教室、模拟病房等，准备好模型。

（3）教学指导人员准备　确定人员，人数，集体备课，统一内容及标准要求。

2. 学生准备　分组，每组4～6人，选出小组负责人，确定情境角色。

（1）模拟护士　①要衣帽整齐，仪表端庄，姿势规范，展示出护士良好的职业风采；②七步洗手法洗手，戴口罩、戴手套；③认真核对患者，评估其疾病情况，向家属解释气管插管的目的和注意事项。

（2）模拟患者　要熟悉角色，认真配合，展现出病情特点。

（3）全组同学积极参与实训方案的设计、实施和调整，参与过程评价，可以交换角色，互谈收获感受，共同学习提高。

3. 环境用物准备

（1）检查病房环境，调节室温，屏风遮挡患者。

（2）多功能模拟人、喉镜、管芯、牙垫、气管导管、吸引器、10ml注射器、护理记录单、胶布、石蜡油纱布、无菌手套。

【实训流程与方法】

（1）学生按小组进入情境模拟场所。

（2）小组成员按前期准备的相关知识细化模拟方案，指导教师给予指导建议。

（3）以小组为单位，参考流程对模拟人实施气管插管练习。

（4）教师全程观察指导，对学生的表现给予总结点评。

（5）整理总结，进行实训评价，书写实训报告。

人工气道建立操作流程

操作过程	操作要求	
人工气道建立	迅速评估	观察患者神志、呼吸、脉搏、血压和血氧饱和度的变化
	安置体位	协助患者取平卧位，枕部适度抬高，头尽量后仰，使口、咽、气管3条轴线尽量一致
	操作准备	①检查口腔（取出异物及活动性义齿），戴手套 ②检查导管是否漏气，插入管芯，用石蜡油纱布润滑导管及喉镜
	喉镜置入	操作者站在患者的头侧，用右手拇指、示指、中指将其口腔打开，左手持喉镜将喉镜片由右口角斜行置入口腔，将舌体推向左侧，使喉镜片移至正中位，轻轻上提喉镜暴露咽腔
	暴露声门	看到咽腔后镜片继续向前，然后缓慢地把镜片沿中线向前推进，暴露患者会厌，镜片可在会厌和舌根之间，挑起会厌，暴露声门
	导管插入气管	右手以握毛笔状持气管导管从口腔的右侧进入，将导管前端对准声门后，轻旋导管进入气管内，直至套囊完全进入声门
	调整深度	在气管导管的气囊经过声门后，将管芯拔出，继续插至所需深度（成年男性插管深度距中切牙24cm，成年女性22cm）
	妥善固定	听诊双肺，确定导管在气管内，退出喉镜，用长胶布固定牙垫与导管，并向气囊内注入适量空气，以恰好封闭气道不漏气为准
	观察记录	安置患者舒适体位，记录患者情况及气管插管外露
操作后处置	仪器、用物处理	脱手套、洗手、脱口罩、整理用物
总体要求	①严格执行气管插管操作原则 ②操作熟练，流程合理，动作轻柔，保证安全 ③操作全过程中注意体现人性化服务	

【注意事项】

（1）注意无菌操作，防止感染。

（2）操作前检查喉镜是否明亮，套囊是否漏气。对呼吸困难或呼吸停止者，插管前应先行人工呼吸、吸氧等，以免因插管而加重患者缺氧。

（3）操作时动作轻柔、准确，避免损伤组织。

（4）导管插入气管后，应检查两肺呼吸音是否对称，防止误入一侧支气管导致对侧肺不张。

（5）妥善固定气管插管，每日更换固定带，监测导管深度，判断是否发生移位。

【实训评价】

（1）采取教师评价、小组互评与学生自评相结合。

（2）从学生参与的主动性、积极性、课前准备、操作的正确性和熟练程度、实训报告以及人文关怀与沟通礼仪等方面进行综合评价。

（邵梁野）

实训十一　呼吸机的使用

【实训目标】

（1）关心爱护患者，培养科学严谨的学习态度、细致耐心的工作作风。

（2）熟练掌握呼吸机的操作方法。

（3）认识并学会使用呼吸机。

【实训准备】

1. 教师准备　编写情境案例，下发到学生，准备好情境场所、用物、教学指导人员等。

（1）情境案例准备

患者，女，30 岁，不慎摔下楼梯，现意识不清，呼吸约 5 次/分，血压 80/60mmHg，脉率 110 次/分。

请模拟情境给患者连接呼吸机。

（2）情境场所准备　可以选择理实一体化教室、模拟病房等，准备好模型。

（3）教学指导人员准备　确定人员、人数，集体备课，统一内容及标准要求。

2. 学生准备　分组，每组 4～6 人，选出小组负责人，确定情境角色。

（1）模拟护士　①要衣帽整齐，仪表端庄，姿势规范，展示出护士良好的职业风采；②七步洗手法洗手，戴口罩、戴手套；③认真核对患者，评估其疾病情况，向家属解释使用呼吸机的目的和注意事项。

（2）模拟患者　要熟悉角色，认真配合，展现出病情特点。

（3）全组同学积极参与实训方案的设计、实施和调整，参与过程评价，可以交换角色，互谈收获感受，共同学习提高。

3. 环境用物准备

（1）检查病房环境，调节室温，屏风遮挡患者。

（2）呼吸机、吸氧装置、湿化瓶、简易呼吸器、灭菌蒸馏水、一次性输液管、听诊器、网套、消毒擦手液、治疗盘、模拟肺、治疗车

（3）检查呼吸机的零件是否完好，喷雾管是否阻塞，呼出活塞瓣是否完好，消毒的呼吸管道是否过期，有无漏气，湿化器内蒸馏水是否到达水位线。

【实训流程与方法】

（1）学生按小组进入情境模拟场所。

（2）小组成员按前期准备的相关知识细化模拟方案，指导教师给予指导建议。

（3）以小组为单位，参考流程给患者连接呼吸机。

（4）教师全程观察指导，对学生的表现给予总结点评。

（5）整理总结，进行实训评价，书写实训报告。

呼吸机操作流程

操作过程	操作要求	
呼吸机	迅速评估	核对床头卡、腕带，评估患者生命体征、意识、瞳孔变化、气管插管的深度和固定情况
	同事协助	呼叫同事，协助记录
	安置体位	平卧位
	连接呼吸机	呼吸机主机、管路、氧源、气源连接后开机，连接模拟肺
	设置呼吸机模式	根据患者的病情及全身情况选择合适的通气模式
	设置呼吸机参数及报警界限	根据病情及全身情况等设置呼吸机参数及报警界限
	调节湿化器	湿化器的温度控制在32～36℃，湿度98%～99%，湿化液只能用灭菌蒸馏水
	调节触发灵敏度	根据患者自主吸气力量调整
	连接患者	观察模拟肺的胀缩情况，检测呼吸机是否正常通气。若正常通气，将模拟肺替换至患者的人工气道
	观察上机情况	呼吸机连接患者，观察患者的意识，面色、生命体征、血氧饱和度、潮气量、每分钟通气量、气道压等。上机半小时行血气分析，根据结果调整呼吸机参数设置。以后每2小时检测一次血气分析，以免发生通气过度或通气不足情况。患者吸氧浓度小于40%，血氧分压大于60mmHg时，可24小时行一次血气分析
操作后处置	仪器、用物处理	脱手套、洗手、脱口罩、整理用物
总体要求	①严格执行呼吸机使用原则 ②操作熟练，流程合理，动作轻柔，保证安全 ③操作全过程中注意体现人性化服务	

【注意事项】

（1）操作过程中注意各管道连接正确，加强气道管理，注意保护导管，防止导管脱出。

（2）严格无菌操作，操作前后给予氧气吸入。

（3）湿化器内灭菌蒸馏水必须保证在所需刻度。

（4）集水杯底朝下，并及时清空，避免集水杯内水反流。

（5）调节呼吸机机臂时，先取下呼吸机管道再行安装，以防将气管导管拔出。

（6）及时清除呼吸道分泌物，做好呼吸道湿化，保持气道通畅。

（7）一旦发现呼吸机与自主呼吸不协调（人机对抗）的现象，立刻报告医生，紧急处置。人机对抗表现：突然出现的气道高压或低压报警，表现为气道压力表指针摆动明显；潮气量忽大忽小；患者清醒后出现躁动不安，不能耐受呼吸机等。

（8）使用呼吸机患者须专人护理，密切观察病情变化，做好相关记录。

（9）及时处理呼吸机的报警，如遇到无法处理情况及时报告医生。

（10）呼吸机使用完毕应进行终末处理，防止交叉感染。

【实训评价】

（1）采取教师评价、小组互评与学生自评相结合。

（2）从学生参与的主动性、积极性、课前准备、操作的正确性和熟练程度、实训报告以及人文关怀与沟通礼仪等方面进行综合评价。

（姜晓静）

实训十二　体外非同步电击除颤技术

【实训目标】

（1）关心爱护患者，培养科学严谨的学习态度、细致耐心的工作作风。

（2）熟练掌握体外非同步电击除颤的操作方法。

（3）认识并学会使用除颤仪。

【实训准备】

1. 教师准备　编写情境案例，下发到学生，准备好情境场所、用物、教学指导人员等。

（1）情境案例准备

患者，男，46岁，因“反复胸痛、胸闷2年，加重1周”入院，患者既往有冠状动脉粥样硬化，前壁心肌梗死，房颤。入院后2天突然意识丧失，心电图显示：心室颤动。

请模拟情境对患者实施体外非同步电击除颤。

（2）情境场所准备　可以选择理实一体化教室、模拟病房等，准备好模型。

（3）教学指导人员准备　确定人员、人数，集体备课，统一内容及标准要求。

2. 学生准备　分组，每组4～6人，选出小组负责人，确定情境角色。

（1）模拟护士　①要衣帽整齐，仪表端庄，姿势规范，展示出护士良好的职业风采；②七步洗手法洗手，戴口罩、戴手套；③认真核对患者，评估其疾病情况，向家属解释体外非同步电击除颤的目的和注意事项。

（2）模拟患者　要熟悉角色，认真配合，展现出病情特点。

（3）全组同学积极参与实训方案的设计、实施和调整，参与过程评价，可以交换角色，互谈收获感受，共同学习提高。

3. 环境用物准备

（1）检查病房环境，调节室温，屏风遮挡患者。

（2）模拟人、除颤仪、电极片（导电糊）、导电膏、生理盐水、纱布、心电监护仪、抢救设备。

【实训流程与方法】

（1）学生按小组进入情境模拟场所。

（2）小组成员按前期准备的相关知识细化模拟方案，指导教师给予指导建议。

（3）以小组为单位，参考流程对患者实施体外非同步电击除颤。

（4）教师全程观察指导，对学生的表现给予总结点评。

（5）整理总结，进行实训评价，书写实训报告。

体外非同步电击除颤操作流程

操作过程	操作要求	
体外非同步电击除颤	迅速评估	核对患者心电图结果，确认存在心室颤动，除颤仪是否处于安全备用状态
	同事协助	呼叫同事，协助记录
	安置体位	再次确认患者为心室颤动，安置其为平卧位
	除颤准备	①清洁皮肤，去除胸毛 ②将两个电极板涂以导电糊，手柄电极涂导电膏放于除颤部位 ③将除颤仪设置为非同步状态 ④选择合适能量：成人单向波 360J，双向波 120～200J
	充电	按充电按钮，除颤仪自动充电至显示所选的能量水平
	放置电极板	将负极手柄电极放置于患者胸骨右缘第 2、3 肋间，正极手柄电极放置于心尖部并紧贴皮肤。两电极板间相距超过 10cm，避开瘢痕、伤口。操作者双臂伸直，使电极板紧贴胸壁，垂直下压
	除颤安全提醒	观察确认操作者本人及他人未接触患者，同时语言提醒“请远离患者，准备除颤”
	除颤放电	双手拇指同时按下放电按键，放电
	心肺复苏	除颤后立即进行 5 个循环心肺复苏，观察并记录心电图变化
	观察记录	除颤全过程直至患者状态稳定，均须严密观察并记录患者心律、意识、生命体征等
操作后处置	仪器、用物处理	脱手套、洗手、脱口罩、清洁仪器、整理用物
总体要求	①严格执行体外非同步电击除颤操作原则 ②操作熟练，流程合理，动作轻柔，保证安全 ③操作全过程中注意体现人性化服务	

【注意事项】

（1）再次确认患者心电图类型。详细检查除颤仪，确认处于安全备用的状态。

（2）确认患者除颤部位清洁干燥、无毛发，并准确放置电极板，电极板与皮肤要密切接触。两电极板间的距离应超过 10cm，避开起搏器、伤口和瘢痕部位。

（3）放电前确认操作者本人及其他人均无接触患者、病床，保持双手干燥，垂直按压电极板，在患者呼气终时迅速、准确实施放电。

（4）除颤后立即实施 5 个循环的高质量心肺复苏，观察心律情况，必要时再次除颤。

【实训评价】

（1）采取教师评价、小组互评与学生自评相结合。

（2）从学生参与的主动性、积极性、课前准备、操作的正确性和熟练程度、实训报告以及人文关怀与沟通礼仪等方面进行综合评价。

（刘鸿业）

实训十三　静脉穿刺置管术

【实训目标】

（1）关心爱护患者，培养科学严谨的学习态度、细致耐心的工作作风。

（2）熟悉静脉穿刺置管术适应证。

（3）熟练掌握静脉穿刺置管术的操作方法及注意事项，正确实施操作。

【实训准备】

1. 教师准备　编写情境案例，下发至学生，准备好情境场所、用物、教学指导人员等。

（1）情境案例准备

患者，女，32岁，因“停经2月余，下腹痛1天，加重1小时”入院，入院B超示腹腔大量积液，以“异位妊娠?”收住院，立即剖腹探查，术中行“右侧输卵管切除术”，清除积血约2500ml，输血1200ml，输液3500ml，尿量300ml，术毕转入ICU治疗。

请模拟情境对患者实施锁骨下静脉穿刺置管术。

（2）情境场所准备　可以选择理实一体化教室、模拟病房等，准备好模型。

（3）教学指导人员准备　确定人员，人数，集体备课，统一内容及标准要求。

2. 学生准备　分组，每组4～6人，选出小组负责人，确定情境角色。

（1）模拟护士　①要衣帽整齐，仪表端庄，姿势规范，展示出护士良好的职业风采；②七步洗手法洗手，戴口罩、戴手套；③认真核对患者，评估其疾病情况，与家属交代病情并签署静脉穿刺置管同意书。

（2）模拟患者　熟悉角色，认真配合，展现出病情特点。

（3）全组同学积极参与实训方案的设计、实施和调整，参与过程评价，可以交换角色，互谈收获感受，共同学习提高。

3. 环境用物准备

（1）检查病房环境，调节室温，屏风遮挡患者。

（2）深静脉穿刺包、静脉导管套件、穿刺套管针、利多卡因（可选）、肝素钠溶液、生理盐水、消毒液、注射器、无菌治疗盘等。

【实训流程与方法】

（1）学生按小组进入情境模拟场所。

（2）小组成员按前期准备的相关知识细化模拟方案，指导教师给予指导建议。

（3）以小组为单位，参考流程对患者实施静脉穿刺置管术。

（4）教师全程观察指导，对学生的表现给予总结点评。

（5）整理总结，进行实训评价，书写实训报告。

锁骨下静脉穿刺置管术操作流程

操作过程	操作要求	
锁骨下静脉穿刺置管术	患者体位	平卧位，床脚抬高15°，两肩胛间垫一小枕，头低肩高，双肩外展，头偏向对侧
	穿刺点定位	首选右侧锁骨下静脉，因其较短能够提供更直接的通路。锁骨下路穿刺点位于锁骨中内1/3交界处下方约1cm；锁骨上路穿刺点位于胸锁乳突肌锁骨头外侧缘、锁骨上方约1cm
	消毒	洗手、戴口罩、消毒皮肤、戴手套、铺无菌巾
	穿刺	穿刺针与身体呈45°，缓慢向前推进，边进针边回抽，直至抽出明显暗红血液，提示进入静脉，取下注射器
	置管	轻轻将导丝自针头置入，导丝置入后拔出穿刺针，留导丝于血管内，扩张器扩开皮肤置入导管，退出导丝和扩张器，插入深度为12～15cm。固定导管，消毒穿刺周围皮肤，覆盖封闭敷料
	观察记录	观察患者生命体征，制作标签贴在管上，完善相关护理记录。
操作后处置	用物处理	脱手套、洗手、脱口罩、整理用物、整理床单元
总体要求	①严格执行无菌操作原则避免感染 ②熟练掌握操作，动作轻柔 ③操作全过程中注意体现人文关怀	

【注意事项】

（1）严格无菌操作，防止感染发生。

（2）避免多次反复穿刺，以免造成局部组织严重创伤或血肿。

（3）导管固定要牢固，以防脱出。

（4）经常用肝素冲洗导管，防止血液在导管凝固堵塞导管。

（5）锁骨下静脉穿刺后应多次听诊呼吸音或行胸部X线检查，以排除气胸。

【实训评价】

（1）采取教师评价、小组互评与学生自评相结合。

（2）从学生参与的主动性、积极性、课前准备、操作的正确性和熟练程度、实训报告以及人文关怀与沟通礼仪等方面进行综合评价。

（罗文英）

实训十四　动脉穿刺置管术

【实训目标】

（1）关心爱护患者，培养科学严谨的学习态度、细致耐心的工作作风。

（2）熟悉动脉穿刺置管术的适应证。

（3）熟练掌握动脉穿刺置管术的操作方法及注意事项，正确实施操作。

【实训准备】

1. 教师准备　编写情境案例，下发至学生，准备好情境场所、用物、教学指导人员等。

（1）情境案例准备

患者，男，67岁，退休工人，因“阵发性咳嗽、气短6年，尿少、浮肿2年，加重3天”入院，入院查体：体温36℃，心率92次/分，呼吸23次/分，血压90/60mmHg，神志清，精神差，颜面部皮肤苍白，口唇及舌头明显发紫，颈静脉怒张，双肺呼吸音粗，双肺可闻及湿啰音，心律齐，无杂音，双下肢膝关节以下凹陷性浮肿。

请模拟情境对患者实施桡动脉穿刺置管术以便于抽血行血气分析检查。

（2）情境场所准备　可以选择理实一体化教室、模拟病房等，准备好模型。

（3）教学指导人员准备　确定人员、人数，集体备课，统一内容及标准要求。

2. 学生准备　分组，每组4～6人，选出小组负责人，确定情境角色。

（1）模拟护士　①要衣帽整齐，仪表端庄，姿势规范，展示出护士良好的职业风采；②七步洗手法洗手，戴口罩、戴手套；③认真核对患者，评估其疾病情况，与家属交代病情并签署动脉穿刺置管同意书。

（2）模拟患者　熟悉角色，认真配合，展现出病情特点。

（3）全组同学积极参与实训方案的设计、实施和调整，参与过程评价，可以交换角色，互谈收获感受，共同学习提高。

3. 环境用物准备

（1）检查病房环境，调节室温，屏风遮挡患者。

（2）消毒液、注射器、注射器的塞子（帽）、肝素液、利多卡因（可选）、肝素钠溶液、动脉导管、2～3个三通开关、无菌手套、纱布敷料、胶布和封闭敷料，动脉血压检测仪或可监测血流动力学的心电监护设备。

【实训流程与方法】

（1）学生按小组进入情境模拟场所。

（2）小组成员按前期准备的相关知识细化模拟方案，指导教师给予指导建议。

（3）以小组为单位，参考流程对患者实施动脉穿刺置管术。

（4）教师全程观察指导，对学生的表现给予总结点评。

（5）整理总结，进行实训评价，书写实训报告。

桡动脉穿刺置管术操作流程

操作过程	操作要求	
桡动脉穿刺置管术	患者体位	患者手腕下垫小枕，腕部向下弯曲30°
	穿刺点定位	桡动脉穿刺点位于桡骨茎突近端1cm处
	消毒	洗手、戴口罩、消毒皮肤、戴手套、铺无菌巾
	穿刺置管	摸准动脉搏动最明显处，以左手示指和中指固定，两指间隔1cm，右手持针使针体与皮面成15°～30°，将导管插入动脉并抽出内芯，使导管充满血液，将压力管与导管连接，开启冲洗装置清除导管内血液。固定导管，消毒穿刺周围皮肤，覆盖封闭敷料
	观察记录	观察患者生命体征，制作标签贴在管上，完善相关护理记录
操作后处置	用物处理	脱手套、洗手、脱口罩、整理用物、整理床单元
总体要求	①严格执行无菌操作原则避免感染 ②熟练掌握操作，动作轻柔 ③操作全过程中注意体现人文关怀	

【注意事项】

（1）严格遵守无菌操作原则，以防感染。

（2）严格掌握穿刺适应证和禁忌证。

（3）穿刺肢体如末梢循环不良时，及时更换穿刺置管部位。

（4）原则上置管时间为3～4天，以防感染。

（5）用肝素持续冲洗导管，避免出现任何气泡和血凝块，条件不允许则2小时冲洗一次。

【实训评价】

（1）采取教师评价、小组互评与学生自评相结合。

（2）从学生参与的主动性、积极性、课前准备、操作的正确性和熟练程度、实训报告以及人文关怀与沟通礼仪等方面进行综合评价。

（罗文英）

目标检测参考答案

第一章

1. D 2. E 3. E 4. E 5. A

第二章

1. C 2. E 3. D 4. B 5. D 6. C 7. E 8. B 9. D 10. D 11. A 12. C 13. A 14. E

第三章

1. E 2. E 3. A 4. B 5. E 6. C 7. E 8. B 9. E 10. E 11. C 12. D 13. E 14. E 15. B

第四章

1. D 2. B 3. D 4. E 5. D 6. E 7. E 8. B 9. D 10. A 11. C 12. E 13. A 14. D

第五章

1. D 2. C 3. E 4. A 5. A 6. D 7. B 8. C 9. C 10. B 11. C 12. C 13. D 14. C 15. B 16. D 17. C 18. B 19. E 20. C

第六章

1. A 2. E 3. E 4. A 5. E 6. C 7. B 8. C 9. C 10. D 11. A

第七章

1. D 2. E 3. C 4. B 5. C 6. E 7. D 8. B 9. C 10. A 11. B 12. B 13. E 14. D 15. D 16. B 17. A 18. C 19. C 20. C

第八章

1. B 2. A 3. B 4. B 5. E 6. D 7. A 8. A 9. E 10. C 11. E 12. A 13. C 14. A 15. B 16. E 17. E 18. A 19. C 20. A

第九章

1. B 2. D 3. E 4. E 5. D 6. A 7. A 8. E 9. E 10. B

第十章

1. C 2. B 3. B 4. E 5. C 6. D 7. B 8. B 9. B 10. C 11. C 12. D 13. D 14. B 15. E 16. C 17. D 18. B 19. B 20. C

参考文献

[1] 胡爱招，王明弘．急危重症护理学［M］.4版．北京：人民卫生出版社，2018.

[2] 程忠义．急救护理技术［M］．北京：科学出版社，2018.

[3] 张波，桂莉．急危重症护理学［M］.4版．北京：人民卫生出版社，2017.

[4] 裴建奎，李文慧．健康评估［M］．北京：人民卫生出版社，2018.

[5] 王为民，来和平．急救护理技术［M］.3版．北京：人民卫生出版社，2016.

[6] 魏蕊，魏瑛．急救医学基础［M］．北京：人民卫生出版社，2020.

[7] 宋晓亮，许超千．药理学［M］．北京：人民卫生出版社，2020.

[8] 吕静．急救护理学：新世纪第三版［M］．北京：中国中医药出版社，2016.

[9] 郭茂华，王辉．急救护理学［M］．北京：人民卫生出版社，2019.

[10] 成守珍．急危重症护理学［M］.3版．北京：人民卫生出版社，2019.

[11] 乔萍，狄树亭，储媛媛．急危重症护理［M］．北京：中国科学技术出版社，2018.

[12] 程忠义．急救护理技术［M］．北京：中国医药科技出版社，2013.

[13] 陈燕启，李小刚．急危重症“三基”理论与实践：下册［M］．北京：人民卫生出版社，2015.